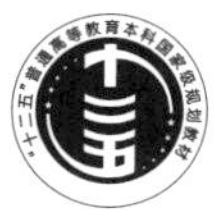

“十二五”普通高等教育本科国家级规划教材

高等学校“十四五”医学规划新形态教材

药事管理学

（第 3 版）

Yaoshi Guanlixue

主　　审 刘红宁

主　　编 叶耀辉

副 主 编 叶　桦　冯丽华　田　侃　聂久胜

编　　委（按姓名汉语拼音排序）

曹阳月（首都医科大学）
陈娇婷（赣南医科大学）
丁丽曼（浙江中医药大学）
冯丽华（南昌大学）
李　璠（昆明医科大学）
李　琼（江西中医药大学）
刘永飞（南昌医学院）
栾智鹏（海军军医大学）
聂久胜（安徽中医药大学）
任　磊（海军军医大学）
孙　佳（贵州医科大学）
田　侃（南京中医药大学）
王　恒（石河子大学）
王　萌（井冈山大学）
颜久兴（天津医科大学）
叶　桦（复旦大学）
叶耀辉（南昌医学院、江西中医药大学）
喻小勇（南京中医药大学）
张　雷（南昌大学）
张文平（云南中医药大学）
张文玉（山东中医药大学）
朱　虹（哈尔滨医科大学）

编写秘书 过至雨　廖学强

中国教育出版传媒集团

高等教育出版社·北京

内容简介

本教材是在《药事管理学》第2版教材的基础上，由全国18所高等院校从事科研和药事管理学一线教学的专家、教授修订而成。全书共14章。

本教材前两版分别获评普通高等教育"十一五"国家级规划教材、"十二五"普通高等教育本科国家级规划教材。本次修订在保留前版教材优点的基础上，不断创新，努力探索将基本理论、基础知识与学科前沿相结合，对药事管理学基本内容进行了全面而又简明扼要的系统性阐述。

本教材突出法律法规的时效性，增补了自上一版教材出版以来，国家公布、修订的药事法规、政策的新内容，更新完善了药事管理方向的新知识、新法规、新动态；制作了思维导图、学习目标、导学案例、复习思考题、教学PPT等数字资源，方便学生学习理解；着力挖掘了课程思政元素，强化课程思政和学生医药思维的培养。本教材适合药学、中药学、医药管理等相关专业的本科生学习使用，也可作为执业药师职业资格考试及相关专业人员学习药事管理学的参考用书，并为药学工作者的药学实践提供参考。

图书在版编目（CIP）数据

药事管理学 / 叶耀辉主编 . --3版 . -- 北京：高等教育出版社，2024.2

ISBN 978-7-04-061707-8

Ⅰ. ①药… Ⅱ. ①叶… Ⅲ. ①药政管理－管理学－高等学校－教材 Ⅳ. ① R95

中国国家版本馆CIP数据核字（2024）第012802号

策划编辑 张映桥　　责任编辑 张映桥　　封面设计 李卫青　　责任印制 朱 琦

出版发行 高等教育出版社
社　　址 北京市西城区德外大街4号
邮政编码 100120
印　　刷 北京宏伟双华印刷有限公司
开　　本 787mm×1092mm 1/16
印　　张 18
字　　数 427千字
购书热线 010-58581118
咨询电话 400-810-0598
网　　址 http://www.hep.edu.cn
　　　　 http://www.hep.com.cn
网上订购 http://www.hepmall.com.cn
　　　　 http://www.hepmall.com
　　　　 http://www.hepmall.cn
版　　次 2009年2月第1版
　　　　 2024年2月第3版
印　　次 2024年2月第1次印刷
定　　价 49.80元

物 料 号 61707-00

新形态教材 · 数字课程（基础版）

药事管理学

（第 3 版）

主审　刘红宁
主编　叶耀辉

登录方法：

1. 电脑访问 http://abooks.hep.com.cn/61707，或微信扫描下方二维码，打开新形态教材小程序。
2. 注册并登录，进入“个人中心”。
3. 刮开封底数字课程账号涂层，手动输入 20 位密码或通过小程序扫描二维码，完成防伪码绑定。
4. 绑定成功后，即可开始本数字课程的学习。

绑定后一年为数字课程使用有效期。如有使用问题，请点击页面下方的“答疑”按钮。

关于我们 | 联系我们　登录/注册

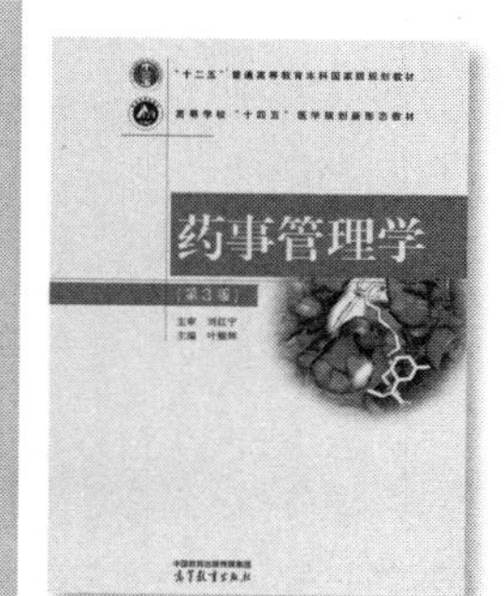

药事管理学（第3版）

主审　刘红宁
主编　叶耀辉

开始学习　收藏

药事管理学数字课程与纸质教材一体化设计，紧密配合。数字课程涵盖思维导图、学习目标、导学案例、复习思考题、教学PPT等数字资源，充分运用多种形式的媒体资源，与纸质教材相互配合，丰富了知识呈现形式。在提升课程教学效果的同时，为学习者提供更多思考与探索的空间。

http://abooks.hep.com.cn/61707

第3版 前言

为深入贯彻党的二十大精神，积极落实习近平新时代中国特色社会主义思想进课程、教材，更好适应新形势下的药事管理学课程教学工作，高等教育出版社立足新形势、新要求，组织全国18所高校教师，对《药事管理学》第2版进行了修订、更新，以满足高等院校的教学需要。

本教材前两版分别获评普通高等教育“十一五”国家级规划教材、“十二五”普通高等教育本科国家级规划教材。本次修订在保留前版教材优点的基础上，对教材具体内容进行了优化，由上一版的十五章调整为十四章，合并了药事监督管理体制和药品监督管理、药品信息管理等章节内容。此外，基于药品产业现状与药品监管工作实际，新增药品上市后管理章节。

本教材不断创新，努力探索将基本理论、基础知识与学科前沿相结合，对药事管理学基本内容进行了全面而又简明扼要的系统性阐述。相比前一版教材，本版教材具有以下鲜明特点。

（1）突出法律法规的时效性。增补了自上一版教材出版以来，国家公布、修订的药事法规、政策的新内容，如《疫苗管理法》《药品管理法》《药品生产监督管理办法》及《中药材生产质量管理规范》，这些新法规、新知识、新动态，能更好地帮助学生了解药事管理的最新趋势和发展。

（2）强化思维训练的有效性。教材每章中有精心绘制的思维导图，引导学生形成系统思维，同时鼓励学生绘制自己的思维导图。此外，通过将药事管理中真实发生的事件编写成导学案例，剖析案例后设置思考题，开展启发式教学，促进学生思维与学习方法训练，培养学生分析问题和解决问题的能力。

（3）注重执业考试的针对性。为了让学生在使用本教材的过程中，为执业药师职业资格考试做足准备，教材结合考试大纲的要求，覆盖了考试大纲的相关知识点，使学生能系统地掌握药事管理学科的相关知识，更好地理解和应用所学知识，巩固并深化学习。

（4）强调学习目标的引领性。本教材的教学目标要求包括三个方面，分别是“知识目标”“技能目标”和“情感目标”。首先，通过“知识目标”，希望学生能够清晰地了解学习任务，明确自己需要掌握的知识点，从而更好地完成学习任务。其次，通过“技能目标”，希望学生能够掌握各章节的法律法规知识，具备解决实际问题的能力，以应对日常工作中可能遇到的药事管理问题。最后，通过“情感目标”，希望学生能够体悟药事管理中的思政价值，培养学习过程中缘事析理、明辨是非的能力，做社会主义核心价值观的模范践行者。

此外，为方便学生学习，提高学习效率，同步建设了思维导图、学习目标、导学案例、复习思考题、教学PPT等数字资源，方便学生理解、掌握。

教材编写过程中，前两版主编刘红宁教授承担了主审工作，并为编写工作的顺利完成提供了巨大帮助。高等教育出版社、本书编者所在的18所院校给予了大力支持。江西中医药大学研究生过至雨、廖学强在统稿过程中进行了细心的校对和整理工作。大家的支持和帮助使本教材能够成功编写出版，在此向所有有关单位和个人表示衷心的感谢！

编写中，尽管考虑了各方面的需求，但不妥之处在所难免，欢迎广大读者提出宝贵意见和建议，以便教材进一步完善和改进。

叶耀辉

2023 年 12 月于南昌

第2版 前言

本书第1版是普通高等教育“十一五”国家级规划教材，在2012年又被教育部评选为“十二五”普通高等教育本科国家级规划教材。应读者与出版社的要求，2014年我们组织专家学者对该书进行了修订。

本次修订的内容主要体现以下几方面：

一、着重吸收、补充了近几年国家在药事管理体制及法律法规等方面的变化与内容，增加了药品信息管理相关知识。

二、精减了相关文字，调整了部分章节内容，如将药事伦理、药事与社会的可持续发展等内容，分散在各章节内容当中，而将“药品说明书、标签、广告、价格管理”一章拆分扩充为“药品包装、药品说明书和标签管理”及“药品广告、价格管理”两章。

三、根据教学的需要，统一制作了教学PPT、学习思考题及参考答案等数字资源。

四、根据工作需要，调整、充实了部分一线教师参与教材修订。

本次修订分工，按各章的顺序分别为：第一章，刘红宁（江西中医药大学）；第二章，兰燕宇（贵州医科大学）；第三章，刘兰茹（哈尔滨医科大学）；第四章，肖衍宇（中国药科大学）；第五章，程齐来（赣南医学院）；第六章，黄绳武（浙江中医药大学）；第七章，聂久胜（安徽中医药大学）；第八章，叶桦（复旦大学）；第九章，栾智鹏、陈盛新（第二军医大学）；第十章，梁兆昌（井冈山大学）；第十一章，李璠（昆明医科大学）；第十二章，冯丽华（南昌大学）；第十三章，张文玉（山东中医药大学）；第十四章，叶耀辉（江西中医药大学）；第十五章，田侃（南京中医药大学）。

衷心感谢高等教育出版社及各编委单位对本次修订工作的大力支持与帮助！

诚恳地期待各位药学同仁与广大读者对书中的不妥、错漏之处提出宝贵意见。

刘红宁

2015年12月

第1版 前言

本书是普通高等教育"十一五"国家级规划教材，根据新时期对药学、中药学人才培养目标的要求与药事管理学教学大纲，由全国12所高等院校从事药事管理学教学和科研的教师编写而成。可供全国高等院校药学、中药学、制药工程及相关专业使用，也可作为国执业药师职业资格考试及相关专业的研究生学习药事管理学的参考用书，并为药学工作者的药学实践提供参考。

药事管理学是每一位药学从业者的必修课程。本教材在内容上力求使学生了解药事活动的基本规律，熟悉药事管理的体制及组织机构，掌握药事管理的基本理论、方法和技术，掌握我国药品管理的法律法规，使学生具备该学科的研究能力，进行学术交流的能力，自觉执行药事法规的能力，进而提高药事组织管理能力，并能运用药事管理的知识指导实践工作，分析、解决实际问题。

全书共分为十六章，包括绪论，药品、药师与药学服务，药事伦理，药事管理体制，药品管理立法，药品监督管理，药物研究与注册管理，药品生产管理，药品经营管理，医疗机构药事管理，药品说明书、标签、广告、价格管理，特殊管理药品的管理，中药管理，药事与社会的可持续发展，药品知识产权保护，我国港澳台地区和国外药品监督管理及法规。

本教材有以下几个特点：一是在每章的开篇部分用英文阐述本章的内容提要和学习目标，在帮助学生理解和掌握重点内容的同时，强化了基本专业英语，便于国际交流；二是增加药事伦理、药事与社会的可持续发展等内容，系统阐述了药事领域中的伦理要求及其与社会可持续发展的内在联系，有利于增强学生的药事伦理意识，培养学生的社会责任感；三是紧扣时代脉搏，反映信息和法规的时效性，及时收录药事管理的最新信息和最新发布的法律法规内容，并进行了较为全面的解读；四是每章后设思考题，引导学生研究、复习和讨论；五是书后附英汉词汇对照表及汉英词汇对照表，便于学生学习及查阅专业词汇。

本教材的编写分工，按各章的顺序其执笔人分别为：第一章，刘红宁（江西中医药大学）；第二章，兰燕宇（贵州医科大学）；第三章，万仁甫（江西中医药大学）；第四章，刘兰茹（哈尔滨医科大学）；第五章，肖宏浩（江西中医药大学）；第六章，马静洁（延边大学）；第七章，吕圭源（浙江中医药大学）；第八章，宋丽丽（河南大学）；第九章，叶桦（复旦大学）；第十章，陈盛新（第二军医大学）；第十一章，陈素红（温州医科大学）；第十二章，冯丽华（南昌大学）；第十三、十五章，邹延昌（山东中医药大学）；第十四章，郑先平（江西中医药大学）；第十六章，田侃（南京中医药大学）。肖宏浩、刘永忠和郭振华共同整理、编写了本书附录。

本教材在编写过程中，得到了高等教育出版社和各编委单位的大力支持和帮助，并广泛参阅了国内外有关专家、学者的著作、论文等，在此一并表示衷心的感谢！

由于编者水平有限，书中不妥之处在所难免，我们诚恳地期待药学同仁与广大读者提出宝贵意见，以便进一步修订、完善。

刘红宁

2008 年 11 月

目 录

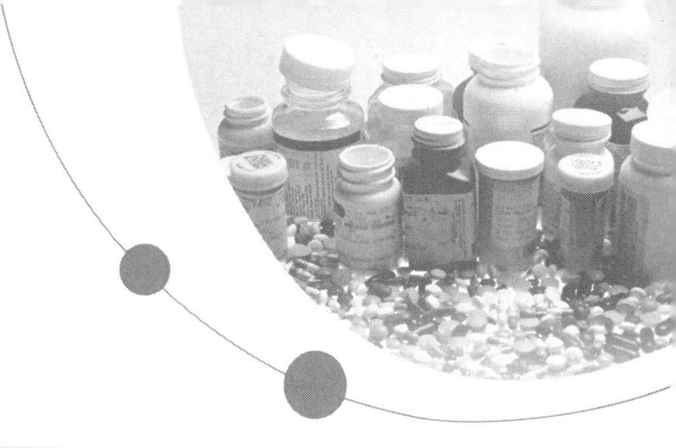

第一章

绪　论

第一节　药学与药学事业

一、药学的概念和形成

（一）药学的概念

药学（pharmacy）一词来源于希腊文“pharmkeia”，原意是“药”“毒”或“魔力”。现代“药学”是指研究药物的一门科学，它揭示药物与人体（或药物及各种病原微生物体）的相互作用及规律，包括药物的来源、成分、性状、作用机制、用途、分析鉴定、生产加工、经营、使用、管理及药学职业等的研究，主要由药学科学、药学职业、药事机构等构成。

药学科学是指由药剂学、药理学等学科组成的科学，大多属自然科学范畴。当药学的研究对象局限于药物时，如药物化学、药物分析、药剂学等，它多显自然属性；当药学的研究集中在药物与人的相互作用时，由于人兼有自然属性和社会属性，因此它所包含的医院药学、药品经济学、药品营销学等则显较多的社会科学属性。药事管理学运用的研究方法和基本理论以属于社会科学范畴的管理学为主，而其研究的范畴又是药学，所以药事管理学具有自然科学和社会科学的双重属性。

药学职业是指遵循药学伦理准则，为人类健康事业服务，通过药学服务取得收入的工作。从事这种职业的人员必须经过系统的药学科学基础和专业知识的学习，掌握药学技术，具有一定工作能力；必须通过国家考核合格，拥有相应的药学专业背景或药学专业技术职称。

药事机构主要有药品生产经营企业、药学社会团体、研究机构、教学机构、药学服务机构、药品检验机构及药品监督管理机构等。

（二）药学的形成

药学经历了一个逐步形成和发展的过程，药学科学和药学职业虽然属不同范畴的概念，但两者相辅相成，密切相关。各国各地区形成药学科学和药学职业的时间不同，影响因素亦不同，从历史进程看一般可分为4个阶段：原始社会的医药、古代社会的医药、医药分业、现代药学。

1. 原始社会的医药

这一阶段，人们在与大自然、疾病、死亡抗争的同时，又盲目求助于大自然，认为人的生死存亡由鬼神决定，所以用祈祷、咒符来治病。与此同时，在寻找食物的过程中，人们也逐渐积累了一些物质可以治病的经验。所以，智者、巫医是原始社会里最先出现的治病者，他们既利用精神力量，也利用一些物质来为人治病。随着社会分工的不断发展，巫师成为人们寻求精神寄托的人，随后演变为宗教职业，而治病者成为医生，这种职业的分化经过了漫长历史时期。在现代社会，除一些边远落后地区仍有巫医外，大部分地区早已禁止了巫医。

2. 古代社会的医药

随着语言文字的发展，人们把疾病、伤残及其治疗方法和治疗物质记载下来，传承给后代，并逐渐形成书籍，如中国的《黄帝内经》《神农本草经》，古希腊的《医典》，古埃及的《埃伯斯纸草书》，公元9—13世纪阿拉伯文明在医学上（尤其是在药学原理和技术上）有着卓著的贡献。这些都促成了医药学及与之相伴的医药业的发展，并初步形成了医师（医生）这一职业和医药学。中医药在人类医药学发展史中占有重要的位置，目前在世界上仍有相当大的影响，从职业来看中医中药是一体的。

3. 医药分业

医药分业是指药学从医学中分化出来，其结果是形成了医药行业这种社会独立行业及药学这门独立的科学。各国实行医药分业的背景、方式、过程及时间均不相同。1240年，在意大利西西里，腓特烈二世（Friedrich Ⅱ）出台了一系列卫生法，其中规定：将药学从医学中分离出来；官方直接监督药学实践；用誓言保证制备的药品是可靠的，并按照熟练的技艺，保证质量均匀一致。这些法令对欧洲国家的医药行业产生了较大的影响，西方国家把它称为药学史上“药学大宪章”。1617年，英国法令中才确立了药剂师是社会行业中的独立部分。我国医药分业较晚，直到中华民国成立，才在民国政府卫生司的文件中规定：“审定、认可药剂士资格，发给或取消药剂士资格，对药剂业进行监督。”经过漫长的发展，现在绝大多数国家实现了医药分业，医药行业也已成为社会公认的独立行业。

4. 现代药学

由于药学对提高人们生活质量、延长生命具有重要的意义，因此作为一门独立的学科药学发展日益科学、规范和深入，已成为包括药品研究、生产、经营、使用，药事组织，药学教育等方面内容的药学事业。尤其近几十年，世界大多数国家先后建立健全了药事管理机构和制度，制定颁布了药品及药事管理法律法规和规章制度，促进了药学事业的迅速发展，在社会生活中发挥着愈来愈重要的作用。

二、药学的社会任务

从药学现在所起和能起的作用来看，其社会任务概括起来主要有研制、开发新药，生产、供应药品，保证合理用药，培养药学人才，组织药学力量。

（一）研制、开发新药

药品是药学的物质基础，社会期望药学能不断研制、开发新药，并提供更新换代的产品，来防治疾病和延长生命。研制和开发新药具有专业性和商业性强的特点，它既能为卫生医疗事业提供疗效好、不良反应小、安全性高的药品，又能产生巨大的经济效益，同时促进药学科学的不断发展。

(二) 生产、供应药品

生产、供应药品是药学的基本任务。药品具有品种规格多、更新换代快、质量要求严和技术程度高等特点;药品在购销、运输、仓储、分装、广告等各环节都有特殊的要求,以确保安全有效的药品及时正确地供应给医疗机构和患者。多年来,制药工业和医药商业始终保持着持续增长的势头,在国民经济中占有特殊的地位。

(三) 保证合理用药

20 世纪 30 年代以来,由于药品品种急剧增加,药害事件不断发生,合理用药备受社会关注。临床药师于 20 世纪 60 年代随药学发展和社会需要而产生,作为药学职业中一股新生力量,在合理用药中起着较大作用,相应地在药学教育中增设了临床药学专业和药学博士学位,这些反映了药学发展的新任务。

(四) 培养药学人才

现代药学教育始于 19 世纪初,20 世纪以来有了很大发展。20 世纪 80 年代全世界已有很多国家建立了高等药学院校和与药学有关的职业学校,设置了药学、药物制剂、制药工程、生物制药等专业,在我国还设置了中药学等传统医药专业。药学教育为各国的药学事业培养了大批药学技术人员、药师、药学科学家和企业家。此外,现代药学教育还担负着药师、药学技术人员继续教育的任务。

(五) 组织药学力量

在药学发展过程中,在药品生产、经营以及药学教育、研究等系统内逐渐形成了若干社会群体,如制药工程师、医院药师、药商、药学教师及药学科研人员等,并由他们组成学术或行业的协会及社团。随着药学的进一步发展,又形成了各种社会组织机构,如药品监督管理机构、药物研究组织(机构)、药品生产企业、药品经营企业、医院药事部门等。这些组织机构和协会、社团相互依存,共同构成药学的集合体,以此把从事药学工作的人员组织起来,形成了目标共同的专业力量,为人类社会的发展发挥独特的作用。

三、药学事业的概念及范畴

古代文献中早有“药事”一词,如我国史书《册府元龟》记载:“北齐门下省,统尚药局,有典御二人,侍御师四人,尚药监四人,总御药之事。”反映了当时的药事是指与皇帝用药有关的事宜。随着社会的发展,“药事”的含义也在不断变化,如 1948 年日本颁布的《药事法》规定“药事”是指与医药品、用具及化妆品的制造、调剂、流通、授予等有关的事项。现代的“药事”是药学事业的简称,泛指所有与药品有关的事业。根据《中华人民共和国药品管理法》(以下简称《药品管理法》)的适用范围,药事包括药品研制、生产、经营、使用和监督管理活动。根据《中共中央、国务院关于卫生改革与发展的决定》,药品是防病治病、保护人民健康的特殊商品。必须依法加强对药品研制、生产、流通、价格、广告及使用等各个环节的管理,严格质量监督,切实保证人民用药安全有效。

第二节 药事管理与药事管理学

一、药事管理的概念、特点和发展

（一）药事管理的概念

"管理"是一个过程，是对组织的资源进行有效整合以追求达成组织既定目标与责任的动态创造性活动。管理的核心是投入和产出，即用最小的投入获得最高的效率和最大的效益。

由于药事是指与药品有关的各类事项，药品与人体健康和生命安全息息相关，药事管理是以药品为对象，以药品的安全为核心，围绕与药品有关的各类事项开展的各种管理活动。药事管理的任务是保证患者用药安全有效，药事管理的核心是药品安全管理。

药事管理可以分为"广义"和"狭义"两类。广义的药事管理又称药政管理或药品监督管理，是指国家依法对药品及药事进行监督管理，以保证药品质量，增进药品疗效，保障用药安全，维护人民身体健康和用药的合法权益，对应的英文有 drug administration（或 pharmaceutical affair administration）。狭义的药事管理是指药事机构自身的经营管理（management），以及药学服务的管理，对应的英文是 pharmacy management。本教材主要介绍广义的药事管理。

（二）药事管理的特点

药事管理的特点主要表现在专业性、政策性、实践性和综合性四个方面。

1. 专业性

药事管理的对象是药品，其核心是对药品的质量管理。药品从研制、注册审批、生产、经营、质量检验、临床应用、不良反应监测、再评价到监督管理，过程复杂，涉及的部门、单位、学科较多，技术性很强。要做好药事管理，需要掌握一系列的药学专业基础知识和技术方法。

2. 政策性

药事管理必须依照国家的药事管理法律、法规、行政规章，行使国家权力对药学事业进行管理，具有很强的政策性。主管部门代表国家、政府对药品进行管理时，自始至终必须以法律为依据，需要与不同部门、人员沟通，实施各项行政管理活动，做到公正、公平、合理、科学、严谨执法。

3. 实践性

药事管理是一项与实践紧密相连的工作。药事管理的理论、管理办法，甚至法律、规范，都是在药品生产、经营、使用、管理实践的基础上总结形成的，反过来它又在指导实践工作中接受检验，并不断修订、完善，使药事管理工作不断改进和发展。

4. 综合性

药事管理的系统性很强，涉及药学事业的各个方面和环节。管理者必须综合运用药学、法学、管理学、社会学、伦理学、心理学、行为学、数理统计学等多学科的知识与方法，才能进行科学有效的管理。

（三）药事管理的发展

药事管理的发展受各国的社会、经济、政治等因素的影响，概括起来，经历了以下三个阶段。

1. 巫医分离后的医药管理

早在欧洲文明发展之前，古代亚洲一些国家的巫医就已分离，并产生了医药知识技术及国家对医药卫生的管理。如公元前 18 世纪，在古巴比伦汉谟拉比王朝用楔形文颁布的法令中，就有两条惩罚医师使人致死、致残的条文。中国也是建立古代医药管理制度较早的国家之一。如据《周礼》记载，公元前 11 世纪西周武王时代，就建立了六官体制，属天官管的医师为“众医之长，……掌众医之政令，聚毒药以供医事”。到了公元 960—1367 年，即宋元时期，朝廷设置了掌管帝王用药的御药院和掌管百姓用药的药事机构尚药局。

古代的医药管理完全为统治阶级服务，主要表现在：①国家医药管理的目的，首先保证王公贵族的药品供应与用药安全，后逐渐扩展为巩固帝王统治，保障战争和防治瘟疫流行的药品供应；②医药合一的管理体制；③以集中的行政管理为主，有惩罚误用药于王公贵族或用假药使人致死等刑律，以及用于管理药品质量的一些医药书籍。

2. 医药分业后的医药管理

药事管理兴起和发展主要在 13—18 世纪。其主要表现有：首先，开始了药事管理立法活动，推动医药行业的发展。例如，1407 年，神圣罗马帝国热那亚市（现属意大利）颁布的《药师法》，反映了早期的药师职业法定标准；1683 年，西班牙统治下的布鲁日市（现属比利时）颁布法律，禁止医生为自己的患者配药。其次，由政府认可或组织编撰了药典，并颁布为国家法定药品标准，如中国唐朝的《新修本草》是世界上第一部由政府颁布的药典。再次，药房日益发展，逐渐成为药物研制、配方销售及早期药学教育的重要场所，也成为药事管理的重点监管对象。最后，出现了由药师、药商组成的行业协会，开展行业药事管理活动，如 1617 年在英国伦敦成立了药师协会（英国皇家药学会前身），标志着欧洲药学职业的建立及药事管理活动的扩展。

3. 现代药事管理的发展

自 20 世纪 60 年代以来，随着药学事业的快速发展，药物品种越来越多，为了保证药品质量，确保人体用药安全，世界各国都制定和完善了本国相关的法律、法规，并形成了符合国情的药事法律体系。国际上也建立了世界卫生组织（World Health Organization，WHO）、联合国麻醉品委员会（United Nations Commission on Narcotic Drugs，UNCND）、国际麻醉品管制局（International Narcotics Control Board，INCB）、国际药学联合会（International Pharmaceutical Federation，FIP）等组织，形成了国际药典、麻醉药品和精神药品管理等国际药品标准与公约，从而使得药事管理向法制化、科学化、国际化、现代化的方向发展。特别是近几十年来，药事管理的内容从过去单一的医药商业管理，发展为含药品研究、开发、生产、流通、使用、价格、广告等内容的全过程管理。

二、药事管理的目的、方法及主要内容

（一）药事管理的目的

药事管理的目的是加强药品质量监督管理，保证药品质量，保障人体用药安全，维护人民身体健康和用药的合法权益。药事管理可从宏观与微观上对药学事务进行综合管理。宏观的药事管理是指国家对药学事业的管理，包括药品监督管理、基本药物管理、药品储备管理、药品价格管理、医疗保险用药和定点药店的管理；微观的药事管理是指药学事业中各部门内部的管理，包括药品研究与开发质量管理、药品生产质量管理、药品经营质量管理、药学服务质量管理、药品价格管理和医疗保险用药销售管理。

(二) 药事管理的方法

管理方法是指各种能够实现管理职能、完成管理目标、保证管理活动顺利进行的专门方法、手段和措施等。现代管理方法有很多,但在药事管理中常用的方法主要有以下几种。

1. 法律方法

依法管理在药事管理中占据了主导地位。在药品研究、生产、经营、使用过程中,通过严格贯彻和实施法律、法规、规章等,来控制药学实践的各个环节,规范行为,依法治药,以保证药品质量。对制售假、劣药行为,依法严惩以增强对药品生产、经营企业的约束力。坚决查处违法案件,对触犯刑律的,追究刑事责任。

2. 行政方法

药品监督管理机构采用命令、规定、管理办法、规章制度及条例等手段,按照行政系统,对药品、人、药事组织进行管理,具有权威性、强制性、时效性、针对性等特点。例如,可以针对某一药品、某一事件及时发布公告,处理一些特殊的药品质量问题等。由于药品的特殊性,即使在市场经济高度发达的国家和地区,药品的行政管理方法仍然得到强化。

3. 技术方法

药学专业技术人员的规范操作可提高药品质量监督管理效率,使用先进的质量检验仪器、采用新的检测方法可提高技术监督水平。

4. 咨询方法

药品行政管理机构在实际工作中,咨询专家意见,进行科学决策;利用医、药学专家技术力量,对药品进行技术性的审查与管理。例如,在药品研究资料的审查、药品标准的制定、药品不良反应的确定方面,均应咨询专家的建议。

5. 经济方法

宏观上,国家运用价格、税收、信贷、投资、利润等经济手段,对药品的生产和经营企业、医疗机构进行调控和管理。例如,对违法违规企业处以没收违法所得和罚款的处罚。微观上,对企业和个人可以实施经济上奖励和处罚。随着市场经济的发展,经济方法将越来越多地应用于药品管理。

(三) 药事管理的主要内容

药事管理主要包括以下几方面的内容。

1. 药事管理体制

运用社会科学的理论,通过分析、比较、设计,按照药事工作组织方式、管理制度和管理方法的特点,建立药事组织机构,优化职能配置,完善运行机制,减少行业、部门之间的重叠,提高管理水平。

2. 药品质量管理

药品质量管理的目的是保证药品的安全、有效和合理使用,维护人民的身体健康。其内容包括研究药品的特殊性及其管理的方法,制定药品质量标准,制定影响药品质量标准的工作标准和制度,制定国家基本药物目录,实施处方药与非处方药分类管理制度、药品不良反应监测报告制度、药品质量公告制度、药品追溯制度和药品召回制度,对上市药品进行再评价,整顿与淘汰药品品种,并对药品质量监督、检验进行研究。

3. 药品法制管理

药事管理中非常重要的一项就是药品和药事实践管理立法与执法。要根据药学事业发展的需要，不断完善药事管理法规体系，对过时的或不适应的法律、法规、规章、办法、条例等进行修订。药学人员应在实践工作中能够辨别合法与不合法，做到依法办事，并具备运用药事管理及法规的基本知识，分析和解决药品生产、经营、使用及管理等环节存在的实际问题的能力。

4. 药品注册管理

药品注册是指依据法定程序，对拟上市销售药品的安全性、有效性、质量可控性等进行系统评价。药品注册管理主要对新药研究管理进行探讨，对新药的注册分类、药物临床前研究质量管理、药物临床试验质量管理及其申报、审批进行规范化、科学化的管理，制定实施管理规范，如药物非临床研究质量管理规范（good laboratory practice for nonclinical laboratory studies，GLP）、药物临床试验质量管理规范（good clinical practice，GCP），建立公平、合理、高效的评审机制。

5. 药品生产、经营管理

运用科学管理的原理和方法，研究国家对药品生产、经营企业的管理和企业自身的管理，研究制定科学的管理规范（如 GMP、GSP），指导企业生产、经营活动。药品生产企业自身应依据 GMP 组织生产，药品经营企业应依据 GSP 组织经营。

6. 药品使用管理

药品使用管理的核心问题是保证合理用药，其重点是药房管理。这涉及药房的作用、地位、组织机构，药师的职责及其能力，药师与医护人员、患者的关系及信息的沟通和交流，药品的分级管理、经济管理、信息管理，以及临床药学、药学服务的管理等。

7. 药品包装、说明书、广告管理

药品包装管理包括药品包装材料和容器的管理，药品标签和说明书的管理。药品的包装直接影响药品质量，与药品运输、贮存和使用密切相关。药品的标签、说明书是药品使用的基本信息，它可以指导人们正确地经销、保管和使用药品。规范药品标识物（包装、标签、说明书等）能保证人们用药的安全、有效、合理。要建立合理的药品广告审批管理制度，研究处方药、非处方药广告内容的管理；制定、实施药品价格、广告管理的法律法规，加大对违法事件的处罚力度。

8. 特殊管理药品的管理

特殊管理的药品是指麻醉药品、精神药品、医疗用毒性药品和放射性药品，对特殊管理药品研制、生产、经营、使用、运输、进出口等各环节均实行严厉的管制，国务院对这四类药品均颁布了相应的管理条例或办法，即《麻醉药品和精神药品管理条例》《医疗用毒性药品管理办法》《放射性药品管理办法》。

9. 中药管理和中药现代化

中药是中华民族的传统药，是祖国医药学的重要组成部分，独具特色和优势，与西药共同承担着保护人们健康的任务。加强中药管理，保护药材资源并合理利用，提高中药质量，积极发展中药产业，坚持继承和创新相结合。研究中药管理，对加速中医药事业发展，提高中医药整体管理水平具有重要意义。

10. 药品的知识产权保护

药品的知识产权保护的主要内容包括知识产权的性质、特征，专利制度与专利法，运用专利法律对药品知识产权进行保护，涉及药品的专利保护、商标保护等。

11. 药学技术人员的管理

在药事管理中，药学技术人员的管理尤为重要。保证药品的质量，首先要有一支依法经过资格认定的药学技术人员队伍。因此，培养药学人才，研究药师管理制度、执业资格、继续教育等是药事管理学不可缺少的研究内容。

三、药事管理学的概念与发展

19 世纪以来，随着药学科学的发展，使药品生产的品种和数量快速增长，大量新药不断上市，药品经营业日益繁荣，但许多问题也随之而来，如新药所带来的药害（磺胺酏引起肾衰竭、沙利度胺引起海豹样畸胎等）、假劣药的危害、药品使用的不合理、药物滥用的社会危害等。因此，必须保证药品的质量，规范新药的研制开发，规范药品的生产、经营活动，正确宣传医药知识，防止药物滥用并做到合理用药。这就迫切需要建立一门学科来研究药学事业管理中面临的各种问题，总结药品管理及药事各个部门的普遍规律和一般方法，用于指导药事活动及管理工作，提高工作质量、效率。药事管理学作为研究药学知识新领域的一门学科，就是顺应社会发展需要而产生并发展的。

（一）药事管理学的概念

药事管理学是一门正在发展的学科，其概念目前尚无统一的说法。

美国学者 Manasse 和 Rucker 认为：“药事管理学是药学科学的一个分支学科，它的研究和教育集中于应用社会、行为、管理和法律科学，去研究药学实践中完成专业服务的环境的性质与影响”。

美国明尼苏达大学药学院认为：“与现在的以强调药物的合成、分离、吸收、分布、代谢、机制、活性物质等方面的药学学科比较，社会与管理药学研究的是药学的另一个系统，它研究药师、患者、其他医药卫生人员的相互关系、表现、行为、报酬、服务、教育，以及这一系统与环境的关系”。

《药事管理学科的历史发展》一书的作者认为：“药事管理学是一个知识领域，它具有社会科学的特性，与行政管理、经济、政策、行为、分配、法律和经营管理的功能、原理和实践紧密相联，涉及生产、分配、机构和人员，涉及满足法定药品的需求，满足给患者、处方者、调配者和卫生保健工业部门提供药学服务和药物信息”。

以上概念基本趋于一致。概括起来，药事管理学是药学科学的分支学科，是药学领域社会性、应用性很强的一门学科。它的理论基础与研究对象，与药学其他分支学科（药剂学、药物化学、药理学、临床药学等）不同，具有人文社会科学性质。它应用社会学、经济学、法学、管理学与行为科学的原理和方法，研究药学事业中的生产、分配、人、机构、信息；研究社会、经济、法律与伦理、历史与文化等内外环境因素，以及管理因素对药学事业的影响作用；探索药学事业科学管理的规律，促进药学事业的发展。

（二） 药事管理学的发展

1. 国外药事管理学的发展

19 世纪的美国，由于贸易发展迅速，开设了很多药房、药店。药师既要配方发药又要经营生意。学习如何开展药房的经营业务以维持药房的生存，被列入当时的学徒式药学教育活动，这是药事管理学科的萌芽。1821 年成立的费城药学院，开始了药学教育，并将“药房业务管理”列为药学教育基本课程；1910 年，美国药学教师联合会首次在药学教育大纲中提出了“商业药学”

课程，1916 年，开设了“商业与法律药学”课程，在 1928 年，又将其更名为“药学经济”，1950 年再次更名为“药事管理”，最终将其名定为“药事管理学科”，对应的英文为 the discipline of pharmacy administration。在随后的几十年里，药事管理学科有了较大的发展。各药学院校相继成立了药事管理教研室，开设了多门课程，据 1993 年美国药学院协会统计，在美国药学院校中 35% 开设了经济学、管理学、行为药学、药物流行病学、药学经济与政策、药品市场、药学实践伦理学、药学法律和规范等课程。20 世纪 50 年代以后，药事管理学科在美国高等药学教育中日受重视，药事管理学科这门专业不仅招收大学生，而且还招收硕士研究生、博士研究生。目前攻读药事管理的硕士研究生、博士研究生占全美药学研究生的 8% 左右。在高校，该学科的教师人数与药剂学、药物化学、药理学等学科基本相同。

苏联将“药事管理学科”称为“药事组织”。1924 年，苏联在药学教育大会上明确提出：“药事组织”是高等、中等药学教育的必修专业课，各药学院校均设置药事组织学教研室。国家设有中央药事科学研究所和地方药事科学研究室（站）。20 世纪 50 年代后在全苏药师进修学校设有药事组织专业，开设多门专业课程。其课程内容侧重于药事行政组织机构、规章制度及行政管理方面。

一些欧洲国家及日本称药事管理学为社会药学（social pharmacy）。在药学教育中也开设多门课程，如日本设有医院药局学、药事关系法规、药业经济、品质管理等课程。瑞典设有卫生体制、药事法规发展史、药品、现行药事法规、药学体制和药学体制变化等课程。

2. 我国药事管理学科的发展

我国药事管理学科创建于 20 世纪 30 年代，当时只有部分教会学校开设了“药物管理法及药学伦理”“药房管理”等课程。1954 年教育部仿苏联，在颁布的药学专业教学计划中将“药事组织”列为高等药学院（系）药学专业的必修课程和生产实习内容。各高等药学院校于 1956 年普遍开设了“药事组织”课程。1966 年起由于各种原因，此类课程被迫停开。

（1）国家重视药事管理学科建设：1984 年《药品管理法》颁布并于 1985 年 7 月 1 日正式实施后，我国药事管理学科建设得到医药卫生、教育行政主管部门重视。卫生部先后在华西医科大学药学院（现四川大学华西药学院）、浙江医科大学（现浙江大学医学院）和大连市建立了三个国家级药事管理干部培训中心；在全国建立了七个卫生干部培训中心，对在职医药卫生干部进行现代管理知识和药事管理专业技术培训。

（2）药事管理学课程正式列入我国高等药学教育课程体系：1985 年开始，华西医科大学药学院、北京医科大学药学院、中国药科大学等先后开设“药事管理学”课程。

1987 年，国家教育委员会将“药事管理学”列为药学、制药学、中药学、医药企业管理等专业的必修课程。

1988 年，李超进主编的《药事管理学》由人民卫生出版社出版发行。

1993 年，吴蓬主编的《药事管理学》出版发行，之后对该教材进行了三次修订。

1995 年，山东中医学院、江西中医学院等 10 所高等中医药大学合作编写出版了我国第一本供高等中药类专业使用的《药事管理学》教材。尔后，各种《药事管理学》教材陆续出版发行。除此之外，有些院校还自编特色讲义和教材。该类教材的建设推动了我国药事管理学科的发展。

1996 年，中国药科大学首次招收药事管理学本科专业学生。2002 年北京中医药大学开设“工商管理专业——药事管理（方向）”本科专业。

1994 年,沈阳药科大学最早在药理学科中招收药事管理方向硕士研究生。之后,第二军医大学、四川大学华西药学院、中国药科大学、北京大学药学院等院校也陆续在不同学科招收药事管理方向硕士研究生。2000 年,沈阳药科大学开始按照药学一级学科招收药事管理方向博士研究生,成为我国第一个培养药事管理学专业博士生的大学。中国药科大学、天津大学、复旦大学也陆续招收了药事管理博士研究生。人才培养促进了我国药事管理学科的发展。

(3) 药事管理学术得到发展:1987 年,我国创办《中国药事》杂志。1995 年,国家执业药师、执业中药师资格考试将"药事管理与法规"列为四大考试科目之一。组织专家编写了《药事管理》《中药药事管理》《药事法规汇编》等应试指导性教材。1986 年,中国药学会组建成立二级全国学术机构药事管理专业委员会,每年举办全国性药事学术交流。各单位和个人申报、主持了多项国家、省级药事管理学科科研课题,发表千余篇论文。这一系列教学、科研学术活动的开展,使我国药事管理学科进入健康、快速发展的时期。

(4) 药事管理学的发展趋势:药事管理学科在发展过程中,同时受到各国政治、经济等多种因素的影响,这些影响也使药事管理学科不断地发展变化。总的发展趋势是:从早期的商业药学(药品经营管理)向药品生产、经营企业的管理发展;继而发展到运用法律、行政手段进行药品质量的监督管理;由此向以保证药品安全有效、合理用药为目的的全面质量管理发展。至今,其发展向以人为核心,运用社会学、心理学知识,面向患者和用药者的社会与技术服务发展。

这种发展趋势,要求药事管理学科的研究要从以往的以药品为核心,以人为对象,转向以人为核心,以药品为对象,运用社会学、心理学、行为科学等知识,研究人与药品的社会关系,研究心理因素对用药的影响与变化;在加强药品质量管理的同时,研究药学事业中各分支系统如何以患者为中心,为患者、为用药者提供全面的药学服务,从而体现维护人民身体健康和用药的合法权益的宗旨。

20 世纪,药事管理学科的发展,对药学学科和药学实践作出了重大贡献并开辟了药学新领域。特别是一个国家、一个地区药品管理的有效经验,通过药事管理学科的传播,能迅速地推广到其他国家。现在被国际上广泛采用的 GMP 于 1963 年经美国国会通过并颁布为法令实施后,1969 年世界卫生组织(WHO)就向其会员国正式推荐 WHO 的 GMP,到 20 世纪 80 年代便有 100 多个国家和地区实行了自己的 GMP 或采用其他先进国家的 GMP,并开展了 GMP 认证。其他先进的管理规范如 GLP、GCP、GSP 等,现已形成国际公认的药物研究、生产、经营规范体系,成为各国药事管理的主要内容和有力措施,并向新的管理规范领域发展,如《中药材生产质量管理规范》(good agricultural practice for Chinese crude drugs,GAP)。这些规范的实施,推动了药品质量管理的科学化、规范化、法制化进程,丰富了药事管理学的研究与教学内容。药事管理理论与药学实践相结合,提高了药学领域各分支系统自身的水平,活跃了学术气氛,促进了整个药学事业的发展进步。

四、药事管理学的基础理论及培养的基本能力

(一) 药事管理学的基础理论

药事管理学是药学科学的一个分支学科,是一门综合性的应用学科,其基础理论主要来源于社会科学,有以下 5 个方面。

1. 法学

法学(law)又称法律学,是专门以法律现象及其规律为研究对象的知识和学科的总称,具有科学性、意识形态性、实用性、理论性。法学在药事管理学科中具有特别重要的作用,主要因为药事管理中所涉及的药品管理法、药师法、麻醉药品和精神药品的国际公约、医药卫生法,以及药师职业道德规范的制定均以法学理论为基础。依法管理药品,离不开法学。

2. 管理学

管理学(management)是研究管理活动及其规律和一般方法的科学。其理论和方法对药事管理具有一定的指导意义。在药事管理实际工作中涉及管理对象、管理过程和管理方法等,其核心是对现实药学资源的有效整合。在药事管理过程中可以运用管理学的原理、方法进行分析、探索以最少的经费、时间、精力和物质投入来实现药事组织的目标。

3. 社会学

社会学(sociology)是以人类的社会生活及发展为研究对象,揭示存在于人类各历史阶段的各种社会形态的结构以及发展过程和规律的科学。药事管理是人类社会中有关药学活动的管理,故有人也将药事管理学称为社会药学或社会与管理药学。此外,药事管理学的许多术语(如功能、职业、社会群体、社会制度、社会任务等)及药事管理研究的方法(如社会调查等)均来自社会学。因此,有效地利用社会学理论,能够更好地促进药事管理学科的发展。

4. 经济学

经济学(economics)是研究社会物质资料生产、交换、分配与消费等经济关系和经济活动规律及其应用的科学。药品同时也是商品,具有商品的一般属性,生产、经营均应遵循经济规律,药物研制、使用和价格管理都有经济承受能力和效益的问题。用经济学的原理和方法研究药事活动中的经济问题,能以最少的人力、物力和财力取得最好的经济效益及优质药品,在药学服务中尤其重视药物经济学研究,以降低治疗成本,提高药物治疗质量。

5. 卫生管理学

卫生管理学(hygiene and management)是研究卫生事业的计划、组织、控制的管理过程和研究预测、决策、用人、领导、指挥、协调等管理活动一般规律的科学。药事管理学与卫生管理学共同构成卫生事业这一社会大系统,两者关系密切,相辅相成、相互依存。卫生管理学的理论对药事管理学的发展起着重大的作用。

(二)药事管理学培养的基本能力

1. 研究药事管理的能力

研究药事管理的能力是指能查阅文献、收集和整理资料,具有一般药学科研设计、实验、分析、处理数据、总结的能力。能设计调查表格、召集座谈会、个别采访交谈等,具有进行药事活动的调查研究或现场调研的能力,并能整理资料撰写调研报告。

2. 学术交流的能力

学术交流的能力是指通过对该学科知识的学习,能进行口头和书面的学术交流,语言表达清晰、准确、逻辑性强,具有较强沟通的能力,能进行药事管理的课题设计,撰写开题报告、药事管理学论文,并能准确报告论文,具有学术答辩的技能。

3. 自觉执行药事法规的能力

自觉执行药事法规的能力是指掌握我国药事管理的法律、法规、规章制度,具备药品研制、生产、经营、使用等环节管理和监督的能力，能在药事实践中分析解决实际问题。

4. 药事组织管理的能力

药事组织管理的能力是指注重素质培养，通过综合学习，具有一定的组织、协调能力，能召开药品研究会议、药品质量评估会、药品销售座谈会、学习交流研讨会等，为药品监督管理部门提供药品监督管理信息，能组织药品知识和药事管理法规的宣传活动。

（三）学习药事管理学的目的和方法

药事管理学是以药事管理活动为研究对象，研究药事活动中保证药品安全的理论、方法与技术的科学。药事管理学是每一位药学从业者的必修课。在药事活动中，每一个环节都与药品的安全密切相关。学习药事管理学，就是要提高药学工作者的安全意识、责任意识、法律意识，掌握药事管理的基本理论、方法和技术，提高药事管理能力和水平。

第三节　药事管理学的研究

一、药事管理学的研究内容

药事管理学的研究目标，虽然与其他药学学科一样，都是为防治疾病、康复保健提供药品、药物信息和药学服务，以增进人们的健康。但其研究的最终目的是通过对医药学领域中各种社会、经济现象的探讨，剖析其影响因素，揭示其内在规律和发展趋势，从而为发展药学事业提供理论依据和对策建议。所以其研究的领域十分宽广，研究方向和内容也复杂多样，目前主要有：①从社会、心理、传统、管理及法律方向研究药品的定义及分类。如历史及现在、社会与个人如何看待药品及其作用，处方及其应用的社会、心理和行为分析，处方药与非处方药、基本药物、现代药与传统药等的分类。②从质量管理、法律控制、经营管理、市场营销、社会问题、资源合理利用等方向研究药品的研制、生产、流通和使用等过程。③从患者心理、社会经济条件、用药管理等社会、经济、管理方向研究影响药品作用的因素。④从人们的健康权利、生命质量、对医疗的满意程度、人均期望寿命、社会经济发展水平等社会、心理、经济方向，研究和评价药品的效用。

二、药事管理学的研究步骤

药事管理学的研究可分为六步（图 1-1），按顺序进行，运用中会相互影响，应随实际情况做相应的调整。

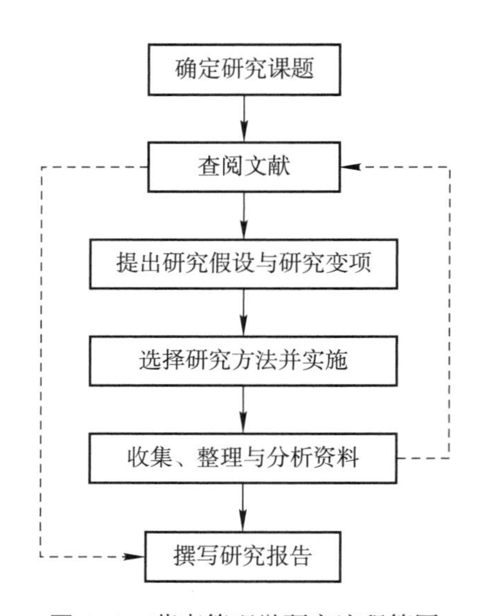

图 1-1　药事管理学研究流程简图

（一）确定研究课题

药事管理研究与其他研究一样，课题的确定是研究工作的首要环节，更是研究的核心。课题一般来源于：①药事活动中的疑难问题或热点问题，亟待解决的办法；②接受药事部门委托进行研究；③基于个人对某一药事问题的兴趣。

（二）查阅文献

确定研究课题及研究目标后，必须查阅、研究与课题有关的文献资料，并进行整理归纳，以了解在本课题范围内有哪些相关的理论，哪些方面已有人研究，使用了哪些研究方法，哪些方面尚无定论，或无人探讨等情况，根据文献研究结果来建立研究框架。

（三）提出研究假设与研究变项

一般来说，描述性研究、概况或状况，以及探索性研究，以提出待答问题为宜；相关性研究、因果性研究或验证性研究，则以提出研究假设较合适。无论是提出问题还是假设，均应符合研究目标。研究行动是以变项为基本单位，故研究者应确定研究问题中所包括的主要变项。药事管理研究对象通常是与药事活动有关的个人、群体、组织、社会产品（或社会实体及其行为的产品）。研究者在进行资料收集之前，必须确定研究结果将推论解释的“总体”，并决定如何抽取“样本”。

（四）选择研究方法并实施

根据研究问题的性质、目的及对象，决定收集资料的方法，并对研究对象、研究工具及实施程序做出合理的规划。由于药事管理学的研究常用调查研究、实地观察等方法来收集资料，故须编制调查表、观察量表等。

（五）收集、整理与分析资料

药事管理研究可采用调查研究、实验方法、实地研究方法、内容分析方法、现存统计资料分析、比较分析方法、评价研究方法等方式收集资料。应用各种工具所收集的第一手资料，又称“原始资料”，必须做进一步的整理与分析，使之能表述其意义。若是“量的研究”，应选择适当的统计方法；若是“质的研究”，也要将原始资料整理后再做适当的描述或阐述。

（六）撰写研究报告

研究报告是一种以文字、图表等形式，将研究的过程、研究方法和结果表现出来的书面报告。其目的是将研究的结果、结论公之于众，以发挥传播知识或解决问题的作用。研究报告的内容大致包括标题、摘要、绪论、文献探讨、研究方法、研究结果与讨论、研究结论与建议、附注及参考文献 9 个方面。

三、药事管理学的研究方法

加强药事管理学的研究，是丰富、发展和完善本学科的重要途径和任务。药事管理学具有社会科学性，其研究方法属于社会学研究方法的范畴，研究的是药事活动的各方面，研究范围很广，研究方法也很多，根据研究的目标与问题的性质，可将研究方法分为调查研究、描述性研究、历史研究、发展性研究、实验研究、原因比较研究等。在实际研究中，各类研究方法常有所交叉，但应明确主要是哪种类型的研究并反映其特点。现将各研究方法介绍如下。

（一）调查研究

调查研究（investigation research）是药事管理学研究中最常用、最重要的方法，同时也是一种最常用的资料收集方法。作为研究方法，调查研究是以特定群体为对象，使用问卷、访问等测量工具，收集有关的资料信息，来了解该群体的普遍特征，是收集第一手数据用以描述一个难以直接观察的大总体的最佳方法。调查研究方法虽然准确性低，但较可靠，广泛用于描述性研究、解释性研究和探索性研究。

调查研究可分为普查和抽样调查两种类型。药事管理研究大多为抽样调查。抽样方法是抽样调查的基本步骤,抽样设计对研究结果影响很大。样本大小、抽样方式和判断标准,是抽样设计的关键环节。

在调查研究中,问卷是收集调查数据的重要方法,包括自填式问卷、访问调查问卷。设计问卷时,应充分考虑问卷格式、答案格式、后续性问题、问题矩阵、提问顺序、答问指南等方面内容。邮寄的自填式问卷的回收率对样本的代表性有直接影响,一般来说,≥ 50% 的回收率才可用于分析和报告。

(二) 描述性研究

描述性研究(descriptive research)旨在描述或说明变项的特质,它是对情况或事件进行描述、说明、解释现存条件的性质与特质,弄清情况,掌握事实,了解真相。如药品市场调查,其目的是对购买或即将购买的某类、某品种药品的消费倾向进行描述。描述性研究的应用范围很广,收集资料的方法也很多。根据描述对象不同,描述性研究可被分为概况研究(如我国药品经营企业现状分析)、个案研究(如 × × 制药厂现状分析)。目前,药事管理学研究大多为描述性研究。

(三) 历史研究

历史研究(historical research)的主要目的是了解过去事件,明确当前事件的背景,解释其中因果关系,进而预测未来发展趋势,如探讨我国药品监督管理的起源与发展,探讨世界药事管理学科的发展及启示。也可以结合当前药事管理的论题,做历史的追溯与分析。如以药品价格管理为题材,应用历史研究方法,探本溯源,了解其发展背景及发展轨迹,对未来发展的预测将有所帮助。

历史研究最主要的工作是历史资料的收集、鉴别、解释。史料的收集与鉴别往往比研究设计更为重要。历史研究的应用价值及结论在普遍性上受到限制,主要是由于其只能在已存的文献、史料中寻找证据。目前,历史研究方法在药事管理学中占很小的部分。

(四) 发展性研究

发展性研究(developmental research)是研究随着时间的流逝,事物、群体变化的模式及顺序,如探讨药学教育的发展,了解不同时期药学教育的培养目标、课程设置、教学计划及教学内容,进而归纳其发展模式。发展性研究集中研究在一定时间内研究对象的变化和发展,研究其变化、成长的模式(方式)是什么,它们的方向、速度、顺序及影响的因素等问题。

发展性研究可分为三类:①纵向发展研究。在此研究中,由于取样问题随着时间演变而较复杂,从而增加了研究难度。由于选择性因素的影响,可能导致研究有倾向性而不客观。由于只适用于连续性问题的研究,所以纵向研究需要投入较多人力、财力、物力。②横向发展研究。其研究对象较多,但不能用于研究人类发展。横向研究虽然花经费少,时间短,但由于取样的样本不同,进行比较就非常困难。③发展趋势研究。易受无法预测的因素影响,一般来说,长期预测往往是猜想,短期预测则比较可靠、有效。

(五) 实验研究

实验研究(experimental research)是指通过一个或多个实验组,用一个或多个控制处理措施后的结果,与一个或多个未进行处理的对照组进行比较,以研究可能的因果关系。这适用于概念和命题相对有限的、定义明确的研究课题及假设检验课题。药事管理学实验研究与自然科学的实验研究虽然在设计方法上有很多相似之处,但在随机取样、确定自变量、测量结果、条件控制等方面均存在较大的差异,特别是人为因素影响,使得因果关系的准确度不高,因此其结果为可能的因果关系。另外,药事管理学研究是在社会事件的一般过程中进行实验研究,而不在实验室。

(六) 原因比较研究

原因比较研究(cause-compare research)是通过观察现在的结果、追溯可能的原因的材料,调查可能的原因和结果的关系。此方法与在控制条件下收集数据的实验方法对比,称为可能的因果关系的研究。原因比较研究的性质是“事后的”,这是指在有关的所有事件已发生后收集材料,调查者随后取一个或多个结果(依赖变量)并通过对过去的追溯去核查材料,找出原因、关系和意义。如假劣药案件,可以通过药品监督管理机构已掌握的材料,研究假劣药案发生的各种原因,并分析比较各种因素之间的关系。

四、影响药事管理学研究的因素

药事管理学研究方法的选择,除受可用资源限制外,还与研究者、研究组织者、研究目的等因素有关。

(一) 受到可用资源的限制

可用资源的限制主要指资金、人力、分析工具和技术的限制。如在资金有限的情况下,研究者选择研究方法时一般就会倾向于用文献研究方法收集资料,减少访问调查的使用;在研究者不掌握计算机辅助分析软件,或缺乏能够在药事管理活动中使用的分析软件的情况下,一些研究方法的应用就会受到限制。当然,也可以通过研究者的努力克服可用资源的限制。通过各种渠道筹集研究资金,走“产、学、研”一体化的道路,使药事管理学研究走向良性循环。

(二) 研究者的影响

在研究方法的选择中,研究者起着决定作用。所谓研究者指实际进行研究的个人或团体(如课题组)。其研究的经验和能力,以及对研究方法的偏好和掌握程度直接决定研究方法的选择。所以药事管理的研究人员,只有深入学习,提高自身素质,才能提高研究水平,从而保证研究方法的科学性。

(三) 研究组织者的影响

研究组织者对研究方法有一定的影响作用。研究的组织者指研究的监督者,包括纵向课题的发起者,如药品监督管理机构、学术团体等,横向课题的发起者和资助者,如医药企业、组织或单位等。在研究方法的选择上,研究的组织者可以要求或指导选择科学的研究方法。研究的组织者和研究者均应从有利于科学、经济、高效地完成课题的角度出发,协商确定研究方法的使用。

(四) 研究目的的影响

研究目的是指研究的结果能够解决什么问题,达到什么效果。通常,研究目的决定着研究方法的使用。若研究目的是揭示目前药事管理活动的现状,就必须采用调查研究方法;若研究目的是评价某项药品监督管理政策或措施的价值,则需要采用比较研究的方法,说明政策实施前后的效果差别;若研究目的是探索性研究药事管理活动的现状,不需要预测准确的趋势,那么文献调查也许就足够了,但若要深入了解现象产生的原因和背景,就需要采用访问调查及统计分析方法。

药事管理学研究中可以应用的研究方法纷繁复杂,在具体研究方法的应用上,应根据实际研究的需要灵活运用,还应充分利用各种研究工具如数学工具、计算机辅助决策工具等,使药事管理学的研究方法向科学化、规范化方向发展。

（叶耀辉 叶 桦）

数字课程学习……

思维导图 学习目标 导学案例 复习思考题 教学 PPT

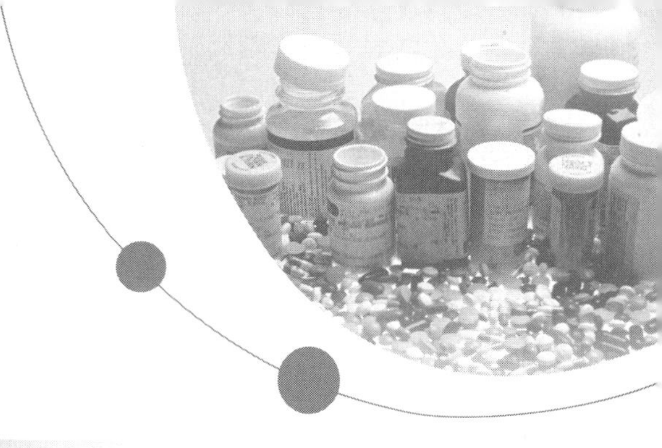

第二章

药品、药师与药学服务

第一节　药　　品

药品(drug/medicine)是人与自然斗争的产物。在人类的历史发展中,保证生命健康、续延生命时间、提高生命质量,药品起到了不可替代的作用。因此,对药品进行严格界定十分必要。在药学领域,不同学科存在着关于药品的不同解读,本章将从管理的角度讨论药品的定义和有关问题。

一、药品的定义和分类

(一) 药品的定义

1. 我国的药品定义

《药品管理法》对药品的定义是:"药品,是指用于预防、治疗、诊断人的疾病,有目的地调节人的生理功能并规定有适应证或者功能主治、用法和用量的物质,包括中药、化学药和生物制品等。"

我国药品的法律定义涵盖了以下几方面。

第一,确定了药品的使用对象是人,药品用于预防、治疗、诊断人的疾病,而不是用于动物。所以,农药和兽药不属于药品管理法的管理范畴。

第二,提出了药品的特殊性为规定有适应证或者功能主治、用法和用量,界定了药品与食品(food)、保健品(healthcare product)的区别。

第三,明确了中药与现代的化学药和生物制品同等重要。

2. 国外的药品定义

美国《联邦食品、药品及化妆品法》(The Federal Food, Drug, and Cosmetic Act)有关药品定义:①在《美国药典》《顺势疗法药典》《国家处方集》中收载的物品;②用于诊断、治愈、缓解、预防人或动物疾病的物品;③用于影响人或动物机体的结构或功能的物品(食品除外);④作为上述任一物品成分之一的物品,但不包括医疗器械。法案同时规定食品和膳食补充剂不是药品。

英国《药品法》《Medicines Act》对药品的定义是:药物是一种天然的或合成的物质,能影响人体的功能或结构(包括精神)。该法案根据药品的供应情况将药品分成了三类:①处方药,最受限制的，只有在由医师提供处方的情况下，药剂师才能出售或提供；②药房药品，可以在没有处方的情况下销售，但必须由药剂师负责；③普通销售清单上的药品，可以在任何商店出售，不仅仅是药店。

日本《药品医疗器械法》(Pharmaceutical and Medical Device Act) 规定药品为：①《日本药局方》中所列的物品；②为诊断、治疗、预防人或动物的疾病而使用的物品，但不包括医疗器械；③以影响人或动物的结构或功能为目的的物品，但不包括医疗器械、化妆品。

从美、英、日三国对药品的定义可以看出，尽管各国对药品的定义不尽相同，但有以下共同点：均具有法律属性，并收载于国家药品标准中；用于预防、诊断、治疗疾病的物品；能影响人体结构、功能的物品（医疗器械、食品除外）。

（二）药品的分类

在药品管理法律、法规中常见的药品分类如下。

1. 传统药与现代药

（1）传统药（traditional medicine）：一般是指在传统医药学理论指导下，用于预防和治疗疾病的物质。其主要来源为天然药物及其加工品，包括植物药、动物药和矿物药。我国的传统药是指中药和民族药（如藏药、蒙药、苗药、维药、傣药等）。

（2）现代药（modern medicine）：用现代医学观点表述其特性，能被现代医学使用的药品为现代药，包括化学原料及其制剂、抗生素、生化药品、放射性药品、血清疫苗、血液制品和诊断药品等。同时，如果传统药以现代医学、化学、生物学等理论为基础，结合循证医学逐步完善形成的药品，如一些中药剂型改进品种、中西药结合品种尽管其成分是传统的中药或含有中药，但经过一系列科学方法处理后，已不再具有传统医学观点表述的特性，这类药品也应划归现代药。

2. 处方药与非处方药

处方药与非处方药分类管理，是根据药品安全有效、使用方便的原则，依其品种、规格、适应证、剂量及给药途径不同，对药品分别按照处方药与非处方药进行管理。实行处方药与非处方药药品分类管理，一方面是加强处方药的销售控制，防止消费者因自我行为不当导致药物滥用并危及健康；另一方面要通过规范非处方药的管理，引导消费者科学、合理地进行自我药疗。

（1）处方药（prescription drug，Rx）：是指凭执业医师或执业助理医师处方，方可购买、调配和使用的药品。此类药品只能够根据医师的处方，或者医嘱使用。

（2）非处方药（nonprescription drug，over-the-counter，OTC）：是指“由国务院药品监督管理部门公布的，不需要凭执业医师或执业助理医师处方，消费者可自行判断、购买和使用的药品”。根据非处方药的安全性，分为甲、乙两类。非处方药具有安全性高、疗效确切、质量稳定、使用方便等特点。

3. 新药、仿制药和医疗机构制剂

（1）新药（new drug）：是指未在中国境内上市销售的药品。在我国注册分类中还分为创新药和改良型新药。

（2）仿制药（generic drug）：是与原研药品具有相同的活性成分、剂型、给药途径和治疗作用的药品。

（3）医疗机构制剂（hospital preparation）：是指医疗机构根据本单位临床需要经批准而配制、自用的固定处方制剂。医疗机构配制的制剂，应当是市场上没有供应的品种，且不能上市销售。

4. 基本药物和基本医疗保险药品

（1）基本药物（essential drug）：是适应基本医疗卫生需求，剂型适宜，价格合理，能够保障供应，公众可公平获得的药品。《国家基本药物目录》由国家卫生健康委员会制定发布。

（2）基本医疗保险药品（medical insurance drug）：是指保证临床治疗必需的，纳入基本医疗保险给付范围内的药品，分为甲类和乙类两种。基本医疗保险用药范围通过制定《国家基本医疗保险、工伤保险和生育保险药品目录》进行管理，由国家医疗保障局制定发布，品种以治疗性药物为主，适用于基本医疗保险的参保人员，其作用是控制基本医疗保险支付药品费用的范围，是社会保险经办机构支付参保人员药品费用的依据。目录中药品的费用，按照国家规定由基本医疗保险基金支付，其中“甲类药品”是临床治疗必需、使用广泛、疗效确切、同类药品中价格或治疗费用较低的药品。“乙类药品”是可供临床治疗选择使用，疗效确切、同类药品中比“甲类药品”价格或治疗费用略高的药品。协议期内谈判药品纳入“乙类药品”管理。各省级医疗保障部门按国家规定纳入《药品目录》的民族药、医疗机构制剂纳入“乙类药品”管理。中药饮片的“甲乙分类”由省级医疗保障行政部门确定。

5. 特殊管理药品（controlled substance）

特殊管理药品的特殊性，在于这类药品虽然与普通药品一样都具有医疗上的价值，但因其具有特殊的药理、生理作用，如果管理、使用不当将严重危害病患者及公众的生命健康。我国《药品管理法》在药品经营和监督管理章节中规定，疫苗、血液制品、麻醉药品、精神药品、医疗用毒性药品、放射性药品、药品类易制毒化学品等国家实行特殊管理的药品不得在网络上销售。

二、药品名称

（一）药品命名基本原则

根据《国际非专利药名》（International Nonproprietary Names for Pharmaceutical Substances，INN），对药品命名有两个主要原则：①药品名称的拼写和发音应清晰明了，全词不宜太长，避免与已经使用的药品名称相似；②同属一类药效类别的药物，在命名时应尽量显示这一关系，避免采用能使患者从解剖学、生理学、病理学、治疗学角度推测药效的名称。一个药物往往有几个名称：WHO 推荐使用的国际非专利药名（INN）、国际纯粹与应用化学联合会（IUPAC）推荐名称、药典名称或国家专门机构审定的药品名称，如中国药品通用名称。《药品管理法》第二十九条规定，列入国家药品标准的药品名称为药品通用名称。已经作为药品通用名称的，该名称不得作为药品商标。

中国药品通用名称（Chinese Approved Drug Names），是以国际非专利药品名称为依据，由国家药典委员会负责组织制定，并报国家药品监督管理局备案的中国药品命名的规范。其中明确规定药品名称按该书中推荐的名称和命名原则命名，主要包括以下几条原则。

（1）药品名称应科学、明确、简短；词干已确定的译名应尽量采用，使同类药品能体现系统性。

（2）药品的命名应避免采用可能给患者以暗示的有关药理学、解剖学、生理学、病理学或治疗学的药品名称，并不得用代号命名。中药和生物药品中无 INN 命名的酌情处理。

（3）药品的英文名应尽量采用 WHO 编订的 INN；INN 没有的，可采用其他合适的英文名称。

（4）对于沿用已久的药名，如必须改动，可列出其曾用名作为过渡。过渡时间应符合有关规定。

（5）药名后附注的类别，是根据主要药理作用或药物的作用机制或学科划分的，或者直接从INN划分的类别翻译的，仅供参考。

（6）药品通用名不采用药品的商品名（包括外文名和中文名）。药品的通用名（包括INN）及其专用词干的英文及中文译名也均不得作为商品名或用于组成商品名，用于商标注册。

（二）化学药命名原则

1. 原料药命名

中文通用名尽量与英文名相对应，可采取音译、意译或音意合译，一般以音译为主。化学名常用且较简单，应采用化学名，如苯甲酸；有统一的通俗名，如符合药用情况，尽量采用，如甘油、氯仿、盐酸、硼砂等。化学名较冗长者，可根据实际情况，采用下列方法命名。

（1）音译命名：音节少者，可全部音译，如codeine可待因；音节较多者，可采用简缩命名，如amitriptyline阿米替林。音译要注意顺口、易读，用字通俗文雅。

（2）意译（包括化学命名和化学基团简缩命名）或音意结合命名：在音译发生障碍，如音节过多等情况下，可采用此法命名，如chlorpromazine氯丙嗪，phenobarbital苯巴比妥，phenytoin sodium苯妥英钠。

（3）与酸成盐或酯类药品的命名：统一采取酸名列前，盐基（或碱基）列后，如streptomycin sulfate硫酸链霉素，hydrocortisone acetate醋酸氢化可的松。

（4）化学结构已确定的天然药物提取物的命名：其外文名系根据其属种来源命名者，中文名可结合其属种名称命名，如artemisinin青蒿素，penicillamine青霉胺。外文名不结合物种来源命名者，中文名可采用音译，如morphine吗啡，amikacin阿米卡星。化学结构不完全清楚者，可根据其来源或功能简缩命名，如bacitracin杆菌肽。

2. 制剂的命名

原料药名称列前，剂型名列后，如indometacin capsules吲哚美辛胶囊，ondansetron hydrochloride injection盐酸昂丹司琼注射液。对于注射用粉针剂，原则上命名为注射用××××，如注射用氨苄西林钠。药品制剂名称中说明用途或特点等的形容词宜列于药名之前，如absorbable gelatin sponge吸收性明胶海绵，ipratropium bromide solution for inhalation吸入用异丙托溴铵溶液。复方制剂根据处方组成的不同情况可采用以下方法命名。

（1）两个组分的，原则上将两个药品名称并列加剂型命名，如注射用头孢哌酮钠舒巴坦钠，亦可采用缩字法命名，如酚咖片、氨酚待因片。

（2）三个组分的，因为使用词干构成通用名称太长，原则上采用缩写法命名，将每个组分选取1～2个字，构成通用名称（不得使用词干）。若组分相同处方量不同，使用（量/量）或使用罗马数字Ⅰ、Ⅱ、Ⅲ等。

（3）三个组分以上的，采用缩字法命名，使用复方，取2～3个组分分别选取1～2个字，构成通用名称。

（4）对于由多种有效成分组成的复方制剂，难以简缩命名者，可采取药名结合品种数进行命名，如复方氨基酸注射液（15AA）。对于组分相同但比例不同的氨基酸制剂可增列序号予以区别，如复方氨基酸注射液（15AA-1）。

（5）对于胰岛素类制剂的命名，若为重组胰岛素应指明重组的氨基酸，如重组赖脯胰岛素；对于长、中效胰岛素，用精蛋白锌胰岛素混合注射液加（速效比例 R）命名。

（三）中成药的命名原则

中成药系指以中药材、中药饮片或中药提取物及其他药物，经适宜的方法制成的各类制剂。中成药的命名参照《中成药通用名称命名技术指导原则》，其基本原则如下。

1. “科学简明，避免重名”原则

（1）中成药通用名称应科学、明确、简短、不易产生歧义和误导，避免使用生涩用语。一般字数不超过 8 个字（民族药除外，可采用约定俗成的汉译名）。

（2）不应采用低俗、迷信用语。

（3）名称中应明确剂型，且剂型应放在名称最后。

（4）名称中除剂型外，不应与已有中成药通用名重复，避免同名异方、同方异名的产生。

2. “规范命名，避免夸大疗效”原则

（1）一般不应采用人名、地名、企业名称或濒危受保护动、植物名称命名。

（2）不应采用代号、固有特定含义名词的谐音命名。如 X0X、名人名字的谐音等。

（3）不应采用现代医学药理学、解剖学、生理学、病理学或治疗学的相关用语命名。如癌、消炎、降糖、降压、降脂等。

（4）不应采用夸大、自诩、不切实际的用语。如强力、速效、御制、秘制及灵、宝、精等（名称中含药材名全称及中医术语的除外）。

3. “体现传统文化特色”原则

将传统文化特色赋予中药方剂命名是中医药的文化特色之一，因此，中成药命名可借鉴古方命名充分结合美学观念的优点，使中成药的名称既科学规范，又体现一定的中华传统文化底蕴。但是，名称中所采用的具有文化特色的用语应当具有明确的文献依据或公认的文化渊源，并避免夸大疗效。

三、药品特性

（一）法律属性

药品是特殊物质，目的是保证公民的用药安全，因此，药品首先具有自然属性和社会属性，国家通过制定相应的法律法规来保障用药安全，因此，药品也就拥有了法律属性。药品批准文号可以作为表明药品法律属性的身份之一，但药品批准文号只是上市许可的证明形式，证明该药品经批准上市并归谁持有。后续的生产、销售、使用等环节同样需要在法律法规要求下进行监管。《药品管理法》第十一章规定了有关药品违法行为对应的法律责任。

（二）质量属性

药品质量（drug quality）是指药品能满足规定要求和需要的特征总和。具体说是指药品在规定的适应证、用法和用量条件下，能够满足用于预防、治疗、诊断人的疾病，有目的地调节人的生理功能等规定要求。

1. 安全性

药品的安全性（safety）是指按规定的适应证和用法、用量使用药品后，人体产生不良反应的程度。安全性也是药品的固有特性。

2. 有效性

药品的有效性（effectiveness）是以安全性为前提，在规定的适应证、用法和用量的条件下，能满足预防、治疗、诊断人疾病，有目的地调节人的生理功能的性能。药品有效性的评价主要遵循循证医学的方法，最终的有效性评价结果，将作为制定药物政策、药品研发和上市、药品选择的依据。

3. 稳定性

药品的稳定性（stability）是指在规定的条件下保持其有效性和安全性的能力，是安全性和有效性的前提，包括物理稳定性、化学稳定性和代谢稳定性等。

4. 均一性

药品的均一性（uniformity）是指药物制剂的每一单位产品（如一片药、一粒胶囊、一支水针剂、一瓶输液剂）都符合有效性、安全性的规定要求。通常采用质量差异法和含量均匀度法进行均一性的考察。

（三）特殊属性

1. 药品使用的专属性

药品是用于预防、治疗、诊断人的疾病和康复保健的特殊商品，与人民的身体健康和生命安危息息相关。每种药品都有特定的适应证和使用方法，药品只有在规定的适应证、用法和用量的条件下，才能达到预防、治疗、诊断疾病的目的。合格药品管理使用得当，能治病救人，造福人类；相反，不合格药品或管理使用不当，便会危害人的健康乃至危及生命。

2. 药品效用的两重性

药品就像一把“双刃剑”，主要体现在它既有防治疾病、康复保健的一面，又有可能产生毒副作用、损害人类健康的一面。它在预防、诊治、调节人的某项病理生理过程时，总是会同时影响其他功能，产生一定的毒副作用或不良反应。由于药品的不合理使用，直接导致住院乃至死亡的药源性疾病时有发生。

3. 药品时效的敏感性

任何一种药品都有一定的有效期限，有效期内的药品，可以保证质量，生产、销售和使用超过了有效期限的药品就是劣药。国家必须储备一定量的药品，满足解毒、急救、灾情、疫情、战争等特殊紧急情况下的需要。药品在供应上必须及时，不能以病等药，只能以药等病。

4. 药品消费的被动性

药品的消费不同于普通商品。普通商品的消费主要取决于消费者本人的购买意愿和购买力。而药品的选择，需要一定的医学和药学理论知识，大多数消费者不能自行诊断疾病、选择使用药品，需要依靠医师、药师或者药品说明书甚至药品广告。尤其是处方药，必须凭医师处方购买和使用。所以说药品的消费是处于被动性消费。

5. 药品的社会公益性

药品的社会属性是建立在药品拥有治疗作用这一自然属性基础上的，与生命健康、社会稳定、公共福利等多方面相关联，努力推进实现“人人享有健康”的最终目标，使药品和医疗服务回归公益性，实现公众用药可及、用药合理和用药安全，凸显着药品公共福利的社会属性。

第二节 药 师

一、药师的定义和分类

（一）药师的定义

美国的《韦氏词典》将“药师（pharmacist）”定义为“从事药学的人”，美国的《标准州药房法》（Model State Pharmacy Act）对“药师”的定义是“药师系指州药事管理委员会正式发给执照并准予从事药房工作的个人。”在美国，药剂师可与药学技术人员一起工作，并监督他们的所有工作。药学技术人员只有在药剂师审查和批准后才能配药。英国《药品法》规定“药师是指领有执照，可从事调剂或独立开业的人。”我国《辞海》对药师的定义是“指受过高等药学教育或在医疗预防机构、药事机构和制药企业从事药品调剂、制备、检定和生产等工作并经卫生部门审查合格的高级药学人员。”广义的药师是指受过高等药学教育，从事药学专业技术工作的人。

执业药师（licensed pharmacist）是指经全国统一考试合格，取得《执业药师资格证书》，并经注册登记，在药品生产、经营、使用单位执业的药学技术人员。执业药师的业务活动包括处方调剂、用药指导、药物治疗管理、药品不良反应监测、健康宣教等。凡从事药品的生产、经营、使用的单位均应配备相应的执业药师，并以此作为开展药品生产、经营、使用业务的必备条件之一。

（二）药师的分类

根据工作领域的不同，药师可被分为医院药房药师、社会药房药师、药品生产企业药师、药品监督管理机构药师等。根据职称的不同其可分为药师（初级职称）、主管药师（中级职称）、副主任药师和主任药师（高级职称）。根据所学专业不同可分为西药师、中药师、临床药师。取得《执业药师资格证书》并经注册登记的为执业药师。

二、药师职责

（一）医院药房药师的职责

医院药房药师的专业职能，是在药品使用控制和评价方面的能力。要求药师有较全面的、较熟悉的药学知识和一定的医学基础知识，且能承担一定的管理工作，包括处方审核、处方调配、合理用药指导、院内制剂的生产和检验、药品管理工作、提供用药咨询与信息。

（二）社会药房药师的职责

社会药房药师应当把对消费者健康负责的态度置于首位，正确处理好职业道德和药房经济效益的关系；帮助患者合理使用医药经费；按规定售卖药品，指导患者合理用药，负责药品管理。

（三）药品生产企业药师的职责

包括制订生产计划，保证药品生产；制定药品生产工艺规程、岗位操作法、标准操作规程等生产管理文件并严格实施，保证生产出合格的药品；依据药品标准，承担药品检验和质量控制工作，出具检验报告；负责药品质量稳定性考察，确立物料贮存期、药品有效期；从事新产品的研制，质量标准制订及申报工作；保证所生产药品的销售；负责药品不良反应的监测和报告。

(四) 行政事业单位药师的职责

在国家行政事业机构(如国家药品监督管理局、中国食品药品检定研究院等)工作的药师,他们的主要职责是:①依法对药品的研究、生产、流通、使用领域进行监督管理;②药品检验部门的药师应对检品按质量标准进行检验和技术复核,并对药品生产、经营、使用机构进行业务指导。

三、我国执业药师资格制度

为了加强对药学技术人员的职业准入控制,1994 年我国颁布了《执业药师资格制度暂行规定》,1995 年举行了首次执业药师资格考试、认定和注册,填补了我国执业药师的空白,我国开始了执业药师管理工作。1995 年颁布了《执业中药师资格制度暂行规定》。1998 年国家药品监督管理局成立,把"制定执业药师资格考试和注册工作"作为重要职责之一,揭开了我国执业药师管理工作新的篇章。1999 年,重新修订了《执业药师资格制度暂行规定》,将执业药师和执业中药师统称为执业药师,统一考试、统一注册、统一管理、分类执业。2019 年,国家药监局、人力资源和社会保障部在原执业药师资格制度基础上,制定了《执业药师职业资格制度规定》和《执业药师职业资格考试实施办法》,并提出了要进一步完善执业药师注册管理制度,规范执业药师注册管理工作等要求,以适应新形势下执业药师队伍建设发展需要,并于 2021 年组织修订了《执业药师注册管理办法》。

(一) 资格认证

执业药师资格认证的目的是依据认证标准对药学技术人员是否具备执业药师资格进行认证。认证的方式主要是考试,即执业药师职业资格考试。国家药监局与人力资源和社会保障部共同负责执业药师职业资格考试工作,日常管理工作委托国家药监局执业药师资格认证中心负责,考务工作委托人力资源和社会保障部人事考试中心负责。

1. 报考条件

凡中华人民共和国公民和获准在我国境内就业的外籍人员,具备以下条件之一者,均可申请参加执业药师职业资格考试。

(1) 取得药学类、中药学类专业大专学历,在药学或中药学岗位工作满 5 年。

(2) 取得药学类、中药学类专业大学本科学历或学士学位,在药学或中药学岗位工作满 3 年。

(3) 取得药学类、中药学类专业第二学士学位、研究生班毕业或硕士学位,在药学或中药学岗位工作满 1 年。

(4) 取得药学类、中药学类专业博士学位。

(5) 取得药学类、中药学类相关专业相应学历或学位的人员,在药学或中药学岗位工作的年限相应增加 1 年。

2. 考试科目

执业药师职业资格考试分为药学、中药学两个专业类别。

(1) 药学类考试科目为:药学专业知识(一)、药学专业知识(二)、药事管理与法规、药学综合知识与技能四个科目。

(2) 中药学类考试科目为:中药学专业知识(一)、中药学专业知识(二)、药事管理与法规、中药学综合知识与技能四个科目。

3. 考试要求

考试以 4 年为一个周期，参加全部科目考试的人员须在连续四个考试年度内通过全部科目的考试。符合《执业药师职业资格制度规定》报考条件，按照国家有关规定取得药学或医学专业（中药学或中医学专业）高级职称并在药学（中药学）岗位工作的，可免试药学（中药学）专业知识（一）、药学（中药学）专业知识（二），只参加药事管理与法规、药学（中药学）综合知识与技能两个科目的考试；免试部分科目的人员须在连续两个考试年度内通过应试科目。

（二）执业注册

《执业药师注册管理办法》第四条规定，国家药品监督管理局负责执业药师注册的政策制定和组织实施，指导监督全国执业药师注册管理工作。国家药品监督管理局执业药师资格认证中心承担全国执业药师注册管理工作。各省、自治区、直辖市药品监督管理部门负责本行政区域内的执业药师注册及其相关监督管理工作。

药品生产、经营、使用及其他需要提供药学服务单位的人员取得执业药师资格证书后即可向执业单位所在地区的执业药师注册机构申请办理注册手续。目前，取得执业药师职业资格证书者如未注册，暂无规定证书会作废，但每年应按规定参加继续教育。

1. 申请执业药师注册的条件

必须同时具备下列条件：①取得《执业药师职业资格证书》；②遵纪守法，遵守执业药师职业道德；③身体健康，能坚持在执业药师岗位工作；④经执业单位同意；⑤按规定参加继续教育学习。

2. 注册程序

《执业药师注册管理办法》优化了执业药师注册流程，精简注册申报材料，降低延续注册频率，推进网上全程申报审批。主要包括以下步骤：提出注册申请、注册机构受理、审核申请材料、复审申请、许可决定签发注册证书、送达。

3. 注册类型

执业药师注册有效期为 5 年。主要有首次注册、延续注册、注销注册和变更注册四种类型。

（三）执业规范

执业药师继续教育的目的是使执业药师保持良好的职业道德，以患者和消费者为中心，开展药学服务；不断提高依法执业能力和业务水平，认真履行职责，维护广大人民群众身体健康，保障公众用药安全、有效、经济、合理。《执业药师注册管理办法》第二十三条规定，申请人取得《执业药师职业资格证书》，非当年申请注册的，应当提供《执业药师职业资格证书》批准之日起第二年后的历年继续教育学分证明。申请人取得《执业药师职业资格证书》超过五年申请注册的，应至少提供近五年的连续继续教育学分证明。第二十九条规定，执业药师每年应参加不少于 90 学时的继续教育培训，每 3 个学时为 1 学分，每年累计不少于 30 学分。其中，专业科目学时一般不少于总学时的 2/3。鼓励执业药师参加实训培养。承担继续教育管理职责的机构应当将执业药师的继续教育学分记入全国执业药师注册管理信息系统。

（四）监督管理

药品监督管理部门按照有关法律、法规和规章的规定，对执业药师注册、继续教育实施监督检查。执业单位、执业药师、继续教育施教机构对药品监督管理部门的监督检查应当予以协助、配合，不得拒绝、阻挠。

从制度层面加强注册与继续教育的有效衔接，强化对执业药师继续教育的监督管理，督促执业药师加强继续教育。在注册条件、不予注册情形等内容中明确继续教育要求，将执业药师的继续教育学分、不良信息记录情形等记入全国执业药师注册管理信息系统。

对伪造证件、以不正当手段取得注册证、挂证、违规执业等不同情形，给以责令改正、撤销注册证等处罚。

第三节 药 学 服 务

药学服务（pharmaceutical care，PC）又被译为药学保健、药学监护，由 Hepler 和 Strand 于 1990 年正式定义，即："提供负责的药物治疗，获得确定的结果，以改善患者的生活质量。"其特点是无固定服务对象、固定服务时间、固定服务场所。这一概念的提出实现了由过去的"以药物为中心"向"以患者为中心"转变。尤其是把"改善患者生活质量"作为服务的最终目标，在提供药物治疗的过程中，关心患者的心理、行为、经济、职业等社会因素的影响，不单纯把患者看作一个有生命的个体，更是一个具有社会性的人，达到患者身心的全面康复。同时，全程化的药学服务不再是医院药师的专职，而是全社会药师的共同责任。这一工作模式已成为 21 世纪药师工作模式改革的重要内容。

一、药学服务的定义和基本要素

（一）药学服务的定义

药学服务是指药师应用药学专业知识向公众（包括患者和家属、医护人员和卫生工作者、药品消费者和健康人群）提供合理的药物治疗方案，以期提高药物治疗的安全性、有效性与经济性，实现改善与提高患者生活质量的目标。药学服务也覆盖了整个医疗卫生保健从预防、治疗到康复的过程。

药学服务过程中，药师与患者及其他卫生专业人员协作，设计、实施和监测将会对患者产生特定治疗结果的治疗计划。这一过程包括 3 项主要职能：①识别潜在的或实际存在的药物相关问题；②解决实际发生的药物相关问题；③防止潜在的药物相关问题发生。从以上定义可以看出，药学服务不是少数药师的工作，而是一种新的医院药学工作的服务模式，是一种具有突破性意义的未来模式。

（二）药学服务的基本要素

药学服务的完整概念由几个基本要素构成，即：它与药物治疗有关，它是一种直接提供给患者的服务，提供的目的是产生确定的结果，这些结果旨在改善患者的生存质量，提供者个人对结果负有责任。

1. 与药物有关（medication-related）

药学服务所包含的不仅是提供药物治疗（提供药品），而且还包括对患者个体的药物治疗决策，药物治疗决策不仅决定是否用药，而且对药物的选择、剂量、给药途径、给药方法作出正确的判断，同时向患者提供与用药有关的信息和咨询服务，和患者交谈，监测药物治疗等。

2. 服务（care）

美国药学院学会引用 Webster 词典来解释"care"与"services"的区别："care"作为对安全性

和完好状态（well-beings）的责任和关注，是一个人对另一个人的完好状态的关心；而“services”暗示功能或行为。药学服务建立一种药师与患者之间一对一的关系，药师为患者提供直接的服务，以患者的健康为首位。

3. 结果（result）

药学服务的目的是“获得预期的结果”，因此，药师必须了解药物治疗各种可能的结果，包括期望得到的好的结果，以及不希望得到的不利的甚至有害的结果。期望得到的有益结果可能是药学服务定义中提到的 4 种结果之中的任何一种，即：①治愈疾病；②消除和减轻症状；③阻止或延缓疾病进程；④防止疾病或症状的发生。不利甚至有害的结果包括：①用药导致的不良反应；②合并使用多种药物出现有害的相互作用；③累及人体一个以上器官或组织的药源性疾病等。

4. 生命质量（quality of life）

药学服务的最终目标是通过达到药物治疗的预期结果，改善每位患者的生命质量。目前已有一些方法评价患者的生命质量，这些方法还在发展，药师应当了解这方面的进展情况。对患者生命质量的完整评估应当包括客观和主观（例如患者自己的评估）评价两部分。

5. 责任（responsibility）

在药学服务中，患者授权给药师，后者对患者承担义务和展示自己的能力（承担责任）。责任包括道义上的信任和履行职责。药师和患者之间的关系是一种专业的契约关系，患者将自身的安全和健康托付给药师，药师对患者因自己的行为和决定而产生的结果（服务质量）承担责任。

二、药学服务的对象和内容

（一）药学服务的对象

药学服务的对象是广大公众，包括患者及其家属、医护人员和卫生工作者、药品消费者和健康人群。其中尤为重要的人群包括：用药周期长的慢性病患者，或须长期或终身用药者；用药复杂，患有多种疾病，须同时合并应用多种药品者；特殊人群，如特殊体质者、肝肾功能不全者、过敏体质者、小儿、老年人、妊娠期及哺乳期妇女、血液透析者等；用药效果不佳，需要重新选择药品或调整用药方案、剂量、方法者；用药后易出现明显的药品不良反应者；应用特殊剂型、特殊给药途径、治疗窗窄药物。以下将对几类常见的药学服务人群进行介绍。

1. 合并用药的慢性患者人群

慢性病患者数量日益增加，慢性病患者用药不合理性严重制约着慢性病的防治，药学服务对于慢性病患者人群而言显得尤为重要。对于慢性病患者的用药指导，重在提升患者在临床用药方面的安全性和依从性。慢性病患者用药因为是长期用药，往往依从性会较差，同时还受到年龄、文化水平、个人对疾病重视程度等多方面因素影响。以我国高发的糖尿病用药为例，糖尿病作为一种慢性病容易伴随多种并发症，因此合并用药的情况极为常见。当患者同时患有 2 型糖尿病、糖尿病肾病、高血压及下肢感染的情况，须同时考虑抗感染药物、降血糖药和抗高血压药。而合并用药需要考虑药物代谢酶介导的药物相互作用；同时由于患者同时患有糖尿病肾病，对于主要经肾脏排泄的药物需进行血药浓度监测。

2. 特殊人群——儿童

儿童由于在生理上尚未发育成熟，对药物的敏感程度及吸收、分布、代谢和排泄能力与成人相比均有差异。尤其是儿童肾脏功能不成熟，容易发生代谢和排泄异常，导致水、电解质代谢紊乱和肝损伤；而胃肠消化功能的不成熟，胃肠蠕动不规律，容易影响药物吸收；儿童的皮肤黏膜较薄，有刺激性的外用药物更容易引起过敏、溃烂等不良反应。而除了生理功能与成人不同之外，儿童通常不能准确通过语言来表达病情和服药后的感受，也不能主动按医嘱服用药物，造成儿童患者的顺应性较差。因此，有关儿童的药学服务应该将重点放在家长上，如哮喘儿童患者，应该加强家属对病情的认识和用药的安全性，理解病情并了解不正确用药存在的风险，指导家属合理用药，降低发病概率，提高患儿及家庭的生活质量。

3. 特殊人群——老年人

伴随着我国老龄化的加剧，老年人的慢性病药学服务将是未来药学服务的重点。老年人群体的免疫及心脑系统、消化系统、骨骼及肝、肾等组织器官功能逐渐衰退，或同时伴随多种慢性病的情况。尤其近年来“大健康”理念的提出，更加强调了早诊断、早治疗、早康复。服用保健品也成为现代人预防、保健的一种生活方式，但在老年人群体里存在同时服用保健品和多种治疗药物的情况，使得老年用药的指导干预变得更加复杂。数据表明，老年人普遍存在每天规律服用五种及以上药品。因此对于老年人的药学服务要注重用药安全性的指导，做好药物相互作用的知识储备，以便对不同药物的组合进行合理用药指导；有针对性地选择疗效好、副作用小的药物，做好药效与不良反应之间关系的解释；对于自理能力较差的患者，做好家属（陪护人员）的用药指导。

4. 特殊人群——妊娠期及哺乳期妇女

妊娠期及哺乳期妇女是具有特殊生理特点的群体，其主要通过胎盘屏障和血乳屏障与胎儿、婴儿紧密相连，这一特点决定了其用药的特殊性。特别是妊娠阶段，很多药物能通过转运进入胎盘，易增加胎儿畸形、早产、流产或死胎等风险，如孕妇服用布洛芬会对胎儿的心脏产生影响，晚期孕妇服用会使得产程延长，引起难产。但是不能乱用药不代表不能用药，对于一些疾病如果因为不敢用药而加重病情，同样会对胎儿产生影响。因此就需要能确保孕妇及哺乳期妇女安全用药的药学服务人员，通过评估现阶段的妊娠或哺乳风险因素，利用药物说明书和现有工具书，提供合理用药建议，并对生活方式、饮食营养等相关问题给予指导。

5. 需个体化监测人群

临床个体化用药是指依据患者的病理生理特点、遗传因素、环境因素等，根据不同人群制订合适的个体化给药方案，以实现最大效能发挥药效，降低副作用，达到精准用药的目的。个体化用药的理论基础是药物动力学、治疗药物监测、药物基因组学。药物基因检测是通过检测药物不良反应与药效作用靶点、药物代谢酶、转运体等的基因变异，筛选敏感的用药人群；治疗药物监测是监测患者服药后体内药物浓度，根据药动学原理制订（推荐）给药剂量，亦可根据体内药物浓度判定患者用药的依从性及不良反应。旨在保障患者用药安全、有效和经济。

（二）药学服务的内容

1. 处方审核和调剂

药品调配是药师为患者提供的最基本、最直接的药学服务工作。药师通过严格审查处方排除药品使用中的配伍禁忌；仔细询问患者的疾病情况和用药史；详细介绍药品知识及药物使用的方法、剂量、不良反应、注意事项等，促进患者合理用药。

2. 参与临床药物治疗

药师深入临床第一线，参与查房、会诊、抢救、病案讨论等，增强医药间的沟通，帮助临床医师选择治疗药物，指导合理用药，改变临床医师的一些不良用药习惯；向临床推荐和介绍新药及药物信息，及时解答医护人员提出的有关药物治疗、相互作用、配伍禁忌及药物不良反应等方面的问题，提高医护人员的用药能力。临床药师除了关注药物本身外，更应关注患者，通过询问病情、用药史及药物不良反应等情况，建立药历，对药物治疗的全过程进行监护和处理。从科学的角度以患者能够接受的方式向患者宣传合理用药和健康教育知识，逐渐提高患者的自我保健能力，帮助患者理解用药的目的和重点，提高患者用药依从性。

3. 治疗药物监测

在药物动力学和药物基因学原理指导下，应用现代分析检测技术开展治疗药物监测（therapeutic drug monitoring），根据监测结果，分析药物代谢动力学参数与药物相关基因如细胞色素 P450 酶、药物转运体的关联性，与临床医师一起制订和调整患者全过程用药的个体化方案，是药物治疗发展的必然趋势，也是药师参与临床药物治疗，提供药学服务的重要方式和途径。

4. 药物利用研究和评价

药物利用研究和评价是对全社会的药品市场、供给、处方及临床使用进行研究，重点研究药物引起的医药的、社会的和经济的后果及各种药物和非药物因素对药物利用的影响。药物经济学（pharmacoeconomics）是最常用的一种评价手段，指将经济学基本原理、方法和分析技术运用于临床药物治疗过程，并以药物流行病学的人群观为指导，从全社会角度开展研究。其主要任务是鉴别、测量、分析与评价不同药物的治疗方案，以及将药物治疗方案与其他治疗方案（如手术治疗或理疗等）进行对比研究，为临床合理用药和疾病防治决策科学化提供依据。通过开展药物经济学服务，可以优化给药方案、降低成本、提高患者生命质量。

5. 处方点评

处方点评是根据相关法规、技术规范，对处方书写的规范性及药物临床使用的适宜性（用药适应证、药物选择、给药途径、用法用量、药物相互作用、配伍禁忌等）进行评价，发现存在或潜在的问题，制订并实施干预和改进措施，促进临床药物合理应用的过程。处方点评人员需要对各类处方进行合理性分析，根据处方点评结果，对医院在药事管理、处方管理和临床用药方面存在的问题，进行汇总和综合分析评价，提出质量改进建议，并向医院药事管理与药物治疗学委员会（组）和医疗质量管理委员会报告。发现可能造成患者损害的，应当及时采取措施，防止损害的发生。

6. 药品不良反应监测

药品不良反应监测主要是监测上市后药品的不良反应情况，是药品再评价工作的一部分。其目的是及时发现、及时采取防治措施，减少药源性疾病的发生。医疗机构应当按照《药品不良反应报告和监测管理办法》开展药品不良反应报告和监测工作，是加强药品监督管理、指导合理用药的依据。

7. 药学信息服务

向药物研制开发者提供疾病变化趋势、药物疗效、新药研究进展等信息；向药品供应商提供药物消耗、市场需求、临床应用变化等信息；向药物使用者提供药物本身特性、药物疗效、不良反应及与饮食间相互作用等信息；向政府管理者提供药物使用人群的安全性；有效性及宏观调控药品市场等方面的信息。

8. 参与健康教育

药学专业技术人员开展针对特定人群、特定疾病、特定药物的健康知识讲座，提供科普教育材料及药学咨询，目的是普及合理用药的理念和基本知识，提高用药依从性。健康教育一般在医院和社区中开展，药师开展药学服务，既为患者个人服务，又为整个社会的健康教育服务。在为患者治疗疾病提供药物的同时，还要为患者及社区居民的健康提供服务。

9. 药学科研服务

积极开展药学科学研究，为药学服务提供理论基础。对不同病理（肝、肾功能不全，胃肠道疾病等）、生理（儿童、老年人、肥胖者等）状况下的药动学、药物相互作用、时辰药理学、遗传药理学（药物基因组学）等进行深入研究，建立相应的基础数据库。根据疾病特征和药物临床治疗难点，对现有药物疗效进行再评价，并在此基础上拟定新的设计思路，研究更具临床疾病针对性的新药。

三、药学服务道德、礼仪与沟通技能

（一）药学服务中的道德与礼仪

1. 药学服务道德

职业道德是构成整个社会道德的重要组成部分，也是个人道德的重要内容。所谓职业道德，就是指从事一定职业的人们在职业生活中所应遵循的道德规范及与之相适应的道德观念、情操和品质，它是人们同社会中其他成员发生联系的过程中逐渐形成发展的。药学服务道德是指从事药学工作的人员在开展药学服务活动时必须遵循的道德标准，其基本原则是：提高药品质量，保证药品安全有效，实行社会主义人道主义，全心全意为人民服务。

2. 药学服务礼仪

礼仪是对礼节、礼貌、仪态和仪式的统称，是人们在社会交往活动中，为了相互尊重，在仪容、仪表、仪态、仪式、言谈举止等方面约定俗成的，共同认可的行为规范。良好的药学服务礼仪有助于提升药学人员的职业形象、提高沟通效率、提升患者满意度。药学服务礼仪应包括：仪表端庄、精神饱满、耐心细致、举止得体、专业规范、尊重隐私。

（二）药学服务中的沟通技能

沟通是人们相互交换意见、交流感情，以增进相互了解和相互理解，通常分为单向沟通和双向沟通。在药学服务中的沟通以单向沟通为主，沟通过程中不仅需要指导患者合理用药，还需要以患者为中心，对其及家人进行人文关怀。可以说人际沟通是实践药学服务的基础，药师除具备良好的药学专业知识，还应具备良好的沟通技能。

在药学服务的沟通过程中，除须遵循药学服务礼仪外，还需要注意的沟通技巧如下。

1. 良好信任关系的建立

通过扎实的专业知识和职业化的专业形象，搭建与药学服务对象的信任关系；同时在沟通过程中从容自信，获得认同；在药师与医务工作者，药师与患者，药师与家属之间搭建互相尊重、互相理解的良好信任关系。

2. 患者的角色扮演

在药学服务的沟通过程中，首先要学会倾听，从不同角度理解、掌握患者表达的想法和心理需求。对患者的心理调查显示，患病期间抑郁症的发病概率会升高，因此需要药师设身处地感受患者的治疗问题和心理问题，与患者建立和谐、稳定的情感联系。根据患者不同的心理状态和治疗困难，有针对性地进行药学服务，构建和谐的药患关系，保障药学服务质量。

3. 专业的语言表达

在语言表达方面一般以第一人称的陈述句进行介绍，并准确、迅速地将自己的建议用患者听得懂的语言精练、耐心地表达出来。这种专业的语言表达可有效应对各种突发情况，舒缓患者的紧张情绪，保证药学服务工作的推进。

4. 恰当的肢体语言

肢体语言是沟通过程中的第二语言，包括人们的动作、姿势、表情等。药师在进行药学服务时，应注意语言和肢体语言的一致性，采用面带微笑、点头认同等方式传达出的肢体语言能让患者感到放松。同时在交流过程中，眼神需注视对方，观察对方的表情变化，以判断其对谈话内容的理解和接受程度。对于难以理解的内容，可使用肢体语言、手写、画图等方法让患者理解用药注意事项，实现有效的沟通，维护患者的切身利益。

5. 简洁的书面语言

书面语言是上述沟通技巧的补充，在对药学服务内容进行语言沟通的基础上，还可附上简明扼要的书面说明。尤其是针对专业性较强较复杂的事项说明，或面对小儿和老年患者，可将用法、用量或者操作步骤简单明了地记录下来。

（孙 佳）

数字课程学习……

思维导图 学习目标 导学案例 复习思考题 教学 PPT

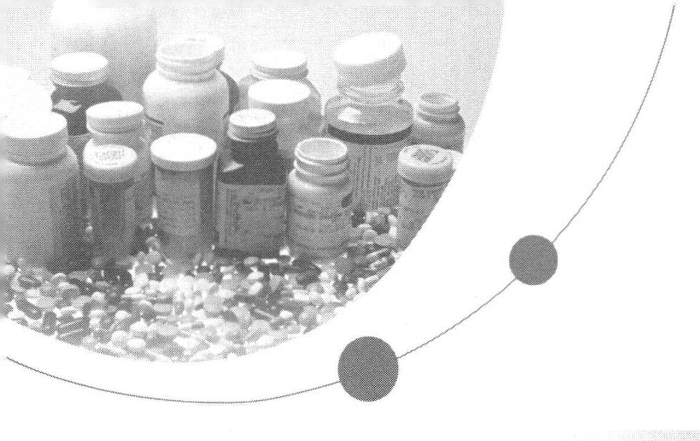

第三章

药事监督管理体制和药品监督管理

第一节　药事管理体制概述

一、药事管理体制的概念

药事管理体制，是指在一定社会制度下药事工作的组织方式、管理制度和管理方法，是国家关于药事工作的机构设置、职能配置和运行机制等方面的制度。同时，它也是指药事组织机构的建立和药事管理制度的建设，包括药事组织机构内部垂直纵向的权限、水平横向职能的合理划分，药事组织机构外部即药事组织机构与相关组织机构之间权限和职能的合理划分，各级各类药事单位沟通、协调、制约等。药事管理体制属于宏观范畴的药事组织工作，它对发挥微观药事单位的功能作用有指导意义。

我国的药事管理体制是国家药事管理活动的重要组成部分，药事组织是一个比较复杂的综合性社会系统。一般认为药事管理体制可分解为药品监督管理体制、药品生产经营管理体制、药品使用管理体制、药学教育和科技管理体制等。

随着我国社会体制、政治体制及经济体制的不断变化，药事管理体制也发生了巨大变化。中华人民共和国成立后，我国政府非常重视药政管理工作，初步建立了药事管理体制。后经调整变化直至 1998 年，国家成立国家药品监督管理局，我国的药事管理体制得到了进一步理顺。2018 年我国政府机构改革后，形成了我国现行的药事管理体制。

二、药事组织

药事活动必须依赖于各级药事组织，药事组织机构的设置，是药事管理体制的关键所在。20 世纪以来，各国药品管理法律中均明确规定了主管药品监督管理的部门。我国《药品管理法》等法律、法规对各级药事组织有关药品管理的职能，也做出了明确的职权划分，强化药品的监督管理，保障公众用药安全和合法权益。

（一）药事组织的含义

药事组织（pharmacy organization）是指为了实现药学的社会任务所提出的目标，经由人为的分工形成的各种形式的组织机构的总称。

药事组织是一个复杂的综合性概念，凡是药事组织机构、体系、体制都称为药事组织。药事组织系统也可以称为药事组织体系，是医药卫生大系统中的子系统。药事组织系统又因具体目标、职能不同（如药品的研制、生产、流通、使用和监督管理等）而分为若干相互协作、相互制约和相互影响的子系统。药事组织是一个技术分系统。药学人员运用药学知识和技术，使用仪器和设施；这也是一个结构分系统，药学人员以特定形式的结构关系共同工作；它也是一个社会心理分系统，处于结构关系中的药学人员是相互影响的；它也是一个管理分系统，各分系统是协调统一体，管理者计划与控制全面的活动。

（二）药事组织的类型

药事组织分类的基本框架以药学的社会任务为基础。药学的社会任务可以分解为药品管理，研制新药，生产供应药品，合理用药，培养药学专业人员、管理人员和企业家，组织药学力量六大方面。据此，现实中药事组织主要分为以下基本类型。

1. 药品管理行政组织

药品管理行政组织是指代表国家对药品、药学企事业组织和药事活动进行管理、监督和控制的政府行政机构（各级药品监督管理部门），以法律授予的权力对药品运行全过程的质量进行严格监督，保证向社会提供合格药品，保证国家意志的贯彻执行，依法处理违反药品管理法律、法规和规章的行为。

2. 药品生产、经营组织

药品生产、经营组织是生产、供应药品的企业性组织，在我国称为药品生产企业（制药公司、药厂）、药品经营企业（药品批发、零售企业）。药品生产、经营企业（或制药公司）可以从企业的所有制性质、企业规模、组织形式、生产形态及药品类型等各种角度进一步划分其子系统。

一般来说，企业是经营性地从事生产、流通或服务的组织，是将经济效益放在首位，为盈利而自主经营的具有法人资格的经济组织。但由于药品生产、经营企业所生产经营的药品是具有防治疾病、保障人民身体健康的特殊商品，因而要求药品生产、经营组织应将社会效益放在首位，在满足社会需要、注重社会效益的同时，发展经济组织的基本功能，创造经济效益。

3. 医疗机构药房组织

医疗机构药房组织是保证合理用药的事业性药房组织（医院药剂科、医院药学部），它是和医疗系统直接交叉的事业性组织。它和医疗科室不同之处在于其所提供服务中的重要组成部分是药品，包含着一定程度的生产、经营。

医疗机构药房组织的主要功能是通过给患者采购药品、调配处方、制备制剂、提供用药咨询和药学服务等活动，来保证合理用药。其基本特征是直接给患者供应药品和提供药学服务，重点是用药的质量及合理性，而不是以盈利为目的自主经营。

4. 药学教育、科研组织

药学教育组织是为维持和发展药学事业而培养药学专业人员、管理人员和企业家的模式维持组织，具有教育和科研的双重任务，既要培养出药学人才，又要产出药学研究成果。药学教育组织一般比较稳定，可按学历教育和非学历教育分类，或按学历层次分类，或按学科分类。

药学科研组织是以研究开发新药、改进现有药品，以及围绕药品和药学发展进行研究，提高创新能力，发展药学事业为目标的药事组织。药学科研组织既包括独立的药物研究机构或企业，也包括附设在高等院校、制药企业、医院中的药物研究机构。

5. 药事社团组织

药事社团组织是指药学人员或药学行业自愿组成并经政府审查同意的非营利性社会组织(学会、协会),是药学企事业组织与政府机构联系的纽带,发挥协助政府管理药事的作用。它的任务是组织药学力量,功能体现在行业、职业的管理及学术研究、咨询服务等。

第二节 药品监督管理体制

药品监督管理体制属于国家药事管理体制范畴,是指国家对药品实施监督管理的组织机构设置、职能权限划分、运行机制管理的制度,其组织体系主要由药品行政监督管理组织体系和技术监督管理组织体系两部分组成。其主要职能是依据法律、法规的授权,按照法定的标准和程序,对各级药事组织、各项药事活动、各种药事信息、各类药学人员进行必要的监督管理。对药品的研制、生产、流通、使用等行为进行规范管理,对原料、辅料、包装材料、半成品、成品的质量进行控制管理,药品监督管理体制是药事管理体制中的核心,对药品质量的监督管理又是药品监督管理体制的核心职能。

一、我国药品监督管理体制

(一)我国药品监督管理体制的衍变和发展

自中华人民共和国成立以来,我国政府就在卫生部和地方各级卫生行政部门设置药品管理行政机构,设立药品检验部门对药品质量监督管理。随着制药工业和医药商业的不断发展,药事管理体制也在不断变化和调整,药品监督管理的方式也开始从行政管理手段向法制化方向发展。

1998 年,国务院为了加强对药品监督管理工作的领导,按照统一、权威、高效的原则,根据《国务院关于机构设置的通知》,组建了直属国务院领导的国家药品监督管理局。2000 年国务院批准了国家药品监督管理局《药品监督管理体制改革方案》,实行省以下药品监督管理体系垂直管理,以消除地方保护,加大药品监管力度。

2003 年,国务院在原国家药品监督管理局的基础上组建国家食品药品监督管理局。它在继续承担原国家药品监督管理局所有职能的基础上,增加了对保健品的审批,对食品、保健品、化妆品安全管理的综合监督、组织协调和依法组织开展对重大事故查处的职能。

2008 年,国务院继续深化机构改革,按照精简统一效能的原则和决策权、执行权、监督权既相互制约又相互协调的要求,围绕转变职能,探索实行职能有机统一的大部门体制,将国务院直属的国家食品药品监督管理局改为卫生部管理。同年 11 月,根据国务院办公厅文件,将食品药品监督管理机构省级以下垂直管理改为由地方政府分级管理,业务接受上级主管部门和同级卫生部门的组织指导和监督。

2013 年,为加强食品药品监督管理,提高食品药品安全质量水平,组建国家食品药品监督管理总局。

(二)我国现行的药品监督管理体制

2018 年,根据第十三届全国人民代表大会第一次会议批准的国务院机构改革方案,将原国家工商行政管理总局的职责,原国家质量监督检验检疫总局的职责,原国家食品药品监督管理总局的职责,国家发展和改革委员会的价格监督检查与反垄断执法职责,商务部的经营者集中反垄断执法以及国务院反垄断委员会办公室等职责整合，组建国家市场监督管理总局，为国务院直属机构。考虑到药品监管的特殊性，单独组建国家药品监督管理局，由国家市场监督管理总局管理，主要职责是负责药品的注册并实施监督管理。市场监管实行分级管理，药品监管机构只设到省一级，药品经营销售等行为的监管，由市县市场监管部门统一承担。

我国药品监督管理体制采取的是国家统一管理与地方监督管理相结合的体制，国家药品监督管理局与国家有关部门在各自的职责范围内负责相关方面的管理。

二、药品监督管理组织体系

药品监督管理组织体系主要由药品监督管理行政机构和专业技术机构两部分组成。

《药品管理法》规定，国务院药品监督管理部门主管全国药品监督管理工作。国务院有关部门在各自职责范围内负责与药品有关的监督管理工作。省级人民政府药品监督管理部门负责本行政区域内的药品监督管理工作。设区的市级、县级人民政府承担药品监督管理职责的部门负责本行政区域内的药品监督管理工作。县级以上地方人民政府有关部门在各自职责范围内负责与药品有关的监督管理工作。

药品监督管理专业技术机构是药品监督管理的重要组成部分，为药品行政监督提供技术支撑与保障。《药品管理法》规定，药品监督管理部门设置或指定的药品专业技术机构，承担依法实施药品监督管理所需的审评、检验、核查、监测与评价等工作。

三、我国的药品监督管理行政机构

我国的药品监督管理行政机构是药品监督管理组织体系的重要部分，主要包括国家和地方药品监督管理部门，及其负责药品管理的业务机构。

（一）国家药品监督管理局

1. 国家药品监督管理局的主要职能

国家药品监督管理局关于药品监督管理的主要职能包括以下几方面。

（1）负责药品安全监督管理。拟订监督管理政策规划，组织起草法律法规草案，拟订部门规章，并监督实施。研究拟订鼓励药品新技术新产品的管理与服务政策。

（2）负责药品标准管理。组织制定、公布国家药典等药品标准，组织制定分类管理制度，并监督实施。参与制定国家基本药物目录，配合实施国家基本药物制度。

（3）负责药品注册管理。制定注册管理制度，严格上市审评审批，完善审评审批服务便利化措施，并组织实施。

（4）负责药品质量管理。制定研制质量管理规范并监督实施。制定生产质量管理规范并依职责监督实施。制定经营、使用质量管理规范并指导实施。

（5）负责药品上市后风险管理。组织开展药品不良反应监测、评价和处置工作。依法承担药品安全应急管理工作。

（6）负责执业药师资格准入管理。制定执业药师资格准入制度，指导监督执业药师注册工作。

（7）负责组织指导药品监督检查。制定检查制度，依法查处药品注册环节的违法行为，依职责组织指导查处生产环节的违法行为。

（8）负责药品监督管理领域对外交流与合作，参与相关国际监管规则和标准的制定。

（9）负责指导省、自治区、直辖市药品监督管理部门工作，完成党中央、国务院交办的其他任务。

2. 国家药品监督管理局负责药品管理的业务机构

国家药品监督管理局设9个内设机构，其中负责药品管理的业务机构主要有综合和规划财务司、政策法规司、药品注册管理司（中药民族药监督管理司）、药品监督管理司、科技和国际合作司等。

（二）地方药品监督管理部门

1. 省级药品监督管理部门主要职能

省级药品监督管理部门负责辖区药品监督管理工作，其主要职能包括以下几方面。

（1）负责药品安全监督管理。组织实施相关法律法规，拟订监督管理政策规划，组织起草相关地方性法规、规章草案，并监督实施。

（2）负责药品标准的监督实施。监督实施国家药典等药品标准和分类管理制度。依法制定地方中药材标准、中药饮片炮制规范并监督实施，配合实施基本药物制度。

（3）负责药品相关许可和注册管理。负责药品生产环节的许可、医疗机构制剂配制许可，以及药品批发许可、零售连锁总部许可、互联网药品信息服务资格审批、互联网销售第三方平台备案。依法负责医疗机构制剂备案。

（4）负责药品质量管理。监督实施生产质量管理规范，依职责监督实施研制、经营质量管理规范，指导实施使用质量管理规范。

（5）负责药品上市后风险管理。组织开展药品不良反应的监测、评价和处置工作。依法承担药品安全应急管理工作。

（6）负责组织开展药品生产环节以及药品批发、零售连锁总部、互联网销售第三方平台监督检查，依法查处违法行为。

（7）实施执业药师资格准入制度，负责执业药师注册管理工作。

2. 市、县级药品监督管理部门主要职能

市、县级市场监督管理局负责辖区药品监督管理工作，其主要职能包括以下几方面。

（1）负责辖区内药品安全监督管理。制定药品零售和使用环节安全监管制度。

（2）监督实施药品相关环节标准及分类管理制度。

（3）依职责组织实施药品经营行政许可制度。指导、监督实施药品相关环节经营、使用质量管理规范。

（4）组织指导实施药品相关环节的监督检查。依职责组织查处药品相关环节的违法行为。

（5）负责药品上市后相关风险管理，组织开展药品不良反应的监测、评价和处置工作，组织开展相关环节质量抽查检验工作。

（6）依法承担药品安全应急管理工作。

（7）依职责开展执业药师监督管理相关工作。

四、我国的药品监督管理专业技术机构

国家药品监督管理局直属的药品监督管理专业技术机构主要包括中国食品药品检定研究

院、国家药典委员会、国家药品监督管理局药品审评中心、国家药品监督管理局食品药品审核查验中心、国家药品监督管理局药品评价中心(国家药品不良反应监测中心)、国家药品监督管理局执业药师资格认证中心等。

(一) 中国食品药品检定研究院

中国食品药品检定研究院(National Institutes for Food and Drug Control),简称中检院,又称中国药品检验总所,原名中国药品生物制品检定所,是国家药品监督管理局的直属事业单位,是国家检验药品、生物制品质量的法定机构和最高技术仲裁机构。

中检院关于药品的主要职责包括:①承担药品及有关药用辅料、包装材料与容器的检验检测工作。组织开展药品抽验和质量分析工作。负责相关复验、技术仲裁。组织开展进口药品注册检验以及上市后有关数据收集分析等工作。②承担药品质量标准、技术规范、技术要求、检验检测方法的制修订及技术复核工作。组织开展检验检测新技术新方法新标准研究。承担药品严重不良反应、严重不良事件原因的实验研究工作。③承担生物制品批签发相关工作。④组织开展有关国家标准物质的规划、计划、研究、制备、标定、分发和管理工作。⑤负责生产用菌毒种、细胞株的检定工作。承担医用标准菌毒种、细胞株的收集、鉴定、保存、分发和管理工作。⑥承担实验动物饲育、保种、供应和实验动物及相关产品的质量检测工作。⑦承担药品检验检测机构实验室间比对以及能力验证、考核与评价等技术工作。⑧负责研究生教育培养工作。⑨组织开展对药品相关单位质量检验检测工作的培训和技术指导。⑩开展药品检验检测国际(地区)交流与合作。

(二) 国家药典委员会

国家药典委员会(Chinese Pharmacopoeia Commission)成立于1950年,前身为卫生部药典委员会,负责组织编纂《中华人民共和国药典》(以下简称《中国药典》)及制定、修订国家药品标准,是法定的国家药品标准工作专业管理机构。

国家药典委员会的主要职责包括:①组织编制、修订和编译《中国药典》及配套标准。②组织制定修订国家药品标准。参与拟订有关药品标准管理制度和工作机制。③组织《中国药典》收载品种的医学和药学遴选工作。负责药品通用名称的命名。④组织评估《中国药典》和国家药品标准执行情况。⑤开展药品标准发展战略、管理政策和技术法规研究。承担药品标准信息化建设工作。⑥开展药品标准国际(地区)协调和技术交流,参与国际(地区)间药品标准适用性认证合作工作。⑦组织开展《中国药典》和国家药品标准宣传培训与技术咨询,负责《中国药品标准》等刊物编辑出版工作。⑧负责药典委员会各专业委员会的组织协调及服务保障工作。

(三) 国家药品监督管理局药品审评中心

国家药品监督管理局药品审评中心(Center for Drug Evaluation,NMPA)是国家药品监督管理局药品注册技术审评机构,负责对药品注册申请进行技术审评。其主要职责包括:①负责药物临床试验、药品上市许可申请的受理和技术审评。②负责仿制药质量和疗效一致性评价的技术审评。③承担再生医学与组织工程等新兴医疗产品涉及药品的技术审评。④参与拟订药品注册管理相关法律法规和规范性文件,组织拟订药品审评规范和技术指导原则并组织实施。⑤协调药品审评相关检查、检验等工作。⑥开展药品审评相关理论、技术、发展趋势及法律问题研究。⑦组织开展相关业务咨询服务及学术交流,开展药品审评相关的国际(地区)交流与合作。⑧承担国家局国际人用药品注册技术协调会议相关技术工作。

(四)国家药品监督管理局食品药品审核查验中心

国家药品监督管理局食品药品审核查验中心(Center for Food and Drug Inspection of NMPA),又称国家疫苗检查中心,是承担药品检查工作的专业技术机构。其主要职责包括:①组织制定修订药品、医疗器械、化妆品检查制度规范和技术文件。②承担药物非临床研究质量管理规范认证检查及相关监督检查,药物临床试验机构监督检查。承担药品注册核查和研制、生产环节的有因检查。承担药品境外检查。③承担疫苗研制、生产环节的有因检查,疫苗、血液制品的生产巡查。承担疫苗境外检查。④承担医疗器械临床试验监督抽查和研制、生产环节的有因检查。承担医疗器械境外检查。⑤承担国家级检查员考核、使用等管理工作。承担特殊化妆品注册、化妆品新原料注册备案核查及相关有因检查,生产环节的有因检查。承担化妆品和化妆品新原料境外检查。⑥承担国家级职业化专业化药品、医疗器械、化妆品检查员管理。指导省级职业化专业化药品、医疗器械、化妆品检查员管理工作。⑦指导省、自治区、直辖市药品检查机构质量管理体系建设工作并开展评估。⑧开展检查理论、技术和发展趋势研究、学术交流、技术咨询以及国家级检查员等培训工作。⑨承担药品、医疗器械、化妆品检查的国际(地区)交流与合作。

(五)国家药品监督管理局药品评价中心(国家药品不良反应监测中心)

国家药品监督管理局药品评价中心(Center for Drug Reevaluation,NMPA)是承担药品上市后再评价、不良反应监测及基本药物、非处方药目录拟定、调整工作的专业技术机构。国家药品不良反应监测中心(National Center for ADR Monitoring)设在药品评价中心。其主要职责包括:①组织制定修订药品不良反应监测与上市后安全性评价以及药物滥用监测的技术标准和规范。②组织开展药品不良反应、药物滥用监测工作。③开展药品上市后安全性评价工作。④指导地方相关监测与上市后安全性评价工作。组织开展相关监测与上市后安全性评价的方法研究、技术咨询和国际(地区)交流合作。⑤参与拟订、调整国家基本药物目录。⑥参与拟订、调整非处方药目录。

(六)国家药品监督管理局执业药师资格认证中心

国家药品监督管理局执业药师资格认证中心(Certification Center for Licensed Pharmacist of NMPA)是制定、实施执业药师资格准入制度及认证注册管理工作的专业技术机构。其主要职责包括:①开展执业药师资格准入制度及执业药师队伍发展战略研究,参与拟订完善执业药师资格准入标准并组织实施。②承担执业药师资格考试相关工作。组织开展执业药师资格考试命审题工作,编写考试大纲和考试指南。负责执业药师资格考试命审题专家库、考试题库的建设和管理。③组织制定执业药师认证注册工作标准和规范并监督实施。承担执业药师认证注册管理工作。④组织制定执业药师认证注册与继续教育衔接标准。拟订执业药师执业标准和业务规范,协助开展执业药师配备使用政策研究和相关执业监督工作。⑤承担全国执业药师管理信息系统的建设、管理和维护工作,收集报告相关信息。⑥指导地方执业药师资格认证相关工作。⑦开展执业药师资格认证国际(地区)交流与合作。⑧协助实施执业药师能力与学历提升工程。

五、药品监督管理相关部门

根据现行法律法规和相关部委的主要职责、内设机构和人员编制规定,药品管理工作涉及多个政府职能部门,除药品监督管理部门以外还涉及以下相关行政管理部门,在各自的职责范围内负责与药品有关的监督管理工作(表 3-1)。

表 3-1　药品监督管理相关部门及主要职责

部门	主要职责
市场监督管理部门	负责药品生产、经营企业的登记注册和营业执照核发;负责药品广告审查;监督处罚虚假违法药品广告的行为;查处准入、生产、经营、交易中的有关违法行为,实施反垄断执法、价格监督检查和反不正当竞争
卫生行政部门	负责协调推进深化医药卫生体制改革,组织深化公立医院综合改革,健全现代医院管理制度,提出药品价格政策的建议。组织制定国家药物政策和国家基本药物制度,开展药品使用监测、临床综合评价和短缺药品预警,提出国家基本药物价格政策的建议。制定医疗机构、医疗服务行业管理办法并监督实施,建立医疗服务评价和监督管理体系
中医药管理部门	负责拟订中医药和民族医药事业发展的战略、规划、政策和相关标准,起草有关法律法规和部门规章草案,参与国家重大中医药项目的规划和组织实施。承担中医医疗、预防、保健、康复及临床用药等的监督管理责任。负责指导民族医药的理论、医术、药物的发掘、整理、总结和提高工作,拟订民族医疗机构管理规范和技术标准并监督执行。组织开展中药资源普查,促进中药资源的保护、开发和合理利用,参与制定中药产业发展规划、产业政策和中医药的扶持政策等
医疗保障部门	负责组织制定城乡统一的医保药品目录和支付标准,建立动态调整机制,制定医保目录准入谈判规则并组织实施。组织制定药品价格等政策,建立医保支付医药服务价格合理确定和动态调整机制,推动建立市场主导的社会医药服务价格形成机制,建立价格信息监测和信息发布制度。制定药品招标采购政策并监督实施,指导药品招标采购平台建设
人力资源和社会保障部门	负责拟订人力资源和社会保障事业发展政策、规划。牵头推进深化职称制度改革,拟订药学专业技术人员管理、继续教育管理等政策。完善执业药师职业资格制度,健全职业技能多元化评价政策
工业和信息化部门	负责研究提出工业发展战略,拟订工业行业规划和产业政策并组织实施;拟订高技术产业中涉及生物医药等规划、政策和标准并组织实施,指导行业技术创新和技术进步,以先进适用技术改造提升传统产业;承担医药工业等的行业管理工作;承担中药材生产扶持项目管理;国家药品储备管理工作
商务部门	负责药品流通行业管理,拟订药品流通发展规划和政策,发放药品类易制毒化学品进口许可证。监督管理部门在药品监督管理工作中,配合执行药品流通发展规划和政策
公安部门	负责组织指导药品犯罪案件侦查工作,与药品监督管理部门建立行政执法和刑事司法工作衔接机制
海关	负责药品进出口口岸的设置;药品进口与出口的监管、统计与分析
互联网信息管理部门	配合相关部门进一步加强互联网药品广告管理,大力整治网上虚假违法违规信息,依法严厉查处发布虚假违法广告信息等的违法违规网站平台,营造风清气正的网络空间

第三节　药品监督管理

一、药品监督管理的概念和原则

（一）药品监督管理的概念

药品监督管理（drug supervision and administration）是指国家行政主体根据法律授予的职权，依照法定的药品标准、法律、行政法规及规章，对药品研制、生产、经营、使用、广告等环节的机构（或组织）、个人的行为进行的监督管理活动。药品监督管理具有两个方面的作用：①保证药品质量，保障人体用药安全，维护公众身体健康和用药的合法权益；②规范药品研制、生产、经营、使用等环节的行为与秩序，保障企业、单位及个人从事药品研制、生产、经营、使用的合法权益，打击相关违法犯罪行为。

（二）药品监督管理的原则

1. 目标明确性原则

药品监督管理是国家的职能和义务。药品监督管理的目标非常明确，就是规范药品研制、生产、经营、使用四大环节中的药事行为，达到研制好药品、生产好药品、经营好药品、使用好药品的目的。

2. 强制性与限制性相结合原则

药品监督管理是国家行政机关依据宪法并通过立法行使法律授予的权利，对有关药事活动实施强制性的监督管理。相关单位和个人不得以任何理由和借口拒绝接受监督检查。与此同时，药品监督管理也必须依法、守法，不允许超越法律授权执法，不允许侵害有关药事组织或公众的合法权益。《药品管理法》规定了药品监督管理机关实施监督检查时应当履行的职责和义务。

3. 行政监督与技术监督相结合原则

行政监督的实质是检查相对方的资质、行为、过程等是否合法，而技术监督的实质是检查相对方的行为所引发的客观存在是否符合规定的技术与质量要求。因此，行政监督与技术监督相结合就必然伴随着药品监督管理的全过程。

4. 法治化与规范化相结合原则

综合运用现代科技管理手段，将科学、规范化管理融入严格执法之中，采用科学规范的监管方式、方法，不断增加监管执法的科技含量，使药品监督管理工作逐步走上法治化与规范化相结合轨道，最大限度地发挥监管执法效能。为此国家制定了包括药品质量、过程质量、质量保证体系、从事药事工作质量等一系列管理规范及其细则，与相对应的法律法规结合起来，形成一系列法治化、科学化、规范化的药品监督法律体系。

二、药品监督管理的主要内容

药品监督管理的主要内容，概括起来包括 4 个方面：①对药品全生命周期的监督管理；②对药事活动和信息的监督管理；③对药品质量的监督管理；④药品监督检查。

（一）药品全生命周期监督管理

国家对药品实施了全过程、全方位的监督管理，涉及药品的研制、生产、流通、使用等众多环节。

1. 药品研制管理

对药品研制的监督是药品监督管理工作的起点。药品的研制是否按照国家有关规定的秩序、步骤进行，不仅直接关系到其所提供的研究资料是否真实、可靠，能否作为药品审批的依据，更关系到药品的质量和疗效。同时，药品的研制是投资多、高风险、利润大的高科技活动，它关系到我国医药事业的发展和公众健康水平的提高。因此，必须按照GLP、GCP严格规范药品研制行为，规范药品注册秩序，保护研制者的合法权益不受侵害，调动研制者的积极性，促进新药的研制与开发，从而保证研制、开发、注册的新药更加安全有效。

2. 药品生产、流通、使用管理

（1）生产管理：从事药品生产活动应当遵循法律法规的要求，符合GMP要求。药品的质量是生产出来的而不是检验出来的，而药品的质量直接影响药品的疗效。因此，加强对药品生产行为的监督管理，是各级药品监督管理部门的重要职能之一。

（2）流通管理：从事药品经营活动应当遵循法律法规的要求，符合GSP要求。药品经营企业的经营条件、经营行为，对药品质量、合理用药及大众用药的安全有效性都具有重要影响。规范药品流通及经营行为，不仅能够保障合法经营者的合法权益，而且能够规范药品市场，保证合格药品的及时供应。

（3）使用管理：药品使用是药品生命周期的终端环节，药品使用管理的重点是依据《药品管理法》及相关法规，加强医疗机构药事管理，实现合理用药，保证人们用药安全、有效、经济、合理。

3. 药品上市后管理

药品上市后阶段是药品全生命周期的重要组成部分。药品上市后监督管理主要包括：组织开展药品上市后研究与评价，对药品的安全性、有效性和质量可控性进行进一步确证，加强对已上市药品的持续管理。实行药品不良反应监测与报告制度，对疗效不确切、不良反应严重或者其他原因危害人们健康的药品，采取注销药品注册证书，禁止生产或进口、销售和使用等措施。

（二）药事活动和信息监督管理

1. 药事许可的监督管理

行政许可是指行政机关根据公民、法人或其他组织的申请，经依法审查，准予其从事特定活动的行为。药事许可是对从事药事活动能力、条件的要求和认可，主要包括药品上市许可、药品生产、药品经营和医疗机构制剂许可等。

2. 药事活动的监督管理

药事活动是指从事药事的有关活动，包括药事活动的过程和结果。为了对药事活动进行有效的监督管理，我国依据一系列法律法规，对药品研制、生产、经营、使用等领域的药事活动和行为实施监督管理。

3. 药品信息的监督管理

国家对药品的包装、标识制定了一系列规章和条例，明确规定药品包装、标签、说明书均为统一管理。药品广告影响药品的使用价值，是获取药品信息的主要渠道。药品监督管理部门通过核准药品说明书、包装标签，审批药品广告、提供药品信息的服务互联网站，加强药品信息的监督管理。

第四节 药品质量监督管理

药品质量监督管理是药品监督管理的重要组成部分。我国药品质量监督管理工作逐步形成了管理体系,正向法治化、规范化方向发展,并逐步与国际药品监督管理接轨。药品的特殊性决定了药品质量的严格性。因此,必须加强对药品研制、生产、流通、使用等各个环节的药品质量监督管理,建立健全各环节的质量保证体系,保证药品质量,保证人民用药安全有效。

一、药品标准

(一)药品标准的定义和制定原则

1. 药品标准的定义

药品标准(drug standard)即药品质量标准,是关于药品、药用辅料等的质量指标、生产工艺及检验方法等的技术要求和规范。凡正式批准生产销售的药品(包括药品原料及其制剂、药材和饮片、成方制剂和单方制剂、植物油脂和提取物)、药用辅料、直接接触药品的包装材料和容器都要制定质量标准。

2. 药品标准制定原则

制定药品标准时要尽可能反映药品的质量、生产技术水平和管理水平,并要坚持以下原则。

(1)坚持质量第一,体现“安全有效、技术先进、科学严谨、经济合理”的原则。

(2)充分考虑生产、流通、使用各环节对药品质量的影响因素,有针对性地制定检测项目,切实加强对药品内在质量的控制。

(3)根据“准确、灵敏、简便、迅速”的原则选择并规定检测、检验方法。

(4)标准规定的各种限量应结合实践,要保证药品在生产、储运、销售和使用过程中的质量。

(二)药品标准的类型

药品标准包括法定标准与非法定标准两种,法定标准是指国家发布的药品标准,即国家药品标准,为强制性标准,是药品质量的最低标准;非法定标准是指行业、团体、企业药品标准等,为推荐标准或内部控制标准。

《药品管理法》规定:“药品应当符合国家药品标准。经国务院药品监督管理部门核准的药品质量标准高于国家药品标准的,按照经核准的药品质量标准执行;没有国家药品标准的,应当符合经核准的药品质量标准”。“中药饮片应当按照国家药品标准炮制;国家药品标准没有规定的,应当按照省、自治区、直辖市人民政府药品监督管理部门制定的炮制规范炮制。省、自治区、直辖市人民政府药品监督管理部门制定的炮制规范应当报国务院药品监督管理部门备案”。“不符合国家药品标准或者不按照省、自治区、直辖市人民政府药品监督管理部门制定的炮制规范炮制的,不得出厂、销售。”

我国国家药品标准包括国务院药品监督管理部门颁布的《中国药典》、其他药品标准(局颁标准)和经国务院药品监督管理部门核准的药品质量标准(药品注册标准)。此外,我国省级药品监督管理部门制定医疗机构制剂标准、中药饮片炮制规范、地方性中药材(未载入国家药品标准的地区性习用药材)标准等适用于地方的药品质量监督,是对国家药品标准的补充,从而形成完备的药品标准管理体系。

（三）《中国药典》

《中国药典》（Pharmacopoeia of the People's Republic of China，Chinese Pharmacopoeia，ChP），是中国的最高药品标准的法典。有1953年、1963年、1977年、1985年、1990年、1995年、2000年、2005年、2010年、2015年、2020年共11版，现行版为2020年版，自2020年12月30日起实施。

《中国药典》2020年版分四部，收载品种共计5 911种。一部中药收载2 711种；二部化学药收载2 712种；三部生物制品收载153种；四部收载通用技术要求361个，其中制剂通则38个、检测方法及其他通则281个、指导原则42个；药用辅料收载335种。

《中国药典》主要由凡例、通用技术要求和品种正文构成。①凡例：是为正确使用《中国药典》，对品种正文、通用技术要求以及药品质量检验和检定中有关共性问题的统一规定和基本要求。故凡例具有通用性、指导性作用。②通用技术要求：包括《中国药典》收载的通则、指导原则及生物制品通则和相关总论等。通则主要包括制剂通则、其他通则、通用检测方法。指导原则系为规范药典执行，指导药品标准制定和修订，提高药品质量控制水平所规定的非强制性、推荐性技术要求。③正文：是指各个品种项下收载的内容，即根据药品（含生物制品）自身的理化与生物学特性，按批准的药材或原材料、处方来源、处方组成、生产工艺或制法、贮藏运输条件等所制定的，用以检测药品质量是否达到用药要求并衡量其质量是否稳定均一的技术规定。正文内容根据品种和剂型的不同设项目。

二、药品质量监督管理

（一）药品质量监督管理的概念

药品质量监督管理（drug quality supervision and administration）是指国家药品监督管理主管部门根据法律授予的权力以及法定的药品标准、法规、制度、对药品研制、生产、销售、使用的药品质量（包括进出口药品质量），以及影响药品质量的工作质量进行的监督管理。

药品质量监督管理的含义包括以下几点：①药品质量监督管理是政府为了保证和控制药品质量所进行的监督管理活动；②国家通过制定、颁布药品管理法律、行政法规，强制推行对药品质量的监督管理；③国家通过立法授予政府的药品监督管理部门行使药品质量监督管理的职权。

（二）药品质量监督管理的原则

1. 以社会效益为最高原则

药品是人们防病治病的物质基础。保证人民合理用药、安全有效，是药品质量监督管理的宗旨，也是药品生产、经营活动的目的。因此，药品质量监督管理必须以社会效益为最高准则。

2. 质量第一原则

药品是特殊商品，其特殊性决定了必须最大限度地保证药品质量。质量问题不是水平问题，而是一个严肃的原则问题，直接关系到患者的生命安全。为了最大限度地实现保证作用，就必须实行全面的监督管理，把药品的质量放在首位。

3. 法治化与科学化高度统一原则

药品质量监督管理工作的社会职责、政治进步和经济发展的总趋势，决定了药品管理工作必须立法。而药品质量监督管理工作对药品的安全有效提供最大限度的保证，就必须依靠科学的管理方法和现代先进科学技术。从一定意义上讲，药品立法给药品严格的、科学的质量监督管理手段赋予了法定的性质。

4. 专业监督管理和群众性监督相结合的原则

国家为了加强药品的质量监督管理，设立了专业的药品质量监督管理机构。在药品生产、经营企业和医疗卫生单位设立了药品质量监督检验机构，开展自检自控活动。同时还设立了群众性的药品质量监督员、检查员，开展监督工作。这种专业监督与群众性监督相结合的管理制度，正在发挥着积极的作用。

（三）药品质量监督管理的特点

1. 强制性

药品质量监督管理是政府为了保证和控制药品质量所进行的监督管理活动，是国家通过制定、颁布药品管理法律、行政法规，对药品研制、生产、经营、使用活动行使药品质量监督管理职权，具有法定性、强制性。

2. 科学性

药品质量监督管理必须以现代的仪器和设备为媒介，凭借先进的技术和手段，对药品的研制技术、生产工艺进行验证，对药品质量进行检定。随着科学技术的日新月异，药品质量监督管理的技术和方法也将随之发展、变化。

3. 全面性

药品质量监督管理具有管理的对象是全面的、管理的范围是全面的、参加管理的人员是全面的、质量管理的方法是全面的特点。这与药品 GLP、GCP、GMP、GSP 的宗旨是一致的，即采用先进的科学技术，最大限度地降低人为差错，用最经济的手段，以提高人的工作质量来保证药品的研制、生产、经营、使用质量，体现药品的使用价值，不断提高全民族身体健康水平。

三、药品质量监督检验

（一）药品质量监督检验的概念

药品质量监督检验是指国家药品检验机构按照国家药品标准对需要进行质量监督的药品进行抽样、检查和验证并发出相关质量结果报告的药品技术监督过程。

药品质量监督检验是药品质量监督的重要组成部分，是药品质量监督管理的重要依据。质量监督必须采用检验手段。为了加强药品质量监督检验，国家设置了专门药品质量法定检验机构，配备了检验仪器和专业技术人员，依据国家的法律规定，对研制、生产、经营、使用及进出口药品、医疗单位自制的制剂质量依法进行检验。这种监督检验与药品生产企业的产品检验及药品经营企业的验收检验性质不同，它的目的是为药品监督提供信息和依据。

（二）药品质量监督检验的性质

药品质量监督检验具有权威性、仲裁性和公正性。

1. 权威性

药品监督检验是代表国家对研制、生产、经营、使用的药品质量进行的检验，具有比生产或验收检验更高的权威性。

2. 仲裁性

药品监督检验是根据国家的法律规定进行的检验，在法律上具有更强的仲裁性。上级药品检验所的检验对下级药品检验所具有仲裁性。

3. 公正性

监督检验与药品生产检验的性质不同，具有第三方检验的公正性，不涉及买卖双方的经济利益，不以营利为目的，具有很强的公正性。

（三）药品质量监督检验的类型

1. 抽查检验

抽查检验简称抽检，是药品监督管理部门依法对在我国境内依批准生产、经营、使用药品开展的质量抽查检验工作，是对上市后药品监管的技术手段。依据《药品质量抽查检验管理办法》（国药监药管〔2019〕34 号），药品质量抽查检验根据监管目的一般可分为监督抽检和评价抽检。监督抽检是指药品监督管理部门根据监管需要对质量可疑药品进行的抽查检验，评价抽检是指药品监督管理部门为评价某类或一定区域药品质量状况而开展的抽查检验。

2. 注册检验

注册检验包括样品检验和药品标准复核。样品检验，是指药品检验机构按照申请人申报或者国家药品监督管理部门核定的药品标准对样品进行的检验。药品标准复核，是指药品检验机构对申报的药品标准中检验方法的可行性、科学性、设定的项目和指标能否控制药品质量等进行的实验室检验和审核工作。

3. 指定检验

指定检验是指按照国家法律或国家药品监督管理部门规定，部分药品在销售前或进口时，必须经过指定的政府药品检验机构检验，合格的才准予销售、进口的强制性药品检验。《药品管理法》规定，国务院药品监督管理部门对下列药品在销售前或者进口时，应当指定药品检验机构进行检验；未经检验或者检验不合格的，不得销售或进口：①首次在中国境内销售的药品；②国务院药品监督管理部门规定的生物制品；③国务院规定的其他药品。

4. 药品复验

药品复验是指被抽样单位或标示生产企业对药品检验机构的检验结果有异议时，依法申请再次检验，由受理药品检验机构按照规定做出最终检验结论的过程。复验申请应当向原药品检验机构或者上一级药品监督管理部门设置或者确定的药品检验机构申请，也可以直接向中国食品药品检定研究院申请，其他药品检验机构不得受理复验申请。复验机构出具的复验结论为最终检验结论。

（四）药品质量公告

药品质量公告是药品抽查检验结果的反馈，也是药品监督管理部门的法定义务。

1. 药品质量公告的概念

药品质量公告是指由国家和省级药品监督管理部门向公众发布的有关药品质量抽查检验结果的通告。药品质量抽查检验结果应当依法向社会公告。《药品管理法》规定：“国务院和省、自治区、直辖市人民政府的药品监督管理部门应当定期公告药品质量抽查检验结果；公告不当的，应当在原公告范围内予以更正。”

2. 药品质量公告的发布内容

药品质量公告包括：①抽验药品的品名；②检品来源；③检品标示的生产企业；④生产批号；⑤药品规格；⑥检验机构；⑦检验依据；⑧检验结果；⑨不合格项目等。

3. 药品质量公告的发布权限

(1) 国家发布的药品质量公告,应当根据药品质量状况及时或定期发布:①对由于药品质量严重影响用药安全、有效的,应当及时发布;②对药品的评价抽验,应给出药品质量分析报告,定期在药品质量公告上予以发布。

(2) 省级药品监督管理部门发布的药品质量公告,应当及时通过国家药品监督管理部门网站向社会公布,并在发布后5个工作日内报国家药品监督管理部门备案。

第五节 药品监督检查

药品监督检查是药品监督管理的重要手段。《药品管理法》规定我国药品监督部门应当落实全过程药品监督检查责任。为进一步规范药品监督检查行为,推动药品监管工作尽快适应新形势,2021年5月,国家药品监督管理局发布实施《药品检查管理办法(试行)》(国药监药管〔2021〕31号)。对于药品监督管理部门对我国境内上市药品的生产、经营、使用环节实施的检查、调查、取证、处置等行为进行规定。

一、药品监督检查的概念和管理机构

(一) 药品监督检查的概念

药品监督检查是药品监督管理部门依据法律法规,对药品研制、生产、经营和使用单位对照相应的质量管理规范等要求进行合规确认、风险研判、检查评价,建立药品安全信用档案并依法向社会公布结果的药品技术监督过程。药品检查是加强药品全生命周期风险防控,提高药品质量安全水平的重要手段。

(二) 药品监督检查的管理机构

1. 国家药品监督管理部门

国家药品监督管理局主管全国药品检查管理工作,监督指导省级药品监督管理部门开展药品生产、经营现场检查。国家药品监督管理局食品药品审核查验中心负责承担疫苗、血液制品巡查,分析评估检查发现风险、作出检查结论并提出处置建议,负责各省级药品检查机构质量管理体系的指导和评估以及承办国家药品监督管理局交办的其他事项。

2. 省级药品监督管理部门

省级药品监督管理部门负责组织对辖区内药品上市许可持有人、药品生产企业、药品批发企业、药品零售连锁总部、药品网络交易第三方平台等相关检查;指导市县级药品监督管理部门开展药品零售企业、使用单位的检查,组织查处区域内的重大违法违规行为。

3. 市县级药品监督管理部门

市县级药品监督管理部门负责开展对辖区内药品零售企业、使用单位的检查,配合国家和省级药品监督管理部门组织的检查。

二、药品监督检查的方式

根据检查性质和目的,药品监督检查分为许可检查、常规检查、有因检查、其他检查。

（一）许可检查

1. 许可检查的概念

许可检查是指药品监督管理部门在开展药品生产经营许可申请审查过程中，对申请人是否具备从事药品生产经营活动条件开展的检查。

2. 许可检查的内容

（1）药品生产许可相关检查：①首次申请《药品生产许可证》的，按照 GMP 有关内容开展现场检查；②申请《药品生产许可证》重新发放的，必要时开展 GMP 符合性检查；③原址或者异地新建、改建、扩建车间或者生产线的，开展 GMP 符合性检查；④申请药品上市的，根据需要开展上市前的 GMP 符合性检查。

（2）药品经营许可相关检查：①首次申请《药品经营许可证》和申请《药品经营许可证》许可事项变更且需进行现场检查的，依据 GSP 等相关标准要求开展现场检查。②申请《药品经营许可证》重新发放的，必要时可以开展 GSP 符合性检查。③药品零售连锁企业的许可检查，门店数量小于或者等于 30 家的，按照 20% 的比例抽查，但不得少于 3 家；门店数量大于 30 家的，按 10% 比例抽查，但不得少于 6 家；跨省（自治区、直辖市）设立的，必要时可以开展联合检查。

（二）常规检查

1. 常规检查的概念

常规检查是指根据药品监督管理部门制定的年度检查计划，对药品上市许可持有人、药品生产企业、药品经营企业、药品使用单位遵守有关法律、法规、规章，执行相关质量管理规范以及有关标准情况开展的监督检查。

2. 常规检查的内容

常规检查的内容包括：①遵守药品管理法律法规的合法性；②执行相关药品质量管理规范和技术标准的规范性；③药品生产、经营、使用资料和数据的真实性、完整性；④药品上市许可持有人质量管理、风险防控能力；⑤药品监督管理部门认为需要检查的其他内容。药品监督管理部门或者药品检查机构进行常规检查时可以采取不预先告知的检查方式，可以对某一环节或者依据检查方案规定的内容进行检查，必要时开展全面检查。

（三）有因检查

1. 有因检查的概念

有因检查是指对药品上市许可持有人、药品生产企业、药品经营企业、药品使用单位可能存在的具体问题或者投诉举报等开展的针对性检查。

2. 有因检查的内容

有因检查的内容包括：①投诉举报或者其他来源的线索表明可能存在质量安全风险的；②检验发现存在质量安全风险的；③药品不良反应监测提示可能存在质量安全风险的；④对申报资料真实性有疑问的；⑤涉嫌严重违反相关质量管理规范要求的；⑥企业有严重不守信记录的；⑦企业频繁变更管理人员登记事项的；⑧生物制品批签发中发现可能存在安全隐患的；⑨检查发现存在特殊药品安全管理隐患的；⑩特殊药品涉嫌流入非法渠道的。

以上许可检查，常规检查、有因检查可采取不预先告知的监督检查方式，即飞行检查。飞行检查是指药品监督管理部门针对药品研制、生产、经营、使用等环节开展的不预先告知的监督检查。该检查应当遵循依法独立、客观公正、科学处置的原则，围绕安全风险防控开展。国家药品监督管理部门负责组织实施全国范围内的药品飞行检查。地方各级药品监督管理部门负责组织实施本行政区域的药品飞行检查。

(四) 其他检查

其他检查是除许可检查、常规检查、有因检查以外的检查,包括专项检查、联合检查、委托检查、延伸检查等。如药品上市许可持有人、批发企业、零售连锁总部所在地省级药品监督管理部门对其跨区域委托生产、委托销售、委托储存、委托运输、药物警戒等质量管理责任落实情况可以开展联合检查或者延伸检查等。

药品监督管理部门可以依法采取限期整改、发告诫信、约谈被检查单位、监督召回产品、收回或者撤销相关资格认证认定证书,以及暂停研制、生产、销售、使用等风险控制措施。风险因素消除后,应当及时解除相关风险控制措施。

三、药品监督检查的事项

药品监督检查的常规检查、有因检查的事项如下。

1. 药品研制注册环节

监督检查包括对申请人开展的药物非临床研究、药物临床试验、申报生产研制现场和生产现场开展的检查,GLP 或 GCP 实施情况的合规检查,以及必要时对药品注册申请所涉及的原辅料、包材等生产企业、供应商或者其他委托机构开展的延伸检查。

2. 药品生产环节

监督检查包括《药品生产许可证》现场检查、GMP 实施情况的合规检查、常规检查、有因检查、专项检查、疫苗巡查,以及对中药提取物、中药材以及登记的辅料、直接接触药品的包装材料和容器等供应商或者生产商开展的延伸检查。

3. 药品经营环节

监督检查包括《药品经营许可证》现场检查、GSP 实施情况的合规检查、日常检查、常规检查、有因检查、专项检查等。

（朱　虹　曹阳月）

数字课程学习……

思维导图　学习目标　导学案例　复习思考题　教学 PPT

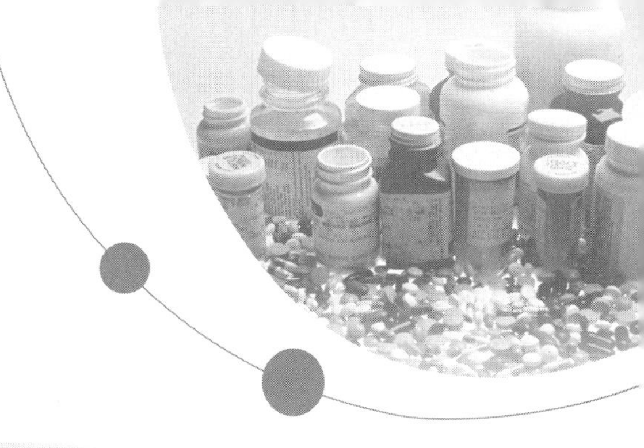

第四章

药品管理立法

第一节　法学知识概要

一、基本定义

1. 法律

法是指由国家制定和认可的，以权利和义务为内容，并通过国家强制力保证实施的，反映了由特定社会物质生活条件所决定的统治阶级意志，以确认、保护和发展社会关系和社会秩序为目的的行为规范的总称。其目的在于维护和发展有利于统治阶级的社会关系和社会秩序。

法有广义和狭义之分，其中，广义的法指一切国家机关依照法定权限和程序制定的规范性法律文件。狭义的法专指由全国人民代表大会及其常务委员会制定的规范性法律文件。

2. 成文法与不成文法

成文法主要是指国家机关根据法定程序制定发布的具体系统的法律文件。成文法是“不成文法”的对称。国家机关依立法程序制定的、以规范性文件的形式表现出来的法。我国历代律法以及当今的宪法、法律、法规、规章、地方性法规都是成文法。

不成文法则是指不经立法程序，而由国家认可并赋予法律效力的法律，如判例、习惯法等，与成文法相对。

3. 实体法与程序法

实体法是指规定具体权利义务内容或者法律保护的具体情况的法律。如民法典、刑法典等。程序法是规定以保证权利和职权得以实现或行使，义务和责任得以履行的有关程序为主要内容的法律，如行政诉讼法、行政程序法等。

4. 民法

民法是规定并调整平等主体的自然人、法人及非法人组织之间的人身关系和财产关系的法律规范的总称，是国家法律体系中的一个独立的法律部门，与人们的生活密切相关。民法既包括形式上的民法即民法典，也包括单行的民事法律和其他法律、法规中的民事法律规范。

5. 行政法

行政法是关于行政权的授予、行政权的行使以及对行政权的监督的法律规范，调整的是行政机关与行政管理相对人之间因行政管理活动发生的关系。

6. 刑法

刑法是规定犯罪和刑罚的法律规范，是掌握政权的统治阶级为了维护本阶级的利益，以国家的名义根据自己的意志，规定哪些行为是犯罪并给予何种刑事处罚的法律规范的总称。刑法有广义与狭义之分。广义刑法是一切刑事法律规范的总称；狭义刑法仅指刑法典，在中国即《中华人民共和国刑法》。与广义刑法、狭义刑法相联系的，刑法还可区分为普通刑法和特别刑法。普通刑法指具有普遍适用效力的刑法，实际上即指刑法典；特别刑法指仅适用于特定的人、时、地、事（犯罪）的刑法，在我国，也叫单行刑法和附属刑法。

7. 司法解释

法律解释可包括司法解释，与全国人大和人大常委会解释的，与法律本身有同等效力。司法解释是指国家最高司法机关在适用法律过程中对具体应用法律问题所做的解释，包括审判解释和检察解释两种。审判解释是指最高人民法院对审判工作中具体应用法律问题所作的解释。如《最高人民法院关于贯彻执行〈中华人民共和国民法通则〉若干问题的意见（试行）》。审判解释对各级人民法院的审判具有约束力，是办案的依据。检察解释，指最高人民检察院对检察工作中具体应用法律问题所做的解释，这种解释对各级人民检察院具有普遍约束力。

二、法律的一般规律和特征

1. 法律产生的一般规律

法的产生过程体现着如下的共同规律。首先，法律的产生是由个别调整到规范性调整、由规范性调整到法律调整的过程；其次，法的产生经历了由法的自发调整发展为自觉调整的过程。再者，法的形成经历了由习惯到习惯法、又从习惯法到制定法的发展过程；最后，法的产生经历了法与宗教、道德不分，道法、道德分开的过程。

2. 法律的特征

法律的特征表现在以下 4 个方面：①法律是一种概括、普遍、严谨的行为规范，具有规范性和针对一般人的反复适用多次的特征，并具有严谨的逻辑构成。②法律是由国家制订和认可的行为规范。法律是国家的意志，必须有代表国家的机关来直接规定。③法律是国家确认权利和义务的行为规范。法律上的权利和义务不仅具体和明确，而且由国家确认和保障。④法律是以国家强制力保证实施的行为规范，对全体社会成员具有普遍的约束力。这种作为法律实施后盾的强制力是由国家施加的。

3. 法律与政策的区别

政策是国家政权机关、政党组织和其他社会政治集团为了实现自己所代表的阶级、阶层的利益与意志，以权威形式标准化地规定在一定的历史时期内，应该达到的奋斗目标、遵循的行动原则、完成的明确任务、实行的工作方式、采取的一般步骤和具体措施。

（1）两者制定的机关和程序不同：前者由专门的国家立法机关依法定程序制定，后者由则出于多部门。

（2）两者的表现形式不同：法律通常采用制定法的形式，后者通常采用诸如纲领、决议、指示等。

（3）两者调整的的范围、方式不同：后者所调整的范围比前者更广泛。

（4）两者的稳定性程度不同：法律具有较大的稳定性，政策更加灵活，变化比较快。

4. 法律与道德的区别

在规范层面上，道德和法律同为调整人们社会生活的行为规范，而且都调整社会重大的、全局性的关系，但道德和法律也存在着根本区别。

法与道德作为两种不同的社会规范，它们的区别如下。

（1）产生方式不同：道德属于人类的本能，根据人的自然生活而逐渐产生，依赖教育培养而积累长成。就此而言，道德是自发的，有时是无形的，一般不通过专门的公共机关和人员来制定。法律是自觉的，确定的，有形的，一般是通过特定的机构、程序、方式而形成、实现的。在时间上，道德具有先在性，它的产生早于法律。

（2）调整范围相异：首先，道德的调整范围比法律的调整范围广。法调整的社会关系，道德也要调整；法不调整的社会关系，如友谊关系、爱情关系等，道德也要调整。其次，道德对人的行为调整比法律的调整更有深度。法律调整人的行为，尽管也涉及行为的主观状态，但这种主观状态依附于行为。道德则不然，它可以单独评价人的行为动机道德与否，而不论行为效果如何。再次，道德（尤其是社会主义道德）的调整比法律的调整更有高度。

（3）内容结构不同：法有明确具体的权利义务，且有明确法律后果。道德内容一般比较概括和原则。

（4）实施方式有差别：法依国家强制力保证实施，道德的实施则依靠人们的内心信念和社会舆论等。

三、药事管理法的渊源及其适用

1. 药事管理法的渊源

法的渊源即法的来源，是指国家机关、公民和社会组织为寻求行为的根据而获得的具体法律来源。通过立法所产生的法律文件，往往构成成文法国家的主要法律渊源及表现形式。而药事管理法的渊源主要指的是药事管理法律规范的具体表现形式，其主要包括以下几方面。

（1）宪法：是我国的根本大法，是全国人大通过最严格的程序制定的，其规定了国家的根本任务及根本制度，具有最高的法律效力及法律依据。它是我国所有法律包括药事管理法的重要渊源。宪法中关于药品方面的规定有："国家发展医疗卫生事业，发展现代医药和我国传统医药，鼓励和支持农村集体经济组织、国家企业事业组织和街道组织举办的各种医疗卫生设施，开展群众性的卫生活动，保护人民健康"。

（2）法律：是由全国人大及其常委会制定的，规定某一方面基本问题的规范性文件，其地位和效力仅次于宪法。其中，与药事管理有关的法律主要有《刑法》《消费者权益保护法》《反不正当竞争法》《药品管理法》《中医药法》《疫苗管理法》等。

（3）行政法规：是指作为国家最高行政机关的国务院根据宪法和法律所制定的规范性文件，由总理签署国务院令公布，药事领域的行政法规主要包括《药品管理法实施条例》《血液制品管理条例》《野生药材资源保护管理条例》《中药品种保护条例》《麻醉药品和精神药品管理条例》等。

（4）部门规章：国务院所属各部委和具有行政管理职能的直属机构，根据法律及国务院的行政法规、决定、命令，在本部门的权限范围内，制定规章。药事领域部门规章主要包括《药物非临床研究质量管理规范》《药品生产质量管理规范》《药品经营质量管理规范》等。

(5)地方性法规:省、自治区、直辖市人大及其常委会根据本行政区域的具体情况和实际需要制定的药事管理法规。其效力低于宪法、法律。例如:《吉林省药品监督管理条例》属于地方性法规。

(6)地方政府规章:省、自治区、直辖市和设区的市、自治州人民政府,可以根据法律、行政法规和本省、自治区、直辖市的地方性法规、制定规章。药事领域的政府规章有:《深圳市药品零售监督管理办法》等。

(7)民族自治条例和单行条例:民族自治地方的人民代表大会有权依照当地民族的政治、经济、文化的特点,制定自治条例和单行条例。药事领域的民族自治条例和单行条例有:《西藏自治区药品管理条例》。

(8)我国政府承认或者加入的国际条约:国际条约一般属于国际法的范畴,但经中国政府缔结的双边、多边协议、条约和公约等,在我国也具有约束力。药事领域的国际条约有:我国加入的《1961年麻醉品单一公约》和《1971年精神药物公约》等。

2. 药事管理法的效力及适用范围

(1)药事管理法效力的概念及适用范围:法律效力是指法律的适用范围,即法律在什么领域、什么时期和对谁有效的问题。也就是法律规范在空间上、时间上和对人的效力的问题。

1)空间效力:空间效力是指法律在什么地方发生效力。由国家制定的法律和经中央机关制定的规范性文件,在全国范围内生效。地方性法规只在本地区内有效。

2)时间效力:时间效力是指法律在何时生效和何时终止效力,以及新法律颁布生效之前发生的事件或者行为是否适用该项法规的问题。时间效力一般有三个原则:不溯及既往原则;后法废止前法原则;法律条文到达时间的原则。

3)对人的效力:对人的效力是指法律适用于什么样的人。对人的效力又分为属地主义、属人主义和保护主义。属地主义,即不论人的国籍如何,在哪国领域内就适用哪国法律。属人主义,即不论人在国内或国外,是哪国公民就适用哪国法律。保护主义,任何人只要损害了本国利益,不论损害者的国籍与所在地如何,都要受到该国法律的制裁。

(2)药事管理法律的效力等级:法律效力的等级是指规范性法律文件之间的效力等级关系,主要表现在以下几种情形。

1)上位法的效力高于下位法:宪法具有最高效力,一切药事法律、药事行政法规、地方性药事法规、药事自治条例和单行条例、药事规章都不得同宪法相抵触。药事法律的效力仅次于宪法,但高于药事行政法规、地方性药事法规、药事规章。药事行政法规的效力高于地方性药事法规、药事规章。地方性药事法规的效力高于本级和下级地方政府药事规章。省、自治区的人民政府制定的药事规章的效力高于本行政区域内市级人民政府制定的药事规章。药事部门规章之间、药事部门规章与地方政府药事规章之间具有同等效力,在各自的权限范围内施行。

2)特别法优于一般法:亦称特别冲突适用原则,是指在对同一事项时,确定是适用普通法还是特别法的规则。对同一事项规定不一致时,特别规定优于一般规定,或者特殊条款优于一般条款,例如:《产品质量法》和《药品管理法》均由全国人大常委会制定,效力等级相同,但前者是普通法,后者是特别法。当对同一事项两者均有规定时,应当适用特别法即《药品管理法》,若《药品管理法》没有规定,则适用《产品质量法》。

3）新法优于旧法：亦称新旧适用规则，是指对同一事项的新法和旧法的规定不同，确定适用新法还是旧法的原则。新法优于旧法，主要是指一部新法中的规定优于另一部旧法中的规定，或者称“后法优于前法”，对于同一部法，一般修订后，或者是旧法全部废止，以新法代替，或者是该法中新的规定取代旧的规定。

4）同级冲突适用规则：亦称层级冲突适应规则，是不同效力等级的规范性文件在适用生产冲突的时候，选择何种等级的规范性文件规则。司法机关对同一等级的法律规范之间的冲突不可能凭借现有的规则做出判断，只能请有权机关做出裁决。例如，部门药事规章之间、部门药事规章与地方政府药事规章之间对同一事项的规定不一致时，由国务院裁决。地方性药事法规与药事部门规章之间对同一事项的规定不一致，不能确定如何适用时，由国务院提出意见，国务院认为应当适用地方性药事法规的，应当决定在该地方适用地方性药事法规的规定；认为应当适用药事部门规章的，应当提请全国人民代表大会常务委员会裁决。

四、法律的制定、修订和颁布

法律由全国人民代表大会和全国人民代表大会常务委员会制定，并由享有立法权的立法机关行使国家立法权，依照法定程序制定、修改并颁布，并由国家强制力保证实施。根据《中华人民共和国立法法》第七条：全国人民代表大会和全国人民代表大会常务委员会行使国家立法权。全国人民代表大会有权制定和修改刑事、民事、国家机构的和其他的基本法律。全国人民代表大会常务委员会制定和修改除应当由全国人民代表大会制定的法律以外的其他法律；在全国人民代表大会闭会期间，对全国人民代表大会制定的法律进行部分补充和修改，但是不得同该法律的基本原则相抵触。

第二节　药品管理法律的一般规定

一、药品管理立法的概念及意义

（一）药事管理立法概念

药品管理立法（legislation of drug administration），是指由特定的国家机关，依据法定的权限和程序，制订、认可、修订、补充和废除药品管理法律规范的活动。

（二）药品管理立法的意义

制定、颁布药品管理的法律后有利于提高药品管理工作的法律地位和效力，增大守法、执法的力度；同时法律中明确规定了与药品管理相关的法律责任，使药品管理的法规更加完善，使药品监督管理工作有法可依，依法办事；有利于充分发挥人民群众对药品质量进行监督；有利于和国际药品管理工作接轨，增强竞争力。

二、药事管理法律的法律关系

（一）药事法律关系的含义

法律关系是指在法律规范调整社会关系中形成的人们之间的权利与义务的关系，是根据法律规范建立的一种社会关系，它与其他社会关系有着根本的区别，即法律关系是人与人之间的符合法律规范的关系。药事管理法律的法律关系是指国家机关、企事业单位、社会团体、公民个人在开展药事活动、药学服务和药品监督管理过程中，依据药事管理法律规范所形成的权利与义务的关系。

（二）药事法律关系的构成要素

1. 药事管理法律关系主体

法律关系主体是指法律关系的主要参加者，在法律关系中一定权利的享有者和一定义务的承担者。药事管理法律关系主体主要包括以下几类。

（1）国家机关：作为法律关系主体的国家机关主要分为两种情况：①政府的药品监督管理主管部门和有关部门，依法与其管辖范围内的相对方，结成药事行政法律关系；②政府的药品监督管理部门内部的，领导与被领导、管理与被管理的关系。

（2）机构和组织：包括法人和非法人的药品生产、经营企业、医疗机构、药房等企事业单位，大致分为3种情况：①以药品监督管理相对人的身份，同药品监督管理机构结成药事行政法律关系；②以提供药品和药学服务的身份，同需求药品和药学服务的机关、机构和组织、公民个人结成医药卫生服务关系；③与内部职工结成管理关系。

（3）公民个人（自然人）：可分为特定主体和一般主体，特定主体主要指药学技术人员，他们因申请执业注册认可，与药品监督管理部门结成药事行政法律关系；因承担药学服务，同所在单位结成内部的药事管理关系，并同患者结成医患关系。一般主体指所有的公民，他们因需求药品和药学服务而与提供药品和服务的企事业单位结成医药卫生服务关系。

2. 药事管理法律关系客体

法律关系客体是指法律关系主体之间的权利和义务所指向的对象。药事管理关系客体包括以下几类。

（1）药品：这是药事管理法律关系主体之间权利义务所指向的主要客观实体。

（2）人身权益：人身权益是人的物质形态，也是人的精神利益的体现。在一定范围内成为法律关系的客体。药事管理法的主要目的是保障人体用药安全，维护人民身体健康。因用药造成危害人体健康的结果，提供药品的主体，将受到药品监督管理主体依法实施的处罚。

（3）智力产品：例如新药、新产品的技术资料，药物利用评价，药品标准等都属于这一范畴。

（4）行为结果：分为物化结果和非物化结果。例如已生产上市的药品为药品生产的物化结果；因药品、药事引起的法律诉讼，其判案结果便是非物化结果。

3. 药事管理法律关系的内容

药事管理法律关系的内容，是主体之间的法律权利和义务，是法律规范的行为模式在实际社会生活中的具体落实，是法律规范在社会关系中实现的一种状态。例如《药品管理法》规定生产、经营药品，必须经省级药品监督管理局批准，发给许可证，并规定了申请、审批程序以及违反者应承担的法律责任。

4. 药事管理法的法律事实

法律事实是指法律规范所规定的、能够引起法律关系产生、变更和消灭的客观情况或现象，大体可分为法律事件和法律行为两类。例如，制售假药行为可能产生行政法律关系，也可能产生刑事法律关系，还可能引起某些民事法律关系（损害赔偿等）的产生。

三、药事管理法律中的行政行为

（一）药品管理行政执法的概念与特点

1. 药品管理行政执法的概念

药品管理行政执法，是指国家药品监督管理行政主体、法律法规授权的组织依照药品管理法律、法规和规章的规定处理具体药品管理行政事务，将药品管理法律规范适用于现实社会，实现国家药品管理的活动。

药品管理行政执法有广义和狭义两种。广义的药品管理行政执法，是指药品监督管理行政机关、法律法规授权的组织依法从事药品管理、行政管理和具体运用药品管理法律、法规和规章处理药品管理行政事务的一切活动，既包括具体药品管理行政行为，也包括抽象药品管理行政行为。具体药品管理行政行为是针对某特定人、特定事物、特定对象等做出的直接对相对人产生法律后果的行政行为，如药品管理行政许可、药品管理行政处罚、药品管理行政强制等行为；抽象药品管理行政行为，是指以不特定的人或事为管理对象，制定或发布的具有普遍约束力的规范性文件的行为，如药品监督管理部门根据法律、法规的规定，在本部门的权限内，发布命令、指示和规章的行为。

狭义的药品管理行政执法，仅指药品监督管理行政执法主体将法律、法规、规章运用于现实生活中的具体对象，处理具体药品管理行政案件所作出的具体药品管理行政行为。本章所阐述的药品管理行政执法即指具体药品管理行政行为。

2. 药品管理行政执法的特点

（1）合法性：即药品管理行政执法必须是合法的行为，包括主体合法、内容合法、程序合法。主体合法是指药品管理行政执法的主体必须是药品管理法律法规规定的行政机关或授权的组织；内容合法是要求药品管理行政执法必须符合药品管理法律法规的规定；程序合法是指药品管理行政执法必须严格遵守和执行法律程序。

（2）主动性：即药品管理行政执法一般都以执法主体的单方意思表示即可成立，在药品管理行政执法中大多数情况下不需得到相对人的请求，也不以相对人的意志为转移，主动执法才能使药品管理法律规范得以实现。

（3）国家强制性：药品管理行政执法是代表国家管理药品事务，是国家行政权运转的一种特殊方式，体现国家意志，具有国家强制性是药品管理行政执法的根本保证。

（4）药品管理行政执法行为的可诉性：即药品管理行政执法行为是确定特定人某种权利或义务，或者剥夺、限制其某种权利的行为，由此，必然会直接或者间接地产生相关的权利义务关系，产生相应的、现实的法律后果。当相对人认为药品管理行政执法主体的具体行政行为侵犯其合法权益时，依法可以申请行政复议或提起行政诉讼。

（二）药品管理法律中行政行为的分类

1. 药品行政许可

药品行政许可是指药品管理行政执法主体根据公民、法人或者其他组织的申请，经依法审查，准予其从事特定药事活动的行为。药品行政许可的目的主要在于维护公共利益和社会秩序，保障和监督药品监督管理部门有效实施行政管理。

2. 药品行政监督检查

药品行政监督检查是指药品管理行政执法主体为实现行政管理职能，对行政相对人遵守药品管理法律规范和具体药品管理行政处理决定的情况予以察看、监督的行政执法行为。各级药品监督管理部门可在法律规定的权限范围内对药品的研制、生产、流通、使用等领域实施监督检查，对生产、流通领域规范认证后的跟踪检查及贯彻规范后的动态监督检查，如对GMP的飞行检查等。检查的对象应主动配合，不得拒绝与隐瞒，同时还应向药品监督管理部门提供真实情况，如研制的原始资料、生产记录、购销凭证、处方登记等内容。

3. 药品行政处罚

药品行政处罚是指药品管理行政执法主体依照法定权限和程序对违反药品行政管理法律规范尚未构成犯罪的个人或组织给予行政制裁的具体行政行为，主要包括警告、罚款、没收财物、责令停业（产）、改正或整顿、吊销许可证、禁止从事药品相关活动、不受理相关申请等。

4. 药品行政强制措施

药品行政强制措施是指药品管理行政执法主体为保障药品监督管理目标的实现，依法采取强制手段促使义务人履行义务，或者为维护公共利益、保护人民健康和生命安全对有关场所和行政相对人的人身或财产采取的紧急性、及时性的强制措施的执法行为。目前，我国对药品监督管理采取的行政强制措施主要有药品责令召回、对药品不良反应采取必要的控制措施等。

5. 行政诉讼

行政诉讼是指公民、法人或其他组织认为药事行政机关（法律、法规授权组织或委托组织）的具体行政行为侵犯其合法权益时，依法向人民法院提起诉讼，由人民法院依据事实与法律进行审理并作出裁决的法律活动。

（1）行政诉讼的受案范围：在药事行政管理的实际工作中，行政诉讼的受案范围主要有以下几类：不服药品监管部门行政处罚的案件；不服药品监管部门强制措施的案件；药品监管部门“不作为”的案件。

（2）行政诉讼的特征：①药事行政诉讼是行政管理相对人不服药事行政执法机关处罚，向人民法院提起的诉讼；②药事行政诉讼的被告只能是行政部门，这是区别于民事诉讼和刑事诉讼的一个重要特征；③药事行政诉讼的标的是审查具体行政行为是否合法。行政诉讼是解决行政争议的重要法律制度。

（3）行政诉讼的基本原则：有举证责任倒置原则、复议前置原则、行为持续原则、不调解不得反诉原则、司法变更权有限原则。

第三节 药事管理法律体系

一、我国药事法律体系概况

药事管理法律体系是指以宪法为依据，以《药品管理法》《中医药法》《疫苗管理法》等法律为主干，由数量众多的药事行政法规、部门规章以及其他药事管理规范性文件组成的多层次、多门类的法律体系。药事法律体系内部是一种相互配合、互相补充、相互协调和相互制约的开放性结构。

我国药事法律体系包括法律、法规、部门规章和规范性文件等，涵盖药品注册、生产、流通、使用等各环节。《药品管理法》是我国药事法律体系的核心，是药事监管执法最基本、最直接的法律依据。

二、我国药事管理主要法律

1.《药品管理法》

新中国成立以来，党和政府制定了保障人民健康、发展医药卫生事业的方针，药事管理受到重视，并不断改善和加强。1978 年卫生部制定的《药政管理条例（试行）》是《药品管理法》的早期雏形。

1984 年 9 月 20 日第六届全国人民代表大会常务委员会第七次会议通过《药品管理法》，自 1985 年 7 月 1 日起施行。这是新中国成立后我国颁布的管理药品的第一部法律：在保证药品质量、保障人民用药安全有效、打击制售假劣药品行为等方面发挥了重要作用，使我国的药品监督管理工作走上了有法可依的轨道。

随着我国对外开放的不断深入和经济全球化的发展，有些药品管理的规定已不能完全监管现实工作中出现的一些新情况、新问题。因此，从 1998 年 10 月起国家药品监督管理局开始启动《药品管理法》的修订工作。2001 年 2 月 28 日，第九届人大常委会第二十次会议审议通过了修订的《药品管理法》，自 2001 年 12 月 1 日起正式实施。

2013 年 12 月 28 日，第十二届全国人民代表大会常务委员会第六次会议对《药品管理法》第十三条进行了修改，将药品委托生产的审批权下放到省级药品监督管理部门。2015 年 4 月 24 日，第十二届全国人民代表大会常务委员会第十四次会议通过《关于修改〈中华人民共和国药品管理法〉(2001 版）的决定》，调整了凭《药品生产许可证》和《药品经营许可证》在工商行政管理部门注册、变更和注销环节，取消绝大部分药品政府定价，药品实际交易价格主要由市场竞争形成。

近年来，我国药品产业快速发展，药品审评审批制度改革持续深化，药品安全监管持续加强，药品监管国际化步伐持续加快，《药品管理法》急需修改完善、与时俱进。中华人民共和国第十三届全国人民代表大会常务委员会第十二次会议于 2019 年 8 月 26 日修订通过新的《药品管理法》，自 2019 年 12 月 1 日起施行（表 4–1）。

表 4–1　现行《药品管理法》框架结构

生效时间	2019 年 12 月 1 日
颁布部门	全国人民代表大会常务委员会
框架	第一章　总　　则（1 ~ 15 条）
	第二章　药品研制和注册（16 ~ 29 条）
	第三章　药品上市许可持有人（30 ~ 40 条）
	第四章　药品生产（41 ~ 50 条）
	第五章　药品经营（51 ~ 68 条）
	第六章　医疗机构药事管理（69 ~ 76 条）

续表

框架	第七章　药品上市后管理（77～83 条）
	第八章　药品价格和广告（84～91 条）
	第九章　药品储备和供应（92～97 条）
	第十章　监督管理（98～113 条）
	第十一章　法律责任（114～151 条）
	第十二章　附　　则（152～155 条）
意义	《药品管理法》是我国目前具有最高法律效力的药品监督管理规范性文件，是我国药品管理基本法，《药品管理法》明确了药品监督管理部门的执法主体地位，增加了实践中行之有效的和新的药品监督管理制度，对从事药品研制、生产、经营、使用和监督管理的单位和个人应遵守的内容做了原则性规定

2.《疫苗管理法》

疫苗是关系人民群众生命健康的特殊药品，也是现代医学预防和控制传染病最经济、最有效的公共卫生干预措施。2019 年 6 月 29 日，十三届全国人大常委会第十一次会议表决通过了《疫苗管理法》，对疫苗的研制、生产、流通、预防接种全过程进行监管。该法自 2019 年 12 月 1 日起实施。我国的《疫苗管理法》是目前全世界第一部综合性疫苗管理法，其明确规定国家对疫苗实行最严格的管理制度，坚持安全第一、风险管理、全程监控、科学监督、社会共治（表 4–2）。

表 4–2 《疫苗管理法》框架结构

生效时间	2019 年 12 月 1 日
颁布部门	全国人民代表大会常务委员会
框架	第一章　总　　则（1～13 条）
	第二章　疫苗研制和注册（14～21 条）
	第三章　疫苗生产和批签发（22～31 条）
	第四章　疫苗流通（32～40 条）
	第五章　预防接种（41～51 条）
	第六章　异常反应监测和处理（52～56 条）
	第七章　疫苗上市后管理（57～62 条）
	第八章　保障措施（63～69 条）
	第九章　监督管理（70～78 条）
	第十章　法律责任（79～96 条）
	第十一章　附　　则（97～100 条）

续表

意义	《疫苗管理法》将疫苗监管新举措以法律形式固化。将分散的疫苗管理规范整合集成,对疫苗研制、生产、流通、预防接种及监督管理作出系统性规定。《疫苗管理法》是全球首部综合性疫苗管理法律,对促进疫苗产业创新和行业健康发展。保证疫苗安全、有效、可及,重塑人民群众疫苗安全信心,保护和促进公众健康具有重要意义

《疫苗管理法》确立了"全程管控"的基本原则,对疫苗的研制和注册、生产和批签发、流通、预防接种、异常反应监测和处理,疫苗上市后管理,按全生命周期管理的要求,做出了全面而系统的规定。通过落实各方责任、强化各环节监管措施、强调信息公开、严格责任追究,明确从企业到部门各方面质量安全责任,全面加强疫苗的监督管理。目前我国共有 45 家疫苗生产企业,可生产 60 种以上的疫苗,预防 34 种传染病,年产能超过 10 亿剂次,是世界上为数不多的能依靠自身能力解决全部计划免疫疫苗的国家之一。

3.《中医药法》

为继承和弘扬中医药,保障和促进中医药事业发展,保护人民健康,2016 年 12 月 25 日,十二届全国人民代表大会常务委员会第二十五次会议通过了《中医药法》,自 2017 年 7 月 1 日起施行。这是我国第一部全面、系统体现中医药特点的综合性法律(表 4–3)。

表 4–3 《中医药法》框架结构

生效时间	2017 年 7 月 1 日
颁布部门	全国人民代表大会常务委员会
框架	第一章　总　　则(1 ~ 10 条)
	第二章　中医药服务(11 ~ 20 条)
	第三章　中药保护与发展(21 ~ 32 条)
	第四章　中医药人才培养(33 ~ 37 条)
	第五章　中医药科学研究(38 ~ 41 条)
	第六章　中医药传承与文化传播(42 ~ 46 条)
	第七章　保障措施(47 ~ 52 条)
	第八章　法律责任(53 ~ 59 条)
	第九章　附　　则(60 ~ 63 条)
意义	《中医药法》第一次从法律层面明确了中医药的重要地位、发展方针和扶持措施,为中医药事发展提供了法律保障。有利于保持和发挥中医药特色和优势,促进中医药事业发展,同时有利于规范中医药从业行为,保障医疗安全和中药质量

《中医药法》以保护、扶持、发展中医药为宗旨,着眼继承和弘扬中医药,强化政策支持与保障,坚持规范与扶持并重,注重体制机制和制度创新,在很大程度上解决了制约中医药发展的重

点、难点问题，有利于促进中医药的继承和发展，有利于建设中国特色医药卫生制度、推进健康中国建设，有利于充分发挥中医药在经济社会中的重要作用，有利于保持我国作为传统医药大国在世界传统医药发展中的领先地位。

4.《基本医疗卫生与健康促进法》

《基本医疗卫生与健康促进法》于 2019 年 12 月 28 日由第十三届全国人民代表大会常务委员会第十五次会议审议通过，自 2020 年 6 月 1 日起施行。《基本医疗卫生与健康促进法》的立法目的主要体现在三个方面：①落实宪法关于国家发展医疗卫生事业、保护人民健康的规定；②引领医药卫生事业改革和发展大局；③推动和保障健康中国战略的实施（表 4–4）。

表 4–4 《基本医疗卫生与健康促进法》框架结构

生效时间	2020 年 6 月 1 日
颁布部门	全国人民代表大会常务委员会
框架	第一章　总　　则（1 ~ 14 条）
	第二章　基本医疗卫生服务（15 ~ 33 条）
	第三章　医疗卫生机构（34 ~ 50 条）
	第四章　医疗卫生人员（51 ~ 57 条）
	第五章　药品供应保障（58 ~ 66 条）
	第六章　健康促进（67 ~ 79 条）
	第七章　资金保障（80 ~ 85 条）
	第八章　监督管理（86 ~ 97 条）
	第九章　法律责任（98 ~ 106 条）
	第十章　附　　则（107 ~ 110 条）
意义	《基本医疗卫生与健康促进法》是我国卫生健康领域的第一部基础性、综合性法律，对完善基本医疗卫生与健康促进法治体系，引领和推动卫生健康事业改革发展，加快推进健康中国建设，保障公民享有基本医疗卫生服务，提升全民健康水平具有十分重大的意义

《基本医疗卫生与健康促进法》共十章 110 条，涵盖基本医疗卫生服务、医疗卫生机构和人员、药品供应保障、健康促进、资金保障、监督管理等方面内容，凸显“保基本、强基层、促健康”理念。该法明确了我国医疗卫生与健康事业应当坚持以人民为中心，为人民健康服务，规定了医疗卫生事业应当坚持公益性原则，确立了健康优先发展的战略地位，强调健康理念融入各项政策，体现了卫生与健康工作理念从“以治病为中心”到“以人民健康为中心”的转变，是我国医药卫生事业的核心。

三、我国药事管理主要行政法规

《药品管理法实施条例》于2002年8月4日中华人民共和国国务院令第360号公布，是《药品管理法》的配套法规，按照《药品管理法》的体例，并与其章节相对应。根据2016年2月6日《国务院关于修改部分行政法规的决定》第一次修正，根据2019年3月2日《国务院关于修改部分行政法规的决定》第二次修正。2022年5月9日，国家药品监督管理局公开征求《药品管理法实施条例（修订草案征求意见稿）》意见。

除《药品管理法实施条例》外，我国药品管理的行政法规主要有《野生药材资源保护管理条例》《中药品种保护条例》《麻醉药品和精神药品管理条例》《医疗用毒性药品管理办法》《放射性药品管理办法》《反兴奋剂条例》等，见表4-5。

表4-5　我国药事管理主要行政法规

行政法规	主要内容	施行日期
药品管理法实施条例	药品监督管理部门职责划分、药品生产企业管理、药品经营企业管理、医疗机构的药剂管理、药品管理、药品包装的管理、药品价格和广告的管理、违反《药品管理法》的法律责任	2002-09-15（2016-02-06第一次修正、2019-03-02第二次修正）
野生药材资源保护管理条例	重点野生药材保护分级及品种、保护管理办法等方面的规定	1987-12-01
中药品种保护条例	中药保护品种的范围和等级划分、申请保护程序、保护措施等方面的规定	1993-01-01（2018-09-18修正）
麻醉药品和精神药品管理条例	麻醉药品和精神药品的种植、实验研究和生产、经营、使用、储存、运输、审批程序、监督管理和法律责任等方面的规定	2005-11-01
医疗用毒性药品管理办法	医疗用毒性药品的概念和品种、生产管理、经营和使用管理、法律责任等方面的规定	1988-12-27
放射性药品管理办法	放射性新药的研制、临床研究和审批，生产、经营和进出口，包装、运输和使用，以及放射性药品的标准和检验等方面的规定	1989-01-13
反兴奋剂条例	兴奋剂的生产、销售、进出口等方面的规定	2004-03-01

四、我国药事管理主要部门规章

我国药事管理各环节的部门规章主要涉及药物研制与药品注册、药品生产、药品流通、药品上市后监测、医疗机构药事管理等领域，见表4-6，具体内容详见本书相关章节。

表 4-6 我国药事管理各环节主要部门规章

监管环节	部门规章	施行日期	颁布机关
药物研制	药物非临床研究质量管理规范（GLP）	2017-09-01	国家食品药品监督管理总局
	药物临床试验质量管理规范（GCP）	2020-07-01	国家药品监督管理局、国家卫生健康委员会
药品注册	药品注册管理办法	2020-07-01	国家市场监督管理总局
	药品注册现场核查管理规定	2008-05-23	国家食品药品监督管理局
	中药注册管理补充规定	2008-01-07	国家食品药品监督管理局
药品生产	药品生产质量管理规范（GMP）	2011-03-01	卫生部
	药品生产监督管理办法	2020-07-01	国家市场监督管理总局
	直接接触药品的包装材料和容器管理办法	2004-07-20	国家食品药品监督管理局
药品流通	药品经营质量管理规范（GSP）	2016-07-13	国家食品药品监督管理总局
	药品流通监督管理办法	2007-05-01	国家食品药品监督管理局
	药品经营许可证管理办法	2004-04-01（2017-11-17 修正）	国家食品药品监督管理局
	药品进口管理办法	2012-08-24	国家食品药品监督管理局、海关总署
	处方药与非处方药流通管理暂行规定	2000-01-01	国家药品监督管理局
	进口药材管理办法	2020-01-01	国家市场监督管理总局
药品上市后监测	药品不良反应报告和监测管理办法	2011-07-01	卫生部
药品使用	医疗机构药事管理规定	2011-03-01	卫生部、国家中医药管理局、总后勤部卫生部
	医疗机构制剂配制质量管理规范（试行）	2001-03-13	国家药品监督管理局
	医疗机构制剂配制监督管理办法（试行）	2005-06-01	国家食品药品监督管理局
	医疗机构药品监督管理办法（试行）	2011-10-11	国家食品药品监督管理局
	处方管理办法	2007-02-14	卫生部
	抗菌药物临床应用管理办法	2012-04-24	卫生部
执业药师职业资格制度	执业药师职业资格制度规定	2019-03-05	国家药品监督管理局
	执业药师职业资格考试实施办法	2019-03-05	国家药品监督管理局
	执业药师注册管理办法	2021-06-24	国家药品监督管理局
药品信息管理	药品说明书和标签管理规定	2006-06-01	国家食品药品监督管理局
	互联网药品信息服务管理办法	2017-11-07	国家食品药品监督管理总局

续表

监管环节	部门规章	施行日期	颁布机关
特殊药品管理	药品类易制毒化学品管理办法	2010-05-11	卫生部
	生物制品批签发管理办法	2021-03-01	国家市场监督管理总局
	蛋白同化制剂和肽类激素进出口管理办法	2014-09-28（2017-11-01修正）	国家食品药品监督管理总局、海关总署与体育总局

第四节 《药品管理法》的主要内容

一、立法原则

1. 立法目的

我国《药品管理法》的立法目的是：①加强药品管理；②保证药品质量；③保障公众用药安全和合法权益；④保护和促进公众健康。这4个层面的内容层层递进，其中保护和促进公众健康是制定《药品管理法》最根本的目的。

2. 适用范围

在中华人民共和国境内从事药品研制、生产、经营、使用和监督管理活动，适用本法。地域范围是我国的边境范围内，香港、澳门特别行政区按照其法律规定执行。同时强调《药品管理法》规范的是行为活动，而非行为主体。将药品定义由附则调整至总则，并将药品概念的外延简化为“中药、化学药和生物制品等”类别。

3. 监管理念

《药品管理法》第三条规定，药品管理应当以人民健康为中心，坚持风险管理、全程管控、社会共治的原则，建立科学、严格的监督管理制度，全面提升药品质量，保障药品的安全、有效、可及。明确药品管理应当以人民健康为中心，将风险管理、全程管控、社会共治的理念贯穿于药品研制、生产、经营、使用、上市后管理等各个环节。

4. 发展原则

国家发展现代药和传统药，充分发挥其在预防、医疗和保健中的作用。国家保护野生药材资源和中药品种，鼓励培育道地中药材。

国家鼓励研究和创制新药，保护公民、法人和其他组织研究、开发新药的合法权益。

二、监管制度

《药品管理法》建立和健全了几十项重要制度，至少有10项创新制度对医药行业影响重大。

1. 药品上市许可持有人制度

《药品管理法》总则第六条规定，国家对药品管理实行药品上市许可持有人制度。药品上市许可持有人依法对药品研制、生产、经营、使用全过程中药品的安全性、有效性和质量可控性负责。并将“药品上市许可持有人制度”单独设置为第三章，共11条。

（1）定义和基本要求：药品上市许可持有人是指取得药品注册证书的企业或者药品研制机构等。药品上市许可持有人应当依照《药品管理法》规定，对药品的非临床研究、临床试验、生产经营、上市后研究、不良反应监测及报告与处理等承担责任。其他从事药品研制、生产、经营、储存、运输、使用等活动的单位和个人依法承担相应责任。药品上市许可持有人的法定代表人、主要负责人对药品质量全面负责。

药品上市许可持有人应当建立药品质量保证体系，配备专门人员独立负责药品质量管理。药品上市许可持有人应当对受托药品生产企业、药品经营企业的质量管理体系进行定期审核，监督其持续具备质量保证和控制能力。

（2）药品生产管理规定：药品上市许可持有人可以自行生产药品，也可以委托药品生产企业生产。药品上市许可持有人自行生产药品的，应当依照本法规定取得药品生产许可证；委托生产的，应当委托符合条件的药品生产企业。药品上市许可持有人和受托生产企业应当签订委托协议和质量协议，并严格履行协议约定的义务。血液制品、麻醉药品、精神药品、医疗用毒性药品、药品类易制毒化学品不得委托生产；但是，国务院药品监督管理部门另有规定的除外。药品上市许可持有人应当建立药品上市放行规程，对药品生产企业出厂放行的药品进行审核，经质量受权人签字后方可放行。不符合国家药品标准的，不得放行。

（3）药品销售管理规定：药品上市许可持有人可以自行销售其取得药品注册证书的药品，也可以委托药品经营企业销售。药品上市许可持有人从事药品零售活动的，应当取得药品经营许可证，同时符合《药品管理法》中所规定的从事药品经营活动应当具备的条件。药品上市许可持有人、药品生产企业、药品经营企业委托储存、运输药品的，应当对受托方的质量保证能力和风险管理能力进行评估，与其签订委托协议，约定药品质量责任、操作规程等内容，并对受托方进行监督。

（4）其他规定：药品上市许可持有人应当建立年度报告制度，每年将药品生产销售、上市后研究、风险管理等情况按照规定向省、自治区、直辖市人民政府药品监督管理部门报告。药品上市许可持有人为境外企业的，应当由其指定的在中国境内的企业法人履行药品上市许可持有人义务，与药品上市许可持有人承担连带责任。经国务院药品监督管理部门批准，药品上市许可持有人可以转让药品上市许可。

2. 药品追溯制度

药品追溯制度是药品管理法的一项重要制度，指的是利用信息化手段保障药品生产、药品经营和药品使用环节质量的安全，防止假药、劣药进入合法渠道，并且能够实现药品风险控制，精准召回。

《药品管理法》第十二条规定，国家建立健全药品追溯制度。国务院药品监督管理部门应当制定统一的药品追溯标准和规范，推进药品追溯信息互通互享，实现药品可追溯。第三十六条规定，药品上市许可持有人、药品生产企业、药品经营企业和医疗机构应当建立并实施药品追溯制度，按照规定提供追溯信息，保证药品可追溯。

中药饮片生产企业也要建立追溯体系。中药饮片生产企业履行药品上市许可持有人的相关义务，对中药饮片生产、销售实行全过程管理，建立中药饮片追溯体系，保证中药饮片安全、有效、可追溯。

未按照规定建立并实施药品追溯制度，按照《药品管理法》第一百二十七条规定，责令限期改正，给予警告；逾期不改正的，处10万元以上50万元以下的罚款。

3. 药物警戒制度

《药品管理法》第十二条第二款规定，国家建立药物警戒制度，对药品不良反应及其他与用药有关的有害反应进行监测、识别、评估和控制。

药物警戒制度与国际接轨，拓宽了药品不良反应监测和报告制度，贯穿于药品全生命周期。《药品管理法》第八十条规定，药品上市许可持有人应当开展药品上市后不良反应监测，主动收集、跟踪分析疑似药品不良反应信息，对已识别风险的药品及时采取风险控制措施。第八十一条规定，药品上市许可持有人、药品生产企业、药品经营企业和医疗机构应当经常考察本单位所生产、经营、使用的药品质量、疗效和不良反应。发现疑似不良反应的，应当及时向药品监督管理部门和卫生健康主管部门报告。

4. 临床试验管理制度

《药品管理法》将药品审评审批制度改革中的临床试验系列制度上升为法律条款，主要包括默示许可制度、临床试验机构备案制度和拓展性临床试验制度。

（1）临床试验由批准制调整为到期默示许可制：《药品管理法》第十九条规定，国务院药品监管部门应当自受理临床试验申请之日起60个工作日内决定是否同意并通知临床试验申办者，逾期未通知的，视为同意。第二十二条明确，药物临床试验期间，发现存在安全性问题或者其他风险的，临床试验申办者应当及时调整临床试验方案、暂停或者终止临床试验，并向国务院药品监督管理部门报告。必要时，国务院药品监督管理部门可以责令调整临床试验方案、暂停或者终止临床试验。

（2）开展生物等效性试验由审批制改为备案制：《药品管理法》第十九条规定，开展生物等效性试验的，报国务院药品监督管理部门备案。

（3）药物临床试验机构由资格认定改为备案管理：开展药物临床试验，应当在具备相应条件的临床试验机构进行。药物临床试验机构实行备案管理，具体办法由国务院药品监督管理部门、国务院卫生健康主管部门共同制定。

（4）建立拓展性临床试验的同情给药机制：《药品管理法》第二十三条规定，对正在开展临床试验的用于治疗严重危及生命且尚无有效治疗手段的疾病的药物，经医学观察可能获益，并且符合伦理原则的，经审查、知情同意后可以在开展临床试验的机构内用于其他病情相同的患者。对于严重危及生命且尚无有效治疗手段的患者，开创“拓展性临床试验”，不须审批，通过伦理审查即可以使用药品。

5. 优先审评与附条件审评制度

优先审评制度是一项实践中已经实施的审评审批改革措施，《药品管理法》进一步明确了优先审评制度的鼓励方向。

（1）儿童用药优先审评：国家采取有效措施，鼓励儿童用药品的研制和创新，支持开发符合儿童生理特征的儿童用药品新品种、剂型和规格，对儿童用药品予以优先审评审批。

（2）短缺药品、防治重大传染病和罕见病等疾病的新药优先审评：国家鼓励短缺药品的研制和生产，对临床急需的短缺药品、防治重大传染病和罕见病等疾病的新药予以优先审评审批。首次将短缺药品优先审评制度列入法律条文。

（3）建立附条件批准制度：对治疗严重危及生命且尚无有效治疗手段的疾病以及公共卫生

方面急需的药品，药物临床试验已有数据显示疗效并能预测其临床价值的，可以附条件批准，并在药品注册证书中载明相关事项。对附条件批准的药品，药品上市许可持有人应当采取相应风险管理措施，并在规定期限内按照要求完成相关研究；逾期未按照要求完成研究或者不能证明其获益大于风险的，国务院药品监督管理部门应当依法处理，直至注销药品注册证书。

6. 药品标准管理制度

（1）确立了国务院药品监督管理部门核准的药品质量标准的法律地位：判断药品质量是否合格的标准首先是国家标准，国家标准与核准的标准同时存在时，以核准的标准作为依据。《药品管理法》第二十五条规定，国务院药品监管部门在审批药品时，对药品的质量标准、生产工艺、标签和说明书一并核准。第二十八条指出，药品应当符合国家药品标准。经国务院药品监督管理部门核准的药品质量标准高于国家药品标准的，按照经核准的药品质量标准执行；没有国家药品标准的，应当符合经核准的药品质量标准。

（2）明确了药品质量标准将作为产品放行、假劣药品的判定依据：《药品管理法》第三十三条规定，药品上市许可持有人应当建立药品上市放行规程，对药品生产企业出厂放行的药品进行审核，经质量受权人签字后方可放行。不符合国家药品标准的，不得放行。第四十四条规定，药品应当按照国家药品标准和经药品监督管理部门核准的生产工艺进行生产。第四十七条规定，药品生产企业应当对药品进行质量检验。不符合国家药品标准的，不得出厂。第九十八条明确，药品所含成分与国家药品标准规定的成分不符的为假药；药品成分的含量不符合国家药品标准的为劣药。

7. 药品上市后管理制度

《药品管理法》“第七章药品上市后管理”单独设章，体现了“风险管理、全程管控”的药品监管理念。

（1）设立全新的风险管理计划条款：《药品管理法》第七十七条规定，药品上市许可持有人应当制订药品上市后风险管理计划，主动开展药品上市后研究，对药品的安全性、有效性和质量可控性进行进一步确证，加强对已上市药品的持续管理。

（2）设定附条件批准中的条件完成期限要求：对附条件批准的药品，药品上市许可持有人应当采取相应风险管理措施，并在规定期限内按照要求完成相关研究；逾期未按照要求完成研究或者不能证明其获益大于风险的，国务院药品监督管理部门应当依法处理，直至注销药品注册证书。

（3）建立以风险为基础的生产变更管理制度：对药品生产过程中的变更，按照其对药品安全性、有效性和质量可控性的风险和产生影响的程度，实行分类管理。属于重大变更的，应当经国务院药品监督管理部门批准，其他变更应当按照国务院药品监督管理部门的规定备案或者报告。重大变更实行审批制，其他变更实行备案或者报告制，优化变更路径，提高变更效率，鼓励企业持续改进生产过程。

（4）明确药物警戒和药品不良反应报告义务：药品上市许可持有人应当开展药品上市后不良反应监测，主动收集、跟踪分析疑似药品不良反应信息，对已识别风险的药品及时采取风险控制措施。药品上市许可持有人、药品生产企业、药品经营企业和医疗机构发现疑似不良反应的，也应当及时报告。

（5）确立药品召回制度的法律地位：药品上市许可持有人应当主动召回存在质量问题或者

其他安全隐患的药品，及时公开召回信息药品。药品上市许可持有人依法应当召回药品而未召回的，省、自治区、直辖市人民政府药品监管部门应当责令其召回。

药品上市许可持有人拒不召回的，处应召回药品货值金额5倍以上10倍以下的罚款；货值金额不足10万元的，按10万元计算；情节严重的，吊销药品批准证明文件、药品生产许可证、药品经营许可证，对法定代表人、主要负责人、直接负责的主管人员和其他责任人员，处2万元以上20万元以下的罚款。药品生产企业、药品经营企业、医疗机构拒不配合召回的，处10万元以上50万元以下的罚款。

（6）建立定期药品上市后评价制度：药品上市许可持有人应当对已上市药品的安全性、有效性和质量可控性定期开展上市后评价。必要时，国务院药品监督管理部门可以责令药品上市许可持有人开展上市后评价或者直接组织开展上市后评价。经评价，对疗效不确切、不良反应大或者因其他原因危害人体健康的药品，应当注销药品注册证书。

8. 职业化专业化检查员制度

《药品管理法》第一百零四条规定，国家建立职业化、专业化药品检查员队伍。检查员应当熟悉药品法律法规，具备药品专业知识。"专业化"，是指具备药品专业知识。到2020年底，国务院药品监管部门和省级药品监管部门基本完成职业化专业化药品检查员队伍制度体系建设。在此基础上，再用3～5年时间，构建起基本满足药品监管要求的职业化专业化药品检查员队伍体系，进一步完善以专职检查员为主体、兼职检查员为补充，政治过硬、素质优良、业务精湛、廉洁高效的职业化专业化药品检查员队伍，形成权责明确、协作顺畅、覆盖全面的药品监督检查工作体系。

9. 假劣药管理制度

（1）禁止生产（配制）、销售、使用假药和劣药：具体内容见表4–7。

表4–7 假药与劣药的认定标准

假药	劣药
有下列情形之一的，为假药： （1）药品所含成分与国家药品标准规定的成分不符 （2）以非药品冒充药品或者以他种药品冒充此种药品 （3）变质的药品 （4）药品所标明的适应证或者功能主治超出规定范围的	有下列情形之一的，为劣药： （1）药品成分含量不符合国家药品标准的 （2）被污染的药品 （3）未标明或者更改有效期的药品 （4）未注明或者更改产品批号的药品 （5）超过有效期的药品 （6）擅自添加防腐剂、辅料的药品 （7）其他不符合药品标准规定的药品

（2）将未经审批的药品单独作为违法行为以禁止性条款列出：《药品管理法》第六十五条规定，医疗机构因临床急需进口少量药品的，经国务院药品监督管理部门或者国务院授权的省、自治区、直辖市人民政府批准，可以进口。进口的药品应当在指定医疗机构内用于特定医疗目的。个人自用携带入境少量药品，按照国家有关规定办理。《药品管理法》第九十八条规定，禁止未取得药品批准证明文件生产、进口药品；禁止使用未按照规定审评、审批的原料药、包装材料和容

器生产药品。

10. 最严厉的处罚制度

《药品管理法》第十一章“法律责任”共38条，体现了最严厉的处罚。

（1）将刑事责任单列：《药品管理法》第一百一十四条指出，违反本法规定，构成犯罪的，依法追究刑事责任。

（2）行政处罚到人，追究关键责任人的责任：《药品管理法》中共有9个法律责任条款对法定代表人、主要负责人、直接负责的主管人员和其他责任人员等关键责任人设定行政处罚措施，包括罚款、没收违法行为发生期间自本单位所获收入的一定比例的违法所得，终身禁业罚和行政拘留。同时各项违法行为的处罚幅度均大幅提升。

（3）建立信用管理制度，实行联合惩戒：《药品管理法》第一百零五条规定，药品监管部门建立药品上市许可持有人、药品生产企业、药品经营企业、药物非临床安全性评价研究机构、药物临床试验机构和医疗机构药品安全信用档案，记录许可颁发、日常监督检查结果、违法行为查处等情况，依法向社会公布并及时更新；对有不良信用记录的，增加监督检查频次，并可以按照国家规定实施联合惩戒。

（4）建立首付责任制和惩罚性赔偿制度：《药品管理法》第一百四十四条规定，药品上市许可持有人、药品生产企业、药品经营企业或者医疗机构违反本法规定，给用药者造成损害的，依法承担赔偿责任。因药品质量问题受到损害的，受害人可以向药品上市许可持有人、药品生产企业请求赔偿损失，也可以向药品经营企业、医疗机构请求赔偿损失。接到受害人赔偿请求的，应当实行首负责任制，先行赔付；先行赔付后，可以依法追偿。生产假药、劣药或者明知是假药、劣药仍然销售、使用的，受害人或者其近亲属除请求赔偿损失外，还可以请求支付价款十倍或者损失三倍的赔偿金；增加赔偿的金额不足一千元的，为一千元。

三、法律责任

1. 法律责任的概念与分类

法律责任，是指行为人由于自己违法行为、违约行为或者由于法律规定而应承担的某种强制性、否定性的法律后果。法律责任是补偿受到侵害的合法权益的一种手段。

根据行为人违反法律规范的性质和社会危害程度，法律责任分为民事责任、行政责任和刑事责任3种。

民事责任是指民事主体违反合同义务或者法定民事义务而应承担的法律后果。

行政责任是指行政法律关系主体因违反行政法律规范而应当承担的、由专门国家机关确认的、行政法上的否定性的法律后果。

刑事责任是指犯罪人因其实施犯罪行为而应当承担的国家司法机关依照刑事法律对其犯罪行为及其本人所作的否定性评价和谴责。

2. 违反《药品管理法》的法律责任

违反有关许可证、药品批准证明文件规定的法律责任 《药品管理法》中规定的许可证、药品批准证明文件包括《药品生产许可证》《药品经营许可证》《医疗机构制剂许可证》、药品批准文号及其他批件等。违反有关许可证、药品批准证明文件的规定，行为人要承担罚款、吊销许可证、没收违法所得等行政责任；如构成犯罪，还要依法追究刑事责任，具体见表4-8。

表 4-8 违反有关许可证、药品批准证明文件规定的法律责任

法律条款	行为人及违法行为	法律责任
《药品管理法》第一百一十五条	单位或个人没有许可证生产、经营药品或配制制剂	① 责令关闭 ② 没收药品、没收违法所得 ③ 并处罚款:违法和销售的药品货值金额 15 ~ 30 倍 ④ 货值金额不足 10 万元的,按 10 万元计算
《药品管理法》第一百二十二条	单位或个人伪造、变造、非法买卖、出租、出借许可证或药品批准证明文件	① 没收违法所得 ② 并处罚款:违法所得 1 ~ 5 倍 ③ 情节严重的并处违法所得 5 ~ 15 倍,吊销许可证或药品批准证明文件 ④ 法定代表人、主要负责人及其他责任人处 2 万 ~ 20 万元罚款,10 年内禁止从事药品生产经营活动,并可以由公安机关处拘留 ⑤ 违法所得不足 10 万元的,按 10 万元计算
《药品管理法》第一百二十三条	以虚假材料或者欺骗手段取得许可证或者药品批准证明文件	① 撤销相关许可,10 年内不受理其相应申请 ② 并处罚款:50 万 ~ 500 万元 ③ 情节严重的,法定代表人、主要负责人、直接负责的主管人员和其他责任人处 2 万 ~ 20 万元罚款,10 年内禁止从事药品生产经营活动,并可以由公安局关处 5 ~ 15 日拘留
《药品管理法》第一百二十九条	药品上市许可持有人、药品生产企业、药品经营企业或者医疗机构未从药品上市或者许可持有人具有药品生产、经营资格的企业购进药品的	① 责令改正,没收违法购进的药品及违法所得 ② 并处罚款:违法购进药品货值金额 2 ~ 10 倍 ③ 情节严重的并处货值金额 10 ~ 30 倍罚款,吊销许可证 ④ 货值金额不足 5 万元的,按 5 万元计算

生产(包括配制)、销售假药、劣药的,以及知道或应当知道属于假劣药品而为其提供运输、保管、仓储等便利条件的,行为人要承担行政责任,如没收违法所得、罚款、吊销许可证等;构成犯罪,还要依法追究刑事责任,具体见表 4-9。

有关单位和个人违反其他有关规定应当承担的法律责任,具体见表 4-10。

药品监督管理部门是《药品管理法》的行政执法主体,药品检验机构是法定技术机构,药品监督管理行政部门和技术机构违反《药品管理法》及《药品管理法实施条例》的规定,也要承担相应的法律责任,主要形式是行政处罚和行政处分;构成犯罪的,依法追究刑事责任,具体见表 4-11。

违反《药品管理法》的规定,有下列行为之一的,由药品监督管理部门在《药品管理法》和《实施条例》规定的处罚幅度内从重处罚:①以麻醉药品、精神药品、医疗用毒性药品、放射性药品、药品类易制毒化学品冒充其他药品,或者以其他药品冒充上述药品的;②生产、销售以孕产妇、儿童为主要使用对象的假药、劣药的;③生产、销售的生物制品属于假药、劣药的;④生产、销售假药、

劣药，造成人身伤害后果的；⑤生产、销售假药、劣药，经处理后重犯的；⑥拒绝、逃避监督检查，或者伪造、销毁、隐匿有关证据材料的，或者擅自动用查封、扣押物品的。

表 4-9 生产、销售、使用假药、劣药的法律责任

法律条款	违法行为人及违法行为	法律责任
《药品管理法》第一百一十六条	生产、销售假药的	① 没收假药和违法所得 ② 并处罚款：违法生产、销售的药品货值金额 15 ~ 30 倍，货值金额不足 10 万元，按 10 万元计算 ③ 并责令停产、停业整顿 ④ 吊销药品批准证明文件 ⑤ 情节严重的吊销药品生产许可证、药品经营许可证或者医疗机构制剂许可证，10 年内不受理其相应申请 ⑥ 药品上市许可持有人为境外企业的，10 年内禁止其药品进口
《药品管理法》第一百一十七条	生产、销售劣药的	① 没收劣药和违法所得 ② 并处罚款：违法生产、销售的药品货值金额 10 ~ 20 倍。违法生产、批发的药品货值金额不足 10 万元的，按 10 万元计算；违法零售的药品货值金额不足 1 万元的，按 1 万元计算 ③ 情节严重的，责令停产、停业整顿直至吊销药品批准证明文件和药品生产许可证、药品经营许可证或者医疗机构制剂许可证 ④ 生产、销售的中药饮片不符合药品标准，尚不影响安全性、有效性、责令限期改正，给予警告；可处 10 万 ~ 50 万元罚款
《药品管理法》第一百一十八条	生产、销售假药或生产、销售劣药情节严重	① 法定代表人、主要负责人、直接负责的主管人员和其他责任人员，没收违法行为发生期间自本单位所获收入，并处所获收入 30% 至 3 倍罚款，终身禁止从事药品生产、经营活动，并可以由公安机关处以 5 ~ 15 日拘留 ② 对生产者专门用于假、劣药的原辅料、包装材料、生产设备予以没收
《药品管理法》第一百一十九条	药品使用单位使用假药、劣药	① 按照销售假药、零售劣药的规定处罚 ② 情节严重的，法定代表人、主要责任人、直接负责的主管人员和其他责任人员有医疗卫生人员执业证书的，还应当吊销执业证书
《药品管理法》第一百二十条	为假、劣药提供运输、保管、仓储等便利条件	① 没收全部储存、运输收入 ② 并处罚款：违法收入的 1 ~ 5 倍 ③ 情节严重的，并处违法收入 5 ~ 15 倍罚款 ④ 违法收入不足 5 万元的，按 5 万元计算

表 4-10 违反其他有关规定的法律责任

法律条款	违法行为人及违法行为	法律责任
《药品管理法》第一百二十六条	药品上市许可持有人、药品生产企业、药品经营企业、药物非临床安全性研究机构、临床试验机构未遵守 GMP、GSP、GLP、GCP 实施相应的质量管理规范	① 责令限期改正,给予警告 ② 逾期不改正的,处罚款 10 万元~50 万元 ③ 情节严重的,处 50 万元以上 100 万元以下的罚款,责令停产停业整顿直至吊销药品批准证明文件、药品生产许可证、药品经营许可证等,药物非临床安全性评价研究机构、药物临床试验机构等 5 年内不得开展药物非临床安全性评价研究、药物临床试验 ④ 对法定代表人、主要负责人、直接负责的主管人员和其他责任人员,没收违法行为发生期间自本单位所获收入,并处所获收入 10% 以上 50% 以下的罚款,10 年直至终身禁止从事药品生产经营等活动
《药品管理法》第一百二十八条	单位或者个人所生产或经营的药品标识不符合规定	① 责令改正、警告 ② 情节严重者,撤销药品批准证明文件
《药品管理法》第一百三十条	药品经营企业购销记录未按规定进行,零售药品未正确说明用法、用量等事项,或者未按规定调配处方的	① 责令改正,警告 ② 情节严重者,吊销药品经营许可证
《药品管理法》第一百三十二条	药品进口者没有向允许药品进口的口岸所在地药品监督管理局登记备案	① 警告、限期改正 ② 逾期不改正者,撤销进口药品注册证
《药品管理法》第一百三十三条	医疗机构将其配制的制剂在市场销售	① 责令改正 ② 没收制剂、没收违法所得并处罚款:制剂货值金额 2~5 倍 ③ 情节严重的,并处货值金额 5 倍以上 15 倍以下的罚款;货值金额不足 5 万元的,按 5 万元计算
《药品管理法》第一百四十一条	药品上市许可持有人、药品生产企业、药品经营企业在药品研制、生产、经营中向国家工作人员行贿的	对法定代表人、主要负责人、直接负责的主管人员和其他责任人员终身禁止从事药品生产经营活动
《药品管理法》第一百四十二条	药品生产、经营企业及医疗机构在药品购销中给予、收受回扣、其他利益药品生产、经营企业或其代理人在药品购销活动中受贿	① 罚款 30 万~300 万元 ② 情节严重的吊销许可证及营业执照 ③ 构成犯罪的,依法追究刑事责任

续表

法律条款	违法行为人及违法行为	法律责任
《药品管理法》第一百四十二条	医疗机构的负责人、采购人员、医师收受财物、其他利益	① 给予处分 ② 没收违法所得 ③ 情节严重的,吊销医师执业证书 ④ 构成犯罪的,依法追究刑事责任
《药品管理法》第一百四十四条	药品生产、经营企业、医疗机构给药品使用者造成损害的	依法承担赔偿责任

表 4-11 药品监督管理部门、药品检验机构违法的法律责任

法律条款	违法行为人及违法行为	法律责任
《药品管理法》第一百三十八条	药品检验机构和个人(指直接负责的主管人员和其他直接责任人员)出具虚假检验报告	① 责令改正、给予警告 ② 罚款:单位 20 万 ~ 100 万元 ③ 个人:降级、撤职、开除、罚款 5 万元以下 ④ 没收违法所得 ⑤ 情节严重的,撤销检验资格
《药品管理法》第一百四十五条	药品监督管理部门或者其设置、指定的药品专业技术机构及其工作人员参与药品生产、经营活动	① 责令改正 ② 没收违法所得 ③ 个人给予处分
《药品管理法》第一百四十六条	药品监督管理部门或者其设置、指定的药品检验机构在药品监督检验中违法收费	① 责令退还 ② 个人给予处分 ③ 情节严重的,撤销其检验资格
《药品管理法》第一百四十八条	县级以上地方人民政府的违反《药品管理法》的行政行为	给予责任人员处分
《药品管理法》第一百四十九条	药品监督管理等部门的违反《药品管理法》的行政行为	给予责任人员处分
《药品管理法》第一百五十条	药品监督管理人员滥用职权、徇私舞弊、玩忽职守	依法给予处分

(张文平　王　恒)

数字课程学习……

思维导图　学习目标　导学案例　复习思考题　教学 PPT

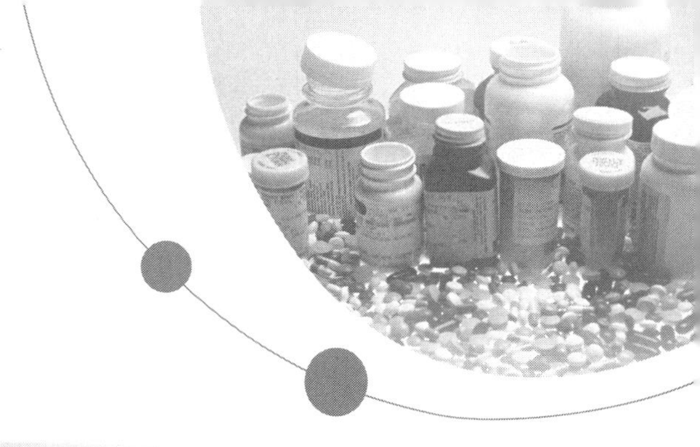

第五章

药品注册管理

药品研制过程属于技术密集型的工作，具有探索性、创新性和应用性的特点，需要多学科渗透、相互合作。对药品研制和注册过程的监管，需要引导和鼓励，也需要严格的法律规制。一方面，国家鼓励研究和创制新药，保护公民、法人和其他组织研究、开发新药的合法权益；另一方面，药品监督管理部门对研制的药物能否进入临床研究及投入生产进行审评审批。

第一节　药品注册的沿革

我国药品研制领域，从新中国成立之初到世纪之交，医药产业虽然得到了长足的发展，但产品多为仿制药，缺少相关知识产权的保护；进入 21 世纪后，我国政府开始推动相关药品研究，新药研制从以仿制为主逐渐向以创新为主转变。

伴随着新药创制方向的转变，药品研制监管也逐渐趋于完善。通常，药品研制可以分为 3 个阶段：新药发现与筛选阶段、临床前研究阶段和临床研究阶段。在不同的研制阶段，监管的目的、监管重点和内容各不相同。《药品管理法》和《药品管理法实施条例》对药品研制的各个阶段均做出了明确的规定，在药物的非临床研究阶段必须执行《药物非临床研究质量管理规范》(Good Laboratory Practice，GLP)，在药物的临床研究阶段必须执行《药物临床试验质量管理规范》(Good Clinical Practice，GCP)，等等。

我国对药品注册的监管始于 1979 年卫生部颁布的《新药审批办法》(试行)。首部《药品注册管理办法》(试行)整合了 1999 年发布的《新药审批办法》《新生物制品审批办法》《新药保护和技术转让的规定》《仿制药品审批办法》和《进口药品管理办法》等 5 个规范性文件于 2002 年颁布。截至 2022 年 10 月，我国《药品注册管理办法》已经历过 3 次修订(2005 年、2007 年和 2020 年)，现行版本 2020 年 1 月 22 日经国家市场监督管理总局审议通过，同年 7 月 1 日起正式施行。

2015 年 8 月，国务院办公厅发布《国务院关于改革药品医疗器械审评审批制度的意见》(国发〔2015〕44 号)，以促进新药研制，提高仿制药质量为目的，为新药和仿制药树立了更高的标准，提出了以临床价值为导向的新药研制方向，拉开了近年来一系列药品审评审批制度改革的序幕。2017 年 10 月，中共中央办公厅和国务院办公厅联合发布《关于深化审评审批制度改革鼓励药品医疗器械创新的意见》(厅字〔2017〕42号),提出深化审评审批制度改革措施:改革临床试验管理、加快上市审评审批、促进药品创新和仿制药发展、加强全生命周期管理、提升技术支撑能力等。2020年《药品注册管理办法》修订过程,充分融入了这些推进药品上市许可持有人制度试点、药物临床试验默示许可、关联审评审批、优先审评审批等的一系列改革成果。

药品研制和注册领域的法规体系是以《药品注册管理办法》为主,承接上位法(包括《药品管理法》《疫苗管理法》《中医药法》等)的要求,链接相关的规章制度,以各类指导原则作为支撑。该法规体系的建设充分体现了以人民健康为中心的创新思路,强调以临床价值为导向,以满足临床需要为目标。

在药品研制和审评过程中,指导原则兼具监管依据和技术要求的双重职能,有助于规范审评工作,统一审评要求,提升审评质量和效率,减少审批过程中的自由裁量权。我国指导原则包括药品审评中心制定的指导原则体系和国际人用药品注册技术协调会(The International Council for Harmonisation of Technical Requirements for Pharmaceuticals for Human Use,ICH)发布的指导原则,与国际通行规则接轨的过程。

第二节 药品研制与注册管理

一、药品研制

(一)临床前研究

为申请药品注册而进行的药物临床前研究,包括药学研究、药理毒理学研究两个阶段。

1. 药学研究

药学研究包括候选药物的合成工艺、提取方法、理化性质及纯度、剂型选择、处方筛选、制备工艺、检验方法、质量指标和稳定性考察研究等。中药制剂还包括原药材的来源、加工及炮制等;生物制品还包括菌毒种、细胞株、生物组织等起始材料的质量标准、保存条件、遗传稳定性的研究等。

2. 药理毒理学研究

药理毒理学研究包括药效学、一般药理学、药代动力学及毒理学研究等。其中毒理学研究也叫非临床安全性评价或临床前安全性评价,包括急性毒性试验(单次给药毒性试验)、长期毒性试验(重复给药毒性试验)、过敏性、溶血性和局部刺激性试验、致突变试验、生殖毒性试验、致癌毒性试验、遗传毒性试验和依赖性试验等。

申请药品注册而进行的药物临床前安全性评价应遵守《药物非临床研究质量管理规范》(Good Laboratory Practice,GLP),详细见本章第三节。

(二)临床试验

临床试验是以人体(健康受试者或目标适应证患者)为对象的试验,旨在发现或验证某种试验药物的临床医学、药理学以及其他药效学作用、不良反应,或者试验药物的吸收、分布、代谢和排泄,以确定药物的疗效与安全性的系统性试验。药物临床研究包括临床试验和生物等效性试验,其中临床试验分为4期。新药在批准上市前,应当进行Ⅰ、Ⅱ、Ⅲ期临床试验,上市以后,应当开展Ⅳ期临床试验。仿制药一般仅需要开展生物等效性(bioequivalence,BE)临床研究。各期临床试验及生物等效性研究的目的和主要内容如下。

1. Ⅰ期临床试验

Ⅰ期临床试验主要开展初步的临床药理学及人体安全性评价试验。观察人体对于药物的耐受程度和药代动力学，为制订给药方案提供依据。最低受试者病例数要求是20～30例。

2. Ⅱ期临床试验

该试验阶段是治疗作用初步评价阶段。其目的是初步评价该药物对目标适应证患者的治疗作用和安全性，也包括为Ⅲ期临床试验研究设计和给药剂量方案的确定提供依据。此阶段的研究设计可以根据具体的研究目的采用多种形式，包括随机盲法对照临床试验。最低受试者病例数要求是100例。

3. Ⅲ期临床试验

该试验阶段是治疗作用确证阶段。其目的是进一步验证该药物对目标适应证患者的治疗作用和安全性，评价利益与风险关系，最终为药物注册申请的审查提供充分的依据。试验一般应为具有足够样本量的随机盲法对照试验。最低受试者病例数要求是300例。

4. Ⅳ期临床试验

该试验阶段是新药上市后由申请人进行的应用研究阶段。其目的是考察在广泛使用条件下药物的疗效和不良反应，评价在普通或特殊人群中其使用的利益与风险关系以及改进给药剂量等。最低受试者病例数要求是2 000例。

5. 生物等效性研究

是比较受试制剂（test product）与参比制剂（reference product）的吸收速度和吸收程度差异是否在可接受范围内的研究，可用于化学药物仿制药的上市申请，也可用于已上市药物的变更申请（如新增规格、新增剂型、新的给药途径）。最低受试者病例数要求是18～24例。

申请药品注册而进行的药物临床试验应遵守《药物临床研究质量管理规范》（Good Clinical Practice，GCP），详细见本章第四节。

（三）新药上市后研究

基于临床价值的角度，上市后研究是对注册临床研究数据的重要补充和完善，是药品在实际临床真实世界中应用的数据收集。相比于在理想条件下设计的满足注册需求的临床研究数据，上市后研究数据对临床医生有更大的指导意义，具体包括2类。

1. 研究者发起的研究（investigator initiated trial，IIT）

2021年9月9日，国家卫生健康委员会发布的《医疗卫生机构开展研究者发起的临床研究管理办法（试行）》中规定，IIT指医疗卫生机构开展的，以个体或群体（包括医疗健康信息）为研究对象，不以药品医疗器械（含体外诊断试剂）等产品注册为目的，研究疾病的诊断、治疗、康复、预后、病因、预防及健康维护等的活动。IIT主要目的在于解决医疗实践中产生的临床问题，目标是学术和医疗管理，而非商业目的。研究结果和发现不仅可以产生学术影响，推动制定医疗实践指南，高质量的IIT研究结果也可以作为直接证据或重要的参考材料在新药研制中发挥重要作用，特别是作为支持批准新增适应证的重要参考。

2. 真实世界研究（real world study，RWS）

临床研究中RWS概念是由Kaplan等在1993年提出的。2020年1月，国家药品监督管理局为了进一步指导和规范真实世界证据用于支持药物研制和审评工作，保障药物研制工作的质量和效率，在全球率先发布了具有可操性的《真实世界证据支持药物研发与审评的指导原则（试行）》，其中特别明确了RWS的概念，即针对预设的临床问题，在真实环境下收集与对象健康有关的数据——真实世界数据（real world data，RWD）或基于这些数据衍生的汇总数据，通过分析获得药物的适用情况及潜在的获益——风险的临床证据——真实世界证据的研究过程。作为RWS的基础，RWD指导原则也于2021年由国家药品监督管理局发布。

与此同时，RWD也已经融入药品注册证据体系。如在《关于加快中医药特色的若干政策措施》中提到积极探索建立中药真实世界研究证据体系；在《国务院办公厅关于全面加强药品监管能力建设的实施意见》中提出"遵循中药研制规律，建立中医药理论、人用经验、临床试验相结合的中药特色审评证据体系，重视循证医学应用，探索开展药品真实世界证据研究"。

（四）药物研究技术指导原则

为促进我国药品研究开发，指导药物研究单位用科学规范的方法开展药品研究工作，国家药品监督管理部门自2002年以来，借鉴由欧盟、日本和美国三方的药品管理部门和生产部门组成的人用药品注册技术要求国际协调会（ICH）等国家和地区经验，起草了一系列我国药物研究技术指导原则，技术指导原则分为化学药、中药和天然药物、生物制品和综合四大类，这些技术指导原则，涵盖药物研究的全过程，其已成为我国药品注册管理的技术标准。

二、药品注册管理

（一）药品注册

《药品管理法》第二十四条规定：在中国境内上市的药品，应当经国务院药品监督管理部门批准，取得药品注册证书；但是，未实施审批管理的中药材和中药饮片除外。实施审批管理的中药材、中药饮片品种目录由国务院药品监督管理部门会同国务院中医药主管部门制定。

药品注册申请人依照法定程序和相关要求提出药物临床试验、药品上市许可、再注册等申请以及补充申请，国家药品监督管理部门基于法律法规和现有科学认知对药品进行安全性、有效性和质量可控性以及申请人的质量管理、风险防控和责任赔偿等能力进行审查；对符合条件的，颁发药品注册证书。

（二）注册分类

药品注册按照中药、化学药和生物制品等进行分类注册管理。与境内药品一样，境外生产药品的注册申请，也须按照我国药品的细化分类和相应的申报资料要求执行。

1. 中药和天然药物注册分类

中药注册按照中药创新药、中药改良型新药、古代经典名方中药复方制剂、同名同方药等分为4类。中药和天然药物虽然在指导理论上（天然药物是在现代医药理论指导下使用的天然药用物质及其制剂）存在差异，但两者注册分类原则一致。

（1）创新药：含有未在国家药品标准及药品注册标准【处方】中收载的中药新处方，具有临床价值，且未在境外上市的制剂。一般包含中药复方制剂（由多味饮片、提取物等在中医药理论指导下组方而成的制剂）、单一物质（植物、动物和矿物等）的提取物及其制剂和新药材（含与濒危或资源紧缺药材药性及功能主治一致的新药材）及其制剂。

（2）改良型新药：改变已上市中药的剂型、给药途径，且具有明显临床优势，或增加功能主治等的制剂。一般包含改变已上市中药给药途径（不同给药途径或不同吸收部位之间相互改变）

的制剂，改变已上市中药剂型的制剂（在给药途径不变的情况下改变剂型）和中药增加功能主治。

（3）古代经典名方中药复方制剂：处方收载于《古代经典名方目录》且符合国家药品监督管理部门有关要求的中药复方制剂。所谓古代经典名方即至今仍广泛应用、疗效确切、具有明显特色与优势的古代中医典籍所记载的方剂。

（4）同名同方药：即通用名称、处方、剂型、功能主治、用法及日用饮片量与已上市中药相同，且在安全性、有效性、质量可控性方面不低于该已上市中药的制剂。同名同方药与其已上市中药（已上市中药本身应具有充分的安全性、有效性证据）重在比较研究结果，而非质量标准。

2. 化学药注册分类

化学药品注册分类分为创新药、改良型新药、仿制药（分为境外上市和境内上市两种）、境外已上市境内未上市化学药品共5类。

（1）境内外均未上市的创新药：指含有新的结构明确的、具有药理作用的化合物，且具有临床价值的药品。

（2）境内外均未上市的改良型新药：指在已知活性成分的基础上，对其结构、剂型、处方工艺、给药途径、适应证等进行优化，且具有明显临床优势的药品。

（3）境内申请人仿制境外上市但境内未上市原研药品的药品：该类药品应与参比制剂（经国家药品监督管理部门评估确认的仿制药研制使用的对照药品）的质量和疗效一致。

（4）境内申请人仿制已在境内上市原研药品的药品：该类药品应与参比制剂的质量和疗效一致。

（5）境外上市的药品申请在境内上市：包括其原研药品、改良型药品和仿制药，其中改良型药品应具有明显临床优势。

3. 生物制品注册分类

生物制品按照功能不同可以分为治疗用生物制品和预防用生物制品（即疫苗），两者按照产品成熟程度，均可分为创新型、改良型、境内或境外已上市3类。

（1）创新型生物制品（即疫苗）：境内外均未上市的治疗用生物制品（或疫苗）。

（2）改良型生物制品（即疫苗）：对境内或境外已上市产品（即疫苗）进行改良，使新产品的安全性、有效性、质量可控性有改进，具有明显优势的治疗用生物制品；新增适应证的治疗用生物制品。

（3）境内或境外已上市生物制品（即疫苗）。

（三）注册申请程序

1. 药品上市申请程序

药品上市前需要经历两个注册环节，即药物临床试验注册和药品上市许可申请，分别取得《药物临床试验批件》和《药品生产批件》。

（1）药物临床试验注册：药品审评中心是药物临床试验申请的审评机构，对于临床试验申请应当在自受理之日起60日做出是否同意开展的决定，并通过药品审评中心网站通知申请人审批结果；逾期未通知，视为同意。药物临床试验应在备案的药物临床试验机构开展。

药物临床试验应当在批准后3年内实施（以临床有受试者签署知情同意书为准），否则该临床试验许可自行失效。

（2）药品上市许可申请：申请人在完成支持药品上市注册的药学、药理毒理学和药物临床试验等研究，确定质量标准，完成商业规模生产工艺验证，并做好接受药品注册核查检验的准备后，可以提出药品上市许可申请。符合非处方药规定情形的，可以直接提出非处方药上市许可申请。

药品上市许可过程包括药典委员会核准通用名称；药品审评中心组织专业技术人员对上市申请进行综合评审；非处方药还需转药品评价中心进行非处方药适宜性审查。

综合评审结论通过的，批准药品上市，发给药品注册证书。药品注册证书载明药品批准文号、药品上市许可持有人、生产企业等信息。非处方药注册证书还会注明非处方药类别。

（3）药品关联审评审批：药品审批中心在审评药品制剂注册申请时，对药品制剂选用的化学原料药、辅料和直接接触药品的包装材料和容器进行一并提交，关联审评审批。

关联审批通过的，药品审评中心在化学原料药、辅料和直接接触药品的包装材料和容器登记平台更新登记状态标识，向社会公示。

（4）药品注册核查：为核实申报资料的真实性、一致性以及药品上市商业化生产条件，检查药品研制的合规性、数据可靠性等，药品审评中心会决定是否启动药品注册核查，如若启动核查，则会通知药品核查中心在评审期间组织实施核查，同时告知申请人。

药品注册申请受理后，药品审评中心会在40日内进行初审，并作出是否进行现场核查的决定；核查中心则应当在审批时限届满40日前完成核查工作，并将核查结果反馈至药品审评中心。

（5）药品注册检验：药品注册检验包括标准复核和样品检验两个环节。药品审评中心负责启动药品注册检验工作，中国药品生物制品检定研究院或者经国家药品监督管理局指定的药品检验机构、省级药品检验机构等同时承担药品注册检验工作。

申请人可以在药品注册申请受理前向相应检验机构提出药品注册检验的申请（原则上只有一次机会）；如未提前提出的，在药品注册申请受理后40天内由药品审批中心启动药品注册检验。

2. 药品上市后变更和再注册程序

（1）药品上市后的变更　2021年1月，国家药监局发布《药品上市后变更管理办法（试行）》，将药品上市后变更分为注册管理事项变更和生产监管事项变更两种。其中注册管理事项变更分为审批类变更、备案类变更和报告类变更，由国家药品监督管理局负责审批。对于生产监管事项变更，除境外生产药品变更的备案、报告由国家药监局管理外，其余均为企业所在辖区的省级药品监督管理部门负责对持有人药品上市后生产监管事项变更的许可、登记和注册管理事项变更的备案、报告。

对于审批变更，持有人应当以补充申请方式申报，经批准后实施，具体类型如下：①药品生产过程中的重大变更；②药品说明书中涉及有效性内容以及增加安全性风险的其他内容的变更；③持有人转让药品上市许可；④国家药品监督管理局规定需要审批的其他变更。

对于备案变更，持有人应当在变更实施前，报所在地省、自治区、直辖市药品监督管理部门备案（境外生产药品发生上述变更的，应当在变更实施前报药品审评中心备案。药品分包装备案的程序和要求，由药品审评中心制定发布），具体类型如下：①药品生产过程中的重大变更；②药品包装标签内容的变更；③药品分包装；④国家药品监督管理局规定需要备案的其他变更。

针对报告类变更，对于以下情形，持有人应当在年度报告中报告变更情况：①药品生产过程中的微小变更；②国家药品监督管理局规定需要报告的其他变更。

（2）药品再注册：药品注册证书有效期为5年。持有人应当在药品注册证书有效期届满前6个月申请再注册。境内生产药品再注册申请由持有人向其所在地省、自治区、直辖市药品监督管理部门提出，境外生产药品再注册申请由持有人向药品审评中心提出。

药品再注册申请受理后，省、自治区、直辖市药品监督管理部门或者药品审评中心对持有人开展药品上市后评价和不良反应监测情况，按照药品批准证明文件和药品监督管理部门要求开展相关工作情况，以及药品批准证明文件载明信息变化情况等进行审查，符合规定的，予以再注册，发给药品再注册批准通知书。不符合规定的，不予再注册，并报请国家药品监督管理局注销药品注册证书。

有下列情形之一的，不予再注册：①有效期届满未提出再注册申请的；②药品注册证书有效期内持有人不能履行持续考察药品质量、疗效和不良反应责任的；③未在规定时限内完成药品批准证明文件和药品监督管理部门要求的研究工作且无合理理由的；④经上市后评价，属于疗效不确切、不良反应大或者因其他原因危害人体健康的；⑤法律、行政法规规定的其他不予再注册情形。

（四）药品批准证明文件

药品批准证明文件包括药品批准文号、药品注册批件及其附件（质量标准、药品说明书和包装）等。药品批准文号不因上市后的注册事项变更而改变。

药品批准文号格式根据生产地址的不同，主要分为4类：①境内生产药品批准文号格式为国药准字H(Z、S)+4位年号+4位顺序号；②中国香港、澳门和台湾地区生产药品批准文号格式为H(Z、S)C+4位年号+4位顺序号；③境外生产药品批准文号格式为国药准字H(Z、S)J+4位年号+4位顺序号；④古代经典名方中药复方制剂的药品批准文号格式为国药准字C+4位年号+4位顺序号，其中，C为“中国”与“经典”两个英文单词的首字母，此外，H代表化学药品，Z代表中药，S代表生物制品。

三、药品审评审批制度

（一）加快药品审评审批程序

随着《药品管理法》和《药品注册管理办法》发布，纳入加快上市注册制度的药品范围扩大到4种，其程序覆盖了临床试验申请和上市许可申请的全过程，同时强调早期介入、以临床价值为导向，且将优势资源向临床急需的创新药倾斜。

在药品研制和注册过程中，药品监督管理部门及其专业机构给予必要的技术指导、沟通交流、优先配置资源、缩短审评时限等政策和技术支持。目前，已确立了“突破性治疗药物程序”“附条件批准程序”和“优先审评审批程序”“特别审批程序”四大程序，全方位多渠道加快药品审评审批措施。

1. 突破性治疗药物程序

（1）适用范围：药物临床试验期间，用于防治严重危及生命或者严重影响生存质量的疾病，且尚无有效防治手段或者与现有治疗手段相比有足够证据表明具有明显临床优势的创新药或者改良型新药等。

（2）工作程序：突破性治疗药物程序由申请人提出，时间节点通常不晚于（中国）Ⅲ期临床试验开展前；药品审评中心负责对申请材料进行审核，同时对拟纳入品种的具体信息和理由予以公示。

（3）政策支持：申请人可以在药物临床试验的关键阶段向药品审评中心提出沟通交流申请，药品审评中心安排审评人员进行沟通交流；申请人可以将阶段性研究资料提交药品审评中心，药品审评中心基于已有研究资料，对下一步研究方案提出意见或建议，并反馈给申请人。需要注意的是，一种药物获得突破性治疗药物审评资格并不意味着其可以依据不完整的临床研究资料获得批准上市。

2. 附条件批准程序

（1）申请范围：药物临床试验期间，治疗严重危及生命且尚无有效治疗手段的疾病的药品，药物临床试验已有数据证实疗效并能预测其临床价值的；公共卫生方面急需的药品，药物临床试验已有数据显示疗效并能预测其临床价值的；应对重大突发公共卫生事件急需的疫苗或者国家卫生健康委员会认定急需的其他疫苗，经评估获益大于风险的。

（2）工作程序：附条件批准申请由申请人提出，并按相关技术指导原则要求提交支持性资料。对于符合附条件批准情形的药品，可基于替代终点、中间临床终点或早期临床试验数据而附条件批准上市。同时，申请人应承诺上市后继续完成所有临床试验。

（3）政策支持：申请人应当就附条件批准上市的条件和上市后继续完成的研究工作等与药品审评中心沟通交流，经沟通交流确认后提出药品上市许可申请。附条件批准上市的目的在于缩短药物临床试验的时间，使其尽早应用于无法继续等待的危重疾病或公共卫生方面急需的患者。如果药品上市许可持有人逾期未按照要求完成研究或不能正面其获益大于风险的，国家药品监督管理局会依法处理，直至注销药品注册证书。

3. 优先审评审批程序

（1）适用范围：具有明显临床价值的药品，可以申请适用优先审评审批程序，具体范围包括：临床急需的短缺药品、防治重大传染病和罕见病等疾病的创新药和改良型新药；符合儿童生理特征的儿童用药品新品种、剂型和规格；疾病预防、控制急需的疫苗和创新疫苗；纳入突破性治疗药物程序的药品；符合附条件批准的药品；国家药品监督管理局规定其他优先审评审批的情形。

（2）工作程序：在提出药品上市许可申请前，申请人应与药品审评中心沟通确认，在提出药品上市许可申请的同时，向药品审评中心提出优先审评审批申请。

（3）政策支持：药品审评中心按照程序公示后纳入优先审评审批程序，给予缩短审评时限（药品上市许可申请审评时限正常为 200 日，优先审评审批时限为 130 日；临床急需的境外已上市境内未上市的罕见病用药，审评时限压缩为 70 日）、核查、检验、核准通用名等工作优先安排的政策支持。

4. 特别审批程序

（1）申请范围：在发生突发公共卫生事件的威胁时及突发公共卫生事件发生后，国家药品监督管理局可以依法决定对突发公共卫生事件应急所需防治药品实行特别审批。

（2）工作程序：国家药品监督管理局按照统一指挥、早期介入、快速高效、科学审批的原则，组织加快并同步开展药品注册受理、审评、核查、检验工作。

（3）政策支持：对于纳入特别审批程序的药品，根据疾病防控的特定需要，限定在一定期限和范围内使用；发现其不再符合纳入条件的即终止该程序。

（二）仿制药一致性评价

仿制药一致性评价是我国为了保障人民用药安全和提高仿制药质量而开展的一项质量提升工程，是《国家药品安全"十二五"规划》提出的重要任务。2016 年 3 月，国务院办公厅发布的《关于开展仿制药质量和疗效一致性评价的意见》，开展仿制药质量和疗效一致性评价，目的在于实现对原研药品的临床替代、降低整体药品价格水平，全面提升药品质量。

1. 仿制药的相关概念

（1）仿制药：是指与被仿制药（即原研药品）具有相同的活性成分、剂型、给药途径和治疗作用的药品。

（2）原研药品：是具有原创性的、且过了专利保护期的药品，通常指境内外首个获准上市，且具有完整和充分的安全性、有效性数据作为上市依据的药品。

（3）仿制药一致性评价：是指对已经批准上市的仿制药，按与原研药品质量和疗效一致的原则，进行质量一致性评价，即仿制药需要在质量和疗效上均达到与原研药一致的水平。

（4）生物等效性试验：是指用生物利用度研究的方法，以药代动力学参数为指标，比较同一种药物的相同或者不同剂型的制剂，在相同的试验条件下，其活性成分吸收程度和速度有无统计学差异的人体试验。

2. 仿制药评价对象

化学药品新注册分类[2016 年 3 月，国家药监局发布《关于化学药品注册分类改革工作方案》(2016 年第 51 号)]实施前批准上市的仿制药，凡未按照与原研药品质量和疗效一致性原则审批的，均需开展一致性评价。

3. 仿制药评价参比制剂的选择

参比制剂原则上首选原研药品，也可以选用国际公认的同种药品。国家药监部门负责及时公布参比制剂信息，药品生产企业原则上应选择公布的参比制剂开展一致性评价。对于国家尚未公布的，药品生产企业也可以自行选择参比制剂，报国家药监部门备案。

4. 仿制药一致性评价的方法

仿制药一致性评价方法主要分为 4 类，即视同通过一致性评价、豁免试验、生物等效性试验、临床有效性试验。

（1）视同通过一致性评价：主要适用于以下情形。①国内已上市，且上市前按照现行一致性评价要求研究的仿制药；②国内已上市，且在欧、美、日国家已上市；③国内未上市，但在欧、美、日国家已上市；④按照原注册分类申报的品种，且满足现行一致性评价要求。

（2）豁免试验：2016 年 5 月，基于国际公认的生物药剂学分类系统（Biopharmaceutics Classification System，BCS）国家药品监督管理局起草发布了《人体生物等效性试验豁免指导原则》，该指导原则主要适用于仿制药质量和疗效一致性评价中口服固体常释制剂。豁免与否主要考虑药物溶解性（solubility）、肠道渗透性（intestinal permeability）和制剂溶出度（dissolution）3 个关键因素。

（3）生物等效性试验：2015 年 12 月 1 日起，生物等效性试验试行备案管理，备案 30 天内如国家局未提出异议，申请人则可自行开展生物等效性试验。对于试验要求，主要参考《以药动学参数为终点评价指标的化学药仿制药人体等效性研究技术指导原则》。

（4）临床有效性试验：对于找不到或无法确定参比制剂的品种，需开展临床有效性试验来评价仿制药的有效性。根据相关要求，一般鼓励选择安慰剂对照进行临床试验，临床试验可使用普遍接受的临床终点指标，也可使用有价值的替代终点或生物标记物。

第三节 药物非临床研究质量管理

药物非临床研究是非人体研究，主要用于评价药物的安全性，在实验室条件下，通过动物实验进行非临床（非人体）的各种毒性实验，包括单次给药的毒性实验、反复给药的毒性实验、生殖毒性实验、致突变实验、致癌实验、各种刺激性实验、依赖性实验及药品安全性有关的其他毒性实验。

为了严格控制药品安全性评价实验的各个环节，即严格控制可能影响实验结果准确性的各种客观因素，降低实验误差，确保实验结果的真实性和准确性，药物非临床研究过程应当严格实施《药物非临床研究质量管理规范》。

一、《药物非临床研究质量管理规范》的沿革

1978 年，美国食品药品监督管理局颁布了世界上第一部药物安全性评价研究规范《药物非临床安全研究工作质量管理规范》，1994 年 1 月我国开始实施《药品非临床研究质量管理规定（试行）》，1996 年 8 月国家科学技术委员会印发了《药品非临床研究质量管理规定（试行）》实施指南（试行）和执行情况验收检查指南（试行）；1999 年国家药品监督管理局以局令形式再次发布，并将其名称调整为《药品非临床研究质量管理规范（试行）》，后经历了两次修订（2003 年和 2016 年），2003 年再次调整名称为《药物非临床研究质量管理规范》。现行《药物非临床研究质量管理规范》是 2017 年 7 月 27 日由国家食品药品监督管理总局签发，并于 2017 年 9 月 1 日正式开始施行，是我国目前唯一保留需要单独认证的管理规范。

二、《药物非临床研究质量管理规范》的要点

GLP 对于非临床研究机构的要求主要包括组织机构和人员、硬件（设施、设备和实验材料）、软件（实验系统、标准操作规程、档案资料、质量保证）、研究过程和档案管理要求 5 个方面。

（一）组织机构和人员

研究机构应当建立完善的组织管理体系，配备研究机构工作人员。根据工作的需要，机构需要配备的主要人员包括机构负责人、质量保证部门负责人和专题负责人，具体职责如下。

1. 机构负责人

机构负责人应确保研究机构的运行管理符合 GLP 要求；确保研究机构具有足够数量、具备资质的人员，以及符合 GLP 要求的设施、仪器设备及材料；确保建立和遵守适当的、符合技术要求的标准操作规程；确保在研究机构内制定质量保证计划，并确保其按照 GLP 要求履行质量保证职责；确保质量保证部门的报告被及时处理，并采取必要的纠正、预防措施；确保受试物、对照品具备必要的质量特性信息，并指定专人负责受试物、对照品的管理；指定专人负责档案的管理；确保计算机化系统适用于其使用目的，并且按照 GLP 要求进行验证、使用和维护；确保研究机构根据研究需要参加必要的检测实验室能力验证和比对活动等。

2. 质量保证部门负责人

质量保证部门负责对每项研究及相关的设施、设备、人员、方法、操作和记录等进行检查，以保证研究工作符合本规范的要求。

质量保证人员应该审查试验方案是否符合本规范的要求；制订检查计划，对每项研究实施检查，以确认所有研究均按照本规范的要求进行；定期检查研究机构的运行管理状况，以确认研究机构的工作按照本规范的要求进行；对检查中发现的任何问题、提出的建议应当跟踪检查并核实整改结果；审查总结报告，签署质量保证声明；审核研究机构内所有现行标准操作规程，参与标准操作规程的制定和修改。

3. 专题负责人

专题负责人对研究的执行和总结报告负责；确保试验人员遵守试验方案、相应标准操作规程及 GLP；掌握研究工作的进展，确保及时、准确、完整地记录原始数据；确保研究中所使用的仪器设备、计算机化系统得到确认或者验证，且处于适用状态；确保研究中给予实验系统的受试物、对照品制剂得到充分的检测，以保证其稳定性、浓度或者均一性符合研究要求；确保总结报告真实、完整地反映了原始数据，并在总结报告中签署姓名和日期予以批准；确保试验方案、总结报告、原始数据、标本、受试物或者对照品的留样样品等所有与研究相关的材料完整地归档保存。

（二）硬件设施

在硬件设施中，以实验动物的饲养及其配套设施最为重要。

1. 实验设施

研究机构应当根据所从事的非临床安全性评价研究的需要建立相应的设施，包括动物设施，受试物和对照品相关设施，档案管理设施，实验废弃物处置设施等，并确保设施的环境条件满足工作的需要。各种设施应当布局合理、运转正常，并具有必要的功能划分和区隔，避免实验系统、受试物、废弃物之间发生相互污染。

2. 仪器设备和实验材料

研究机构应当根据研究工作的需要配备相应的仪器设备，其性能应当满足使用目的，放置地点合理，并定期进行清洁、保养、测试、校准、确认或者验证等，以确保其性能符合要求。用于数据采集、传输、储存、处理、归档等的计算机化系统应当进行验证。计算机化系统所产生的电子数据应当有保存完整的稽查轨迹和电子签名，以确保数据的完整性和有效性。应当有标准操作规程详细说明各仪器设备的使用与管理要求，对仪器设备的使用、清洁、保养、测试、校准、确认或者验证以及维修等应当予以详细记录并归档保存。

受试物和对照品应当有专人保管，有完善的接收、登记、贮存和分发程序与记录，试验持续时间超过 4 周的研究，所使用的每一个批号的受试物和对照品均应当留取足够的样本，以备重新分析需要，并在研究完成后作为档案予以归档保存。实验室的试剂和溶液等均应当贴有标签，标明品名、浓度、贮存条件、配制日期及有效期等。研究中不得使用变质或过期的试剂和溶液。

3. 实验系统

实验动物的使用应当关注动物福利，遵循“减少、替代和优化”的原则，实验方案实施前应当获得动物伦理委员会批准。详细记录实验动物的来源、到达日期、数量、健康情况等信息；新进入设施的实验动物应当进行隔离和检疫，以确认其健康状况满足研究的要求；研究过程中实验动物如出现患病等情况，应当及时给予隔离、治疗等处理，诊断、治疗等相应的措施应当予以记录。实验动物应当有合适的个体识别标识，以避免实验动物的不同个体在移出或移入时发生混淆。实验动物所处的环境及相关用具应当定期清洁、消毒以保持卫生。动物饲养室内使用的清洁剂、消毒剂及杀虫剂等，不得影响实验结果，并应当详细记录其名称、浓度、使用方法及使用的时间等。实验动物的饲料、垫料和饮水应当定期检验，确保其符合营养或者污染控制标准，其检验结果应当作为原始数据归档保存。

实验动物以外的其他实验系统的来源、数量（体积）、质量属性、接收日期等应当予以详细记录，并在合适的环境条件下保存和操作使用；使用前应当开展适用性评估，如出现质量问题应当给予适当的处理并重新评估其适用性。

（三）建立标准操作规程

研究机构应当制定与其业务相适应的标准操作规程，以确保数据的可靠性。公开出版的教科书、文献、生产商制定的用户手册等技术资料可以作为标准操作规程的补充说明加以使用。需要制定的标准操作规程通常包括但不限于以下几方面：①标准操作规程的制定、修订和管理；②质量保证程序；③受试物和对照品的接收、标识、保存、处理、配制、领用及取样分析；④动物房和实验室的准备及环境因素的调控；⑤实验设施和仪器设备的维护、保养、校正、使用和管理等；⑥计算机化系统的安全、验证、使用、管理、变更控制和备份；⑦实验动物的接收、检疫、编号及饲养管理；⑧实验动物的观察记录及实验操作；⑨各种实验样品的采集、各种指标的检查和测定等操作技术；⑩濒死或者死亡实验动物的检查、处理；⑪实验动物的解剖、组织病理学检查；⑫标本的采集、编号和检验；⑬各种实验数据的管理和处理；⑭工作人员的健康管理制度；⑮实验动物尸体及其他废弃物的处理。

（四）研究过程和档案管理要求

每个实验均应当有名称或代号，并在研究相关的文件资料及实验记录中统一使用该名称或者代号。实验中所采集的各种样本均应当标明该名称或者代号、样本编号和采集日期。

1. 实验方案管理

每项研究开始前，均应当起草一份试验方案。实验方案的主要内容应当包括：研究的名称或者代号，研究目的；受试物和对照品的名称、缩写名、代号、批号、稳定性、浓度或含量、纯度、组分等有关理化性质及生物特性；研究用的溶媒、乳化剂及其他介质的名称、批号、有关的理化性质或者生物特性；实验系统及选择理由；实验系统的种、系、数量、年龄、性别、体重范围、来源、等级以及其他相关信息；实验系统的识别方法；实验的环境条件；饲料、垫料、饮用水等的名称或代号、来源、批号及主要控制指标；受试物和对照品的给药途径、方法、剂量、频率和用药期限及选择的理由；各种指标的检测方法和频率；数据统计处理方法；档案的保存地点等。

2. 实验过程管理

参加研究的工作人员应当严格执行实验方案和相应的标准操作规程，记录实验产生的所有数据，并做到及时、直接、准确、清楚和不易消除，同时须注明记录日期、记录者签名。记录的数据需要修改时，应当保持原记录清晰可辨，并注明修改的理由及修改日期、修改者签名。电子数据的生成、修改应当符合以上要求。研究过程中发生的任何偏离实验方案和标准操作规程的情况，都应当及时记录并报告给专题负责人，在多场所研究的情况下还应当报告给负责相关实验的主要研究者。专题负责人或主要研究者应当评估对研究数据的可靠性造成的影响，必要时采取纠正措施。

3. 总结报告

所有研究均应当有总结报告。总结报告应当经质量保证部门审查，最终由专题负责人签字批准，批准日期作为研究完成的日期。总结报告主要内容应当包括：研究的名称、代号及研究目的；所有参与研究的研究机构和委托方的名称、地址和联系方式；研究所依据的实验标准、技术指南或文献以及研究遵守的非临床研究质量管理规范；研究起止日期；专题负责人、主要研究者以及参加工作的主要人员姓名和承担的工作内容；受试物和对照品的名称、缩写名、代号、批号、稳定性、含量、浓度、纯度、组分及其他质量特性、受试物和对照品制剂的分析结果，研究用的溶媒、乳化剂及其他介质的名称、批号、有关的理化性质或者生物特性；实验系统的种、系、数量、年龄、性别、体重范围、来源、实验动物合格证号、接收日期和饲养条件；受试物和对照品的给药途径、剂量、方法、频率和给药期限；受试物和对照品的剂量设计依据；各种指标的检测方法和频率；分析数据所采用的统计方法；结果和结论；档案的保存地点；所有影响本规范符合性、研究数据的可靠性的情况；质量保证部门签署的质量保证声明；专题负责人签署的、陈述研究符合本规范的声明等。

三、《药物非临床研究质量管理规范》的认证

实施 GLP 认证管理是贯彻执行《药品管理法》，保证药品质量，保障人体用药安全和维护公众身体健康的重要措施；是推动 GLP 实施、确保新药研究规范科学、资料真实可靠，促进我国新药研究进一步发展的需要。

我国 GLP 认证工作始于 2003 年 5 月，目前使用的认证监管办法是 2007 年国家药品监督管理局发布的《药物非临床研究质量管理规范认证管理办法》。

（一）认证管理部门

国家药品监督管理局主管全国 GLP 认证管理工作，省级药品监督管理部门负责本行政区域内药物非临床安全性评价研究机构的日常监督管理工作。

（二）认证程序

1. 申请与受理

申请机构向国家药品监督管理局报送申请资料。资料包括申请表、研究机构资料及其电子版。申请资料中有关证明文件的复印件应加盖申请机构公章。

国家药品监督管理局在收到申请资料之日起 5 个工作日内做出是否受理的决定，并书面告知申请机构和申请机构所在地省级药品监督管理部门。

2. 资料审查与现场检查

（1）资料审查：国家药品监督管理局自受理之日起 20 个工作日内完成对申请资料的审查。资料审查符合要求的，在 20 个工作日内制订检查方案，组织实施现场检查。资料审查不符合要求的，发给申请机构不予行政许可的通知，书面说明原因；需要补充资料的，应当一次性告知申请机构要求补充的全部内容。申请机构须在 2 个月内按要求一次性完成补充资料的报送，逾期未报的，视为自动放弃认证申请。

（2）现场检查：国家药品监督管理局提前 5 个工作日通知被检查机构和所在地省级药品监督管理部门现场检查安排及参加现场检查观察员。

现场检查工作由检查组组长负责组织实施。在检查开始前，应宣布检查纪律，提出检查要求，

明确检查范围、检查方式和检查日程安排。检查组应按照检查方案和 GLP 认证标准进行检查,详细记录检查的情况,对检查中发现的不符合 GLP 的事项如实记录,必要时应予取证。检查组在现场检查结束前应对检查中发现的问题进行评议汇总,撰写现场检查意见。

检查结束时,检查组应向被检查机构宣读现场检查意见。现场检查意见须由检查组全体成员和被检查机构负责人签字。

(3) 审核与公告:国家药品监督管理局应在现场检查结束后 20 个工作日内完成检查结果的分析和汇总;在 20 个工作日内做出审批决定。对符合 GLP 要求的,发给申请机构 GLP 认证批件,并通过局政府网站予以公告。对不符合 GLP 要求的,书面告知申请机构。未通过 GLP 认证的机构或试验项目,如再次申请认证,间隔时间不得少于 1 年。

第四节 药物临床试验质量管理

药品临床试验是药品在人体进行的安全性与疗效的评价。药品临床试验管理规范是临床试验全过程(包括方案设计、组织、实施、监查、稽查、记录、分析总结和报告)的标准规定。为保证药品临床试验结果科学可靠,保护受试者合法权益,药品临床试验应遵循 GCP 的原则,这是药品临床试验过程规范的重要保证。

一、《药物临床试验质量管理规范》的沿革

GCP 概念产生于 20 世纪中期,主要源于对研究人员滥用受试者进行临床研究的事件,严重损害了受试者的健康和生命。1964 年《赫尔辛基宣言》问世,其对药物的临床研究做出了明确的伦理道德规范和人体医学研究的伦理准则。在《赫尔辛基宣言》的引导下,美国于 1983 年首先开始实施临床研究者指导原则,规定对受试者权益进行保护。

我国在 1986—1993 年间,已经开始关注药物的安全性和有效性。我国首部 GCP 试行版本(当时的名称为“药品临床试验管理规范”,2003 年调整为“药物临床试验质量管理规范”)1998 年由卫生部发布,经历了 4 次修订。现行《药物临床试验质量管理规范》是由国家药监局和国家卫生健康委员会发布的,并于 2020 年 7 月 1 日施行。

二、《药物临床试验质量管理规范》的要点

(一) 临床试验的准备

进行药物临床试验必须有充分的科学依据。在进行人体试验前,必须周密考虑该试验的目的及要解决的问题,预期的受益应超过可能出现的损害。对药物临床试验机构的设施与条件、临床试验的方法、临床试验用药品的有关要求、所有研究者都应具备的条件等做了详细规定。

(二) 受试者的权益

在药物临床试验的过程中,伦理委员会与知情同意书是保障受试者权益、确保试验的科学性和可靠性的主要措施。受试者的权益、安全和健康必须高于对科学和社会利益的考虑。对伦理委员会及其工作也做了有关规定,并详细说明了伦理委员会须审议的内容、研究者或其指定的代表必须向受试者说明有关临床试验的详细情况,经充分和详细解释试验的情况后须获得由受试者或其法定代理人签订的知情同意书。

(三)试验方案

规定临床试验开始前应制订试验方案,方案由研究者与申办者共同商定并签字,报伦理委员会审批后实施。临床试验中,如需修正试验方案,按规定程序办理。对临床试验方案的内容做了详细规定,包括试验目的、受试者标准、中止临床试验标准、试验方法、观察指标、记录要求、疗效标准、统计分析计划、总结报告内容、试验资料的保存及管理、试验质量控制与保证等。

(四)试验记录与报告

病历作为临床试验的原始文件,试验中的任何观察、检查结果均应及时、准确、完整、规范、真实地记录于病历和正确地填写至病例报告表中。正常范围内的数据、显著偏离或在临床可接受范围以外的数据须加以核实,并规定了有关事项。临床试验总结报告内容包括实际病例数,脱落和剔除的病例及其理由,疗效评价指标统计分析和统计结果解释的要求,对试验药物的疗效和安全性以及风险和受益之间的关系做了简要概述和讨论等。

(五)数据管理与分析

数据管理的目的在于把试验数据迅速、完整、无误地纳入报告,所有涉及数据管理的各种步骤均需记录在案,以便对数据质量及试验实施进行检查。临床试验资料的统计分析过程及其结果的表达必须采用规范的统计学方法。用适当的程序保证数据库的保密性,应具有计算机数据库的维护和支持程序。分别对临床试验资料的统计分析过程及其结果的表达、数据的处理做了规范化的要求。

(六)多中心试验

多中心试验是由多位研究者按同一试验方案在不同地点和单位同时进行的临床试验,各中心同期开始与结束试验。多中心试验由一位主要研究者总负责,并作为临床试验各中心间的协调者。多中心试验的计划和组织实施要考虑到试验方案、试验样本、试验用品、研究者的培训、评价方法等方面。多中心试验应当根据参加试验的中心数目和试验的要求,以及对试验用药品的了解程度建立管理系统,协调研究者负责整个试验的实施。

三、药物临床试验机构管理

《药品管理法》第十九条规定,药物临床试验机构实行备案管理。2019 年,国家药品监督管理局、国家卫生健康委员会联合发布《药物临床试验机构管理规定》,结束了我国自 2004 年以来、历时 15 年的药物临床试验机构资格认定工作。

(一)实行备案管理

从事药品研制活动,在中华人民共和国境内开展经国家药品监督管理局批准的药物临床试验(包括备案后开展的生物等效性试验),应当在药物临床试验机构中进行。药物临床试验机构应当符合本规定条件,实行备案管理。仅开展与药物临床试验相关的生物样本等分析的机构,无须备案。

(二)管理部门

药品监督管理部门、卫生健康主管部门根据各自职责负责药物临床试验机构的监督管理工作。国家药品监督管理部门负责建立“药物临床试验机构备案管理信息平台”(简称备案平台),用于药物临床试验机构登记备案和运行管理,以及药品监督管理部门和卫生健康主管部门监督检查的信息录入、共享和公开。

对于新备案的药物临床试验机构或者增加临床试验专业、地址变更的，应当在60个工作日内开展首次监督检查。

药物临床试验机构应当具备的基本条件有：①具有医疗机构执业许可证，具有二级甲等以上资质，试验场地应当符合所在区域卫生健康主管部门对院区（场地）管理规定。开展以患者为受试者的药物临床试验的专业应当与医疗机构执业许可的诊疗科目相一致。开展健康受试者的Ⅰ期药物临床试验、生物等效性试验应当为Ⅰ期临床试验研究室专业。②具有与开展药物临床试验相适应的诊疗技术能力。③具有与药物临床试验相适应的独立的工作场所、独立的临床试验用药房、独立的资料室，以及必要的设备设施。④具有掌握药物临床试验技术与相关法规，能承担药物临床试验的研究人员；其中主要研究者应当具有高级职称并参加过3个以上药物临床试验。⑤开展药物临床试验的专业具有与承担药物临床试验相适应的床位数、门急诊量。⑥具有急危重病症抢救的设施设备、人员与处置能力。⑦具有承担药物临床试验组织管理的专门部门。⑧具有与开展药物临床试验相适应的医技科室，委托医学检测的承担机构应当具备相应资质。⑨具有负责药物临床试验伦理审查的伦理委员会。⑩具有药物临床试验管理制度和标准操作规程。⑪具有防范和处理药物临床试验中突发事件的管理机制与措施。

（三）备案程序

药物临床试验机构名称、机构地址、机构级别、机构负责人员、伦理委员会和主要研究者等备案信息发生变化时，药物临床试验机构应当于5个工作日内在备案平台中按要求填写并提交变更情况。

（丁丽曼）

数字课程学习……

思维导图　学习目标　导学案例　复习思考题　教学 PPT

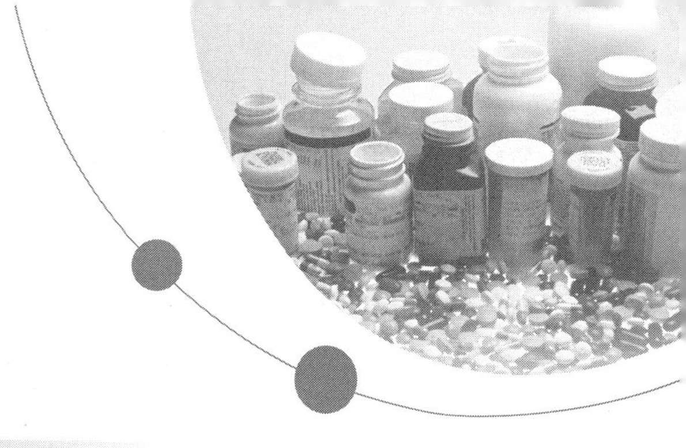

第六章

药品生产管理

第一节　药品生产及其管理

药品的生产是向社会提供可以预防、治疗、诊断疾病的批量药品。药品的生产管理是确保在适当的时间、适当的产量向社会提供质量合格的药品。

一、药品生产

（一）药品生产的范围

药品生产（drug production）是指将原料加工制备成能供医疗用药品的过程。药品的生产包括原料药的生产和制剂的生产。

1. 原料药的生产

原料药有植物、动物或其他生物产品、无机物和有机化合物等。原料药的生产根据原材料性质的不同、加工制造方法不同，大体可分为：

（1）生药的加工制造：生药一般为来自植物和动物的生物药材，通常为植物或动物机体、器官或其分泌物。主要经过蒸、炒、炙、煅等炮制操作制成中药饮片，炮制为我国传统的中药加工方式。

（2）药用化学物质的加工制造：主要包括从天然物（植物、动物）分离提取制备；用化学合成法（合成法、半合成法）制备，如维生素、甾体、激素等。

（3）生物制品的生产：用生物技术（普通生物技术、基因工程、细胞工程、蛋白质工程、发酵工程等）获得的生物材料的生物制品。生产材料有微生物、细胞、各种动物和人体的细胞及体液等。

2. 制剂的生产

制剂生产是指将原料药制成一定剂型（供临床使用的制剂）的生产。由各种来源和不同方法制得的原料药，需进一步制成适合于医疗或预防用的形式，即药物制剂（或称药物剂型），才能用于患者，如大输液、粉针剂等注射剂，片剂、丸剂、颗粒剂等口服制剂，软膏剂等外用制剂等。各种不同的剂型有不同的加工制造方法。

（二）药品生产的特点

1. 产品的原辅料品种多

药品生产投入的原料、辅料的种类多、范围广泛，包括无机物、有机物、植物、动物及矿物等；物料的净收率低，消耗大，一吨原料只能产出数千克甚至数克原料药；药品生产产出的废气、废液、废渣多，“三废”处理量大。

2. 品种规格多，生产技术复杂

由于人体和疾病的复杂性，随着医药学的发展，药品的品种和规格日益增多，现有的药品已达数万种。人们对高效、特效、速效、不良反应小、有效期长、价格低的药品需求不断增长，促使药品不断地更新换代。

3. 产品生产的自动化程度高

药品生产中所运用的机器体系与其他化工工业有很多不同之处，因为药品品种多，生产工艺各不相同，产品质量要求很高，而单品种产量与一般化工产品相比却少得多。因此，要求所使用的生产设备要便于拆卸维护，便于清洗；其材料对药品不产生化学或物理的变化；密封性能好，以防止污染或变质等。

4. 严格的质量、卫生要求

由于药品与人们生命安危、健康长寿有密切的关系，对药品的质量要求特别严格。药品生产企业的生产经营活动置于国家的严格监督管理之下。生产车间的卫生洁净程度及厂区的卫生状况都会对药品质量产生较大影响，不同品种或同一品种不同批次的药品之间都互为污染源。因此，药品生产对生产环境的卫生要求十分严格，厂区布局、运输等不得对药品的生产造成污染，生产人员、设备及药品的包装物等均不得对药品造成污染。

二、药品生产企业

（一）药品生产企业的概念

药品生产企业（drug manufacturer）是应用现代科学技术，自主进行药品的生产经营活动，实行独立核算，自负盈亏，具有法人资格的基本经济组织。根据法律规定，我国的药品生产企业有两种情况，一种是持有《药品生产许可证》的药品上市许可持有人，另一种是专门承接药品委托生产的企业。

（二）药品生产企业的特征

1. 知识技术密集

药品品种多，品种更新换代快，新药研究开发科技难度大，因此对企业经营管理人员及生产技术人员的文化、专业知识水平要求高。药品生产各要素密集度相比，知识技术密集度被放在首位。

2. 资本密集

为了保证药品质量，开办药品生产企业需要有较高金额的投资，以达到政府要求的硬件、软件条件，获得药品生产许可；为了保持企业的活力和持续发展，药品生产企业还需要有较大的投资用于新药的研究开发和产品的更新换代。

3. 多品种分批生产

药品生产企业普遍生产多个品种，而且为了保证药品质量的稳定、一致、可控，药品的生产采用分批的方式进行。同品种药品的批量因药品生产企业的规模不同而不同。

4. 以流水线为基础的车间生产

药品生产企业根据产品工艺特点设置生产车间，各车间按照药品的生产工艺流程特点设一个或多个生产流水线，各流水线再分别设工段、岗位。一些原料药生产企业，为了解决多品种小批量生产的问题，采用机群式生产。

三、药品生产管理

药品生产管理（management of drug production）是指对药品生产活动进行计划、组织、协调、控制，使药品生产企业适时地生产出符合国家标准的药品。

（一）药品生产管理的目的

药品生产管理的目的是将市场所需的具有规定质量的药品，在需要的时间，以适宜的价格，按照规定质量要求及需要的数量，准确、及时、经济地生产出来。

1. 社会目的

药品生产管理首先强调的是药品的质量，同时强调满足社会需要，以使药品能够及时、足量、正确使用，从而发挥其应有的作用。

2. 经济目的

在保证药品质量的前提下，药品生产管理强调经济性的组织生产。

（1）以市场需求为导向，生产市场需要的药品。

（2）使生产及时、准确地满足需求。

（3）力求生产过程以最经济的方式运行，提高生产效率，降低生产成本，创造较高的经济效益。

（二）药品生产管理的特点

1. 质量第一，预防为主

药品质量至关重要，药品生产管理的核心是确保所生产的药品质量稳定、均一，符合相关标准的要求，而实现这一目标的关键在于预防，在于使生产过程中所有可能影响药品质量的因素都处于严格的受控状态，而不能仅用对成品进行检验的事后把关进行质量控制。

2. 执行强制性的质量标准

药品标准是对药品质量、规格及其检验方法所作的技术规定，其实质是药品质量特性的定量表现。药品只有达到一定的标准，才能保证其有效性和安全性，才称其为合格的药品。上述“一定的标准”实质是合格药品必须达到的最低标准，也是世界各国为保证人民用药安全、有效而通常以法律形式要求药品生产企业执行的强制性标准。

3. 实行规范化的生产

质量不仅包括结果，还包括使质量形成和实现的活动及过程本身。质量形成和实现过程的质量通常直接关系到产品质量，药品生产尤为如此。因此，世界上绝大多数国家都对药品生产企业及其经营活动制定了一系列的法律法规、管理制度、方针政策和标准，用以控制药品的生产条件、技术水平和产品质量，实现药品生产的规范化。

药品生产企业如何在国家药品宏观管理的约束下，根据自身特点制定具体的药品生产管理制度、规程、条例，提高药品生产全过程诸方面（包括人员、设备、原辅材料、工艺技术、生产环境、产品质量控制检验等）的规范化程度，以确保药品质量，是药品生产管理的核心内容。

四、我国药品生产及管理概况

（一）药品生产能力

新中国成立以来，我国的药品生产能力不断提高，生产范围不断扩大，药品生产得到了迅速的发展，形成了门类齐全的药品生产体系。可以生产化学原料药近 1 500 种，年总产量 43 万吨，位居世界第二，并有 60 多种原料药在国际市场上具有较强的竞争力；能生产化学药品制剂 34 个剂型，4 000 多个品种；传统中药已逐步走上科学化、规范化的道路，目前，我国能生产现代中药剂型 40 多种，中成药品种 8 000 多种。

（二）药品生产规模

截至 2020 年底，全国有效期内药品生产企业许可证 7 690 个（含中药饮片、医用气体等）。从所生产产品类别看，生产原料药和制剂的企业有 4 460 家，生产化学药的企业有 3 519 家，生产中成药的企业有 2 160 家，生产中药（含饮片）企业 4 357 家，生产医用气体的企业有 671 家，生产特殊药品的企业有 224 家。

（三）药品生产管理水平

制药工业的发展与变化为改进和提高药品生产管理水平创造了条件。国际医药市场竞争的日益加剧则不断地给药品生产管理提出更高的要求。药品生产管理的相关法律法规逐步建立、健全，对药品生产过程的技术与行政监督和检查不断加强。这些因素促使我国药品生产管理水平不断提高。药品生产管理在三个方面发生了根本性的变化：①药品生产管理由粗放式、经验型转变为全方位、科学化。②药品生产操作由凭经验、凭感觉转变为凭标准、凭规程。③药品质量控制由只注重事后把关转变为更注重事前、事中、全过程把关。

生产管理水平的提高，使我国在药品生产环节的药品质量保障能力大大增强。

第二节 药品生产监督管理

药品生产监督管理是指药品监督管理部门依法对药品生产条件和生产过程进行审查、许可、监督检查等管理活动。2020 年 1 月 22 日，国家市场监督管理总局发布了 28 号令《药品生产监督管理办法》，规定自 2020 年 7 月 1 日起施行。

一、开办药品生产企业的申请与审批

（一）开办药品生产企业的申请

开办药品生产企业的申请人，应当向拟办企业所在地省级药品监督管理部门提出申请，并提交申请人及拟办企业的基本情况，拟办企业法定代表人、企业负责人、部门负责人情况，周边环境、总平面布置、组织机构等图样，拟生产的范围、剂型、品种、质量标准及依据，拟办企业生产管理、质量管理文件目录等 12 类材料。

药品生产企业将部分生产车间分立，形成独立药品生产企业的，应按规定办理《药品生产许可证》。

（二）开办药品生产企业的条件

1. 基本开办条件

（1）有依法经过资格认定的药学技术人员、工程技术人员及相应的技术工人，法定代表人、企业负责人、生产管理负责人、质量管理负责人、质量受权人及其他相关人员符合《药品管理法》《疫苗管理法》规定的条件。

（2）有与药品生产相适应的厂房、设施、设备和卫生环境。

（3）有能对所生产药品进行质量管理和质量检验的机构、人员。

（4）有能对所生产药品进行质量管理和质量检验的必要的仪器设备。

（5）有保证药品质量的规章制度，并符合药品生产质量管理规范要求。

2. 从事疫苗生产活动的，还应当具备下列条件

（1）具备适度规模和足够的产能储备。

（2）具有保证生物安全的制度和设施、设备。

（3）符合疾病预防、控制需要。

3. 委托药品生产的上市许可持有人应当具备以下条件

（1）有依法经过资格认定的药学技术人员、工程技术人员及相应的技术工人，法定代表人、企业负责人、生产管理负责人、质量管理负责人、质量受权人及其他相关人员符合《药品管理法》《疫苗管理法》规定的条件。

（2）有能对所生产药品进行质量管理和质量检验的机构、人员。

（3）有保证药品质量的规章制度，并符合药品生产质量管理规范要求。

（三）开办药品生产企业的审批

1. 审批机构

国家药品监督管理部门主管全国药品生产监督管理工作；省级药品监督管理部门负责本行政区域内的药品生产监督管理工作。

2. 审批程序

省级药品监督管理部门应当自收到申请之日起 30 个工作日内，作出决定。经审查符合规定的，予以批准，并自书面批准决定做出之日起 10 个工作日内核发药品生产许可证；不符合规定的，作出不予批准的书面决定，并说明理由，同时告知申请人享有依法申请行政复议或者提起行政诉讼的权利。

二、药品生产许可证的管理

（一）药品生产许可证有关规定

药品生产许可证有效期为 5 年，分为正本和副本。样式由国家药品监督管理局统一制定。药品生产许可证电子证书与纸质证书具有同等法律效力。

药品生产许可证应当载明许可证编号、分类码、企业名称、统一社会信用代码、住所（经营场所）、法定代表人、企业负责人、生产负责人、质量负责人、质量受权人、生产地址和生产范围、发证机关、发证日期、有效期限等项目。

企业名称、统一社会信用代码、住所（经营场所）、法定代表人等项目应当与市场监督管理部门核发的营业执照中载明的相关内容一致。

（二）药品生产许可证的变更管理

药品生产许可证的变更分为许可事项变更和登记事项变更。《药品生产许可证》变更后，原发证机关应当在药品生产许可证副本上记录变更的内容和时间，并按照变更后的内容重新核发药品生产许可证正本，收回原药品生产许可证正本，变更后的药品生产许可证有效期不变。

许可事项变更是指生产地址和生产范围等。

登记事项是指企业名称、住所（经营场所）、法定代表人、企业负责人、生产负责人、质量负责人、质量受权人等。

（三）药品生产许可证的换发与缴销

1. 药品生产许可证的换发

许可证有效期届满，需要继续生产药品的，药品上市许可持有人、药品生产企业应当在有效期届满前6个月，向原发证机关申请换发。

原发证机关结合企业遵守药品管理法律法规、药品生产质量管理规范和质量体系运行情况，根据风险管理原则进行审查，在药品生产许可证有效期届满前做出是否准予其重新发证的决定。符合规定准予重新发证的，收回原证，重新发证；不符合规定的，做出不予重新发证的书面决定，并说明理由，同时告知申请人享有依法申请行政复议或者提起行政诉讼的权利；逾期未作出决定的，视为同意重新发证，并予补办相应手续。

药品生产许可证遗失的，药品上市许可持有人、药品生产企业应当向原发证机关申请补发，原发证机关按照原核准事项在10个工作日内补发药品生产许可证。许可证编号、有效期等与原许可证一致。

2. 药品生产许可证的注销

主动申请注销药品生产许可证的；药品生产许可证有效期届满未重新发证的；营业执照依法被吊销或者注销的；药品生产许可证依法被吊销或者撤销的；法律、法规规定应当注销行政许可的其他情形。药品生产许可证由原发证机关注销，并予以公告。

三、药品委托生产管理

药品上市许可持有人可以自行生产药品，也可以委托药品生产企业生产。药品委托生产是指药品上市许可持有人自身无生产能力或因技术改造暂不具备生产条件和能力或产能不足暂不能保障市场供应的情况下，将其持有药品批准文号的药品委托其他药品生产企业全部生产的行为，不包括部分工序的委托加工行为。药品上市许可持有人委托符合条件的药品生产企业生产药品的，应当对受托方的质量保证能力和风险管理能力进行评估，根据国家药品监督管理局制定的药品委托生产质量协议指南要求，与其签订质量协议以及委托协议，监督受托方履行有关协议约定的义务。

受托方不得将接受委托生产的药品再次委托第三方生产。

经批准或者通过关联审评审批的原料药应当自行生产，不得再行委托他人生产。

血液制品、麻醉药品、精神药品、医疗用毒性药品、药品类易制毒化学品不得委托生产，国务院药品监督管理部门另有规定的除外。

（一）委托生产的管理监管部门

国务院药品监督管理部门制定药品委托生产质量协议指南，指导、监督药品上市许可持有人和受托生产企业履行药品质量保证义务。注射剂、生物制品（不含疫苗制品、血液制品）和跨省的药品委托生产申请，由委托方所在省级药品监督管理部门负责受理和审批。

（二）委托生产的审批管理

1. 国内委托生产

进行药品委托生产，委托方应向省级药品监督管理部门提出申请，并提交相应的申请材料。经审批符合规定的予以批准，发放《药品委托生产批件》。其中疫苗上市许可持有人应当具备生产出符合注册要求疫苗的能力，超出疫苗生产能力确需委托生产的，应当经国家药品监督管理局批准。

《药品委托生产批件》有效期不得超过 2 年，且不得超过该药品批准证明文件规定的有效期限。有效期届满需要继续委托生产的，委托方应当在有效期届满 30 日前，办理延期手续。

2. 跨国委托加工

药品生产企业接受境外制药厂商的委托在中国境内加工药品的，应当在签署委托生产合同后 30 日内向所在地省级药品监督管理部门备案。所加工的药品不得以任何形式在中国境内销售、使用。省级药品监督管理部门应当将药品委托生产的批准、备案情况报国务院药品监督管理部门。

（三）对委受托双方的要求

（1）委托生产药品的双方应当签署合同，内容应当包括双方的权利与义务，并具体规定双方在药品委托生产技术、质量控制等方面的权利与义务，且应当符合国家有关药品管理的法律法规。

（2）药品委托生产的委托方负责委托生产药品的质量和销售，委托方应当是取得该药品批准文号的药品生产企业，要向受托方提供委托生产药品的技术和质量文件，并应对受托方的生产条件、生产技术水平和质量管理状况进行详细考查，对其生产全过程进行指导和监督。

（3）药品委托生产的受托方应当是持有与生产该药品的生产条件相适应的药品生产质量管理规范的药品生产企业。受托方应当按照 GMP 进行生产，并按照规定保存所有受托生产文件和记录。

（四）对委托产品的管理

委托生产药品的质量标准应当执行国家药品质量标准，其处方、生产工艺、包装规格、标签、使用说明书、批准文号等应当与原批准的内容相同。在委托生产的药品包装、标签和说明书上标明委托方企业名称和注册地址、受托方企业名称和生产地址。

四、药品放行、药品追溯管理

1. 药品放行

药品上市许可持有人应当建立药品质量保证体系，履行药品上市放行责任，对其取得药品注册证书的药品质量负责。中药饮片生产企业应当履行药品上市许可持有人的相关义务，确保中药饮片生产过程持续符合法定要求。原料药生产企业应当按照核准的生产工艺组织生产，严格遵守药品生产质量管理规范，确保生产过程持续符合法定要求。经关联审评的辅料、直接接触药品的包装材料和容器的生产企业以及其他从事与药品相关生产活动的单位和个人依法承担相应责任。

药品生产企业应当建立药品出厂放行规程。明确出厂放行的标准、条件,并对药品质量检验结果、关键生产记录和偏差控制情况进行审核,对药品进行质量检验,符合标准、条件的,经质量受权人签字后方可出厂放行。药品上市许可持有人应当建立药品上市放行规程,对药品生产企业出厂放行的药品检验结果和放行文件进行审核,经质量受权人签字后方可上市放行。

中药饮片符合国家药品标准或者省(区市)药品监督管理部门制定的炮制规范的,方可出厂、销售。

2. 药品追溯

药品上市许可持有人、药品生产企业应当建立并实施药品追溯制度,按照规定赋予药品各级销售包装单元追溯标识,通过信息化手段实施药品追溯,及时准确记录,保存药品追溯数据,并向药品追溯协同服务平台提供追溯信息。

五、短缺药品报告制度

根据《国务院办公厅关于进一步做好短缺药品保供稳价工作的意见》和《关于印发国家短缺药品清单管理办法(试行)的通知》要求,国家卫生健康委员会同国家短缺药品供应保障工作会商联动机制各成员单位,制定了《国家短缺药品清单》和《临床必需易短缺药品重点监测清单》。

列入国家实施停产报告的短缺药品清单的药品,药品上市许可持有人停止生产的,应当在计划停产实施 6 个月前向所在地省、自治区、直辖市药品监督管理部门报告;发生非预期停产的,在 3 日内报告所在地省(区、市)药品监督管理部门;必要时,向国家药品监督管理局报告。药品监督管理部门接到报告后,应当及时通报同级短缺药品供应保障工作会商联动机制牵头单位。

六、监督检查

国务院药品监督管理部门对药品生产企业进行监督检查,监督检查包括药品生产许可证换发的现场检查、药品 GMP 符合性检查、日常监督检查等。监督检查的主要内容是药品生产企业执行有关法律、法规及实施药品 GMP 的情况。

省级药品监督管理部门负责本行政区域内药品生产企业的监督检查工作。

县级以上药品监督管理部门在法律、法规、规章赋予的权限内,建立本行政区域内药品生产企业的监督管理档案。

个人和组织发现药品生产企业进行违法生产的活动,有权向药品监督管理部门举报,药品监督管理部门应当及时核实、处理。

药品生产企业质量负责人、生产负责人发生变更的,药品生产企业的关键生产设施等条件与现状发生变化的,均应当报所在地省级药品监督管理部门备案。

药品生产企业发生重大药品质量事故的,必须立即报告所在地省级药品监督管理部门和有关部门,省级药品监督管理部门应当在 24 小时内报告国务院药品监督管理部门。

第三节 药用辅料和药包材的管理

药用辅料、药包材均为药品生产的主要物料。加强药用辅料的管理是保证药品质量的重要前提,《药品管理法》第四十五条规定,生产药品所需的原料、辅料,应当符合药用要求、药品生产质量管理规范的有关要求。生产药品，应当按照规定对供应原料、辅料等的供应商进行审核，保证购进、使用的原料、辅料等符合前款规定要求。第四十六条规定，直接接触药品的包装材料和容器，应当符合药用要求，符合保障人体健康、安全的标准。对不合格的直接接触药品的包装材料和容器，由药品监督管理部门责令停止使用。

一、药用辅料的作用

药用辅料是指生产药品和调配处方时所用的赋形剂或者附加剂，是直接组成药品的物料部分。经过加工、处理等一系列的生产过程，和原料共同成为药品成品，对药品本身的治疗作用及药品质量起着决定性的作用。

药用辅料的基本作用应在于使药品制剂成型时保持稳定性、安全性、均质性，或为适应制剂的特性以促进溶解、缓释等。没有优良的辅料就没有优质的制剂。无论哪种途径和方法都需采用与之相适应的药物剂型，而辅料可以赋予药物剂型必要的物理或物理化学、生物学性质以适应医疗应用和确保治疗效果。辅料可保证药物以一定的程序选择性地运送到组织部位，防止药物从主体释出前失活，并使药物在体内按一定的速度和时间、在一定的部位释放。因此，由适宜的辅料组成的剂型对药物的实际应用和疗效的发挥，有着积极的关键作用。

二、药包材的作用

常用的药包材是指直接接触药品的包装材料，包括药用玻璃包装材料、药用橡胶包装材料、药用金属包装材料、药用复合包装材料等。其中药用玻璃包装材料常用于注射剂（包括粉针剂、冻干粉针剂和小容量注射剂）、大容量输液等剂型的包装。药用橡胶包装材料主要以容器的塞、垫圈等形式出现。药用金属包装材料主要用于粉针剂包装的铝盖、膏剂及气雾剂的瓶身及铝塑泡罩包装的药用铝箔等。药用复合包装材料主要包括高密度聚乙烯材料或聚丙烯、聚酯材料制成的塑料瓶、聚氯乙烯硬片（PVC）、复合膜、袋等。

三、药用辅料和药包材的管理规定

根据《国务院第三批取消中央指定地方实施行政许可事项的决定》（国发〔2017〕7号），取消了由省级食品药品监管部门实施的药用辅料（不含新药用辅料和进口药用辅料）注册审批。各省级食品药品监管部门应按照《关于药包材药用辅料与药品关联审评审批有关事项的公告》（2016年第134号）要求，落实药用辅料关联审评审批工作，做好国产高风险药用辅料的现场核查、抽样等工作。要切实加强对药用辅料生产企业的日常监管，强化对药用辅料的延伸检查，保证药品质量。

药用辅料和药包材的使用必须符合药用要求，主要是指药用辅料和药包材的质量、安全及功能应该满足药品制剂的需要。药用辅料和药包材与药品制剂关联审评审批由药用辅料和药包材登记人在登记平台上登记，药品制剂注册申请人提交注册申请时与平台登记资料进行关联；因特殊原因无法在平台登记的药用辅料和药包材，也可在药品制剂注册申请时，由药品制剂注册申请人一并提供药用辅料和药包材研究资料。

药品制剂注册申请人申报药品注册申请时，需提供药用辅料和药包材登记号和登记人的使用授权书。药品制剂注册申请人或药品上市许可持有人对药品质量承担主体责任，根据药品注

册管理和上市后生产管理的有关要求

第四节 药品生产质量管理规范

"药品生产质量管理规范"英文原文为"Good Practice in the Manufacturing and Quality Control of Drugs",简称"Good Manufacturing Practice,GMP"。GMP是在药品生产全过程实施质量管理,保证生产出优质药品的一整套系统的、科学的管理规范,是药品生产和质量管理的基本准则。

一、《药品生产质量管理规范》概述

(一)《药品生产质量管理规范》的产生

药品生产过程质量控制和质量保证的大量实践经验,催生了一套规范化管理制度的形成。最早的GMP是美国天普大学6名教授提出的,仅作为美国FDA内部文件,"沙利度胺"事件后,美国国会于1963年将其颁布为法令。随后在1969年,WHO建议各成员国的药品生产采用GMP制度,并在"关于实施国际贸易中药品质量保证制度的指导原则"中规定:出口药品必须按照GMP的要求进行生产,定期监督检查及出具符合药品GMP要求的证明。1973年日本制药工业协会提出了行业的GMP。1974年日本政府颁布药品GMP,进行指导推行。1975年11月WHO正式颁布药品GMP。1977年第28届世界卫生大会时WHO再次向成员国推荐GMP,并确定为WHO的法规。WHO提出的GMP制度是药品生产全面质量管理的一个重要组成部分,是保证药品质量,并把发生差错事故、混药等各种污染的可能性降到最低程度所规定的必要条件和最可靠的办法。目前,全世界已有100多个国家和地区推行实施GMP。

(二)《药品生产质量管理规范》的目的和中心思想

GMP是药品生产过程质量管理实践中总结、抽象、升华出来的规范化的条款,其目的是指导药品生产企业克服不良生产导致劣质药品产生,最大限度地避免污染或交叉污染,最大限度地降低差错。将影响质量的危险减至最低限度,把人为的误差降低到最小限度,保证优质生产合格药品。

GMP的中心指导思想是:任何药品的质量形成是生产出来的,而不是检验出来的。因此,必须对所有影响药品生产质量的因素加强管理。

(三)我国《药品生产质量管理规范》的发展

1982年中国医药工业公司和中国药材公司分别制定了《药品生产管理规范(试行)》《中成药生产质量管理办法》,这是我国制药工业组织制定的药品GMP,也是我国最早的GMP。

1988年卫生部根据《药品管理法》规定,依法制定了《药品生产质量管理规范》。1992年卫生部修订颁布了《药品生产质量管理规范》(1992年修订)。这是我国法定的药品GMP。

1998年,国家药品监督管理局成立后,颁布了《药品生产质量管理规范》(1998年修订)及附录。2011年1月17日,卫生部以79号令发布《药品生产质量管理规范(2010年修订)》,自2011年3月1日起实施。

根据《药品管理法》,我国于2019年12月1日取消了药品生产质量管理规范(GMP)的认证,认证取消并不等于GMP取消,而是强化动态监管,进行GMP符合性检查。

二、《药品生产质量管理规范》的主要内容

GMP的内容很广泛，从专业性管理的角度概括可以分为质量控制和质量保证；从系统的角度出发可以分为硬件系统、软件系统和人员系统。我国现行的《药品生产质量管理规范》(以下简称《规范》)共14章313条，包括总则、质量管理、机构与人员、厂房与设施、设备、物料与产品、确认与验证、文件管理、生产管理、质量控制与质量保证、委托生产与委托检验、产品发运与召回、自检及附则。

(一) 基本要求

制定本《规范》的依据是《药品管理法》《药品管理法实施细则》。药品GMP作为企业建立的药品质量管理体系的一部分，是药品生产和质量管理的基本要求，最大限度地降低药品生产过程中污染、交叉污染以及混淆、差错等风险，企业全部活动应当围绕确保药品质量符合预定用途。

(二) 质量风险管理

药品生产企业应当建立符合药品质量标准的质量目标，并贯彻到药品生产、控制、放行、贮存、发运全过程；企业内外与产品有关人员都要为药品质量负责；企业建立软、硬件配套的质量保证系统；企业的质量风险管理在整个产品生命周期中采用前瞻或回顾的方式，对质量风险进行评估、控制、沟通、审核的系统过程，质量风险管理过程所采用的方法、措施、形式及形成的文件应当与存在的风险级别相适应。

(三) 对机构、人员的要求

药品生产企业机构是药品生产和质量管理的组织保证，人员是药品生产和质量管理最关键、最根本的因素。规范对机构、人员的总体要求为：科学地设置企业机构，合理地进行部门分工及职责划分，有效地提高人员素质，以使药品生产高效率高质量运行。主要规定内容如下。

(1) 药品生产企业应建立与药品生产相适应的生产和质量管理机构，并有组织机构图。各级机构和人员职责应明确。质量管理部门可以分设质量保证部门和质量控制部门，质量管理部门应当参与所有与质量有关的活动，负责审核所有与本规范有关的文件。

(2) 企业负责人、主管药品生产管理和质量管理负责人、质量受权人等企业关键人员，应当为全职人员，应具有规定学历、经历。对有关人员的资质要求见表6-1。

表6-1　GMP中有关人员的资质

人员类别	资质
生产管理负责人	具有药学或相关专业本科学历(或中级技术职称或执业药师资格)，具有≥3年的实践经验，其中至少有1年的药品生产管理经验，接受过与所生产产品相关的专业培训
质量管理负责人	具有药学或相关专业本科学历(或中级技术职称或执业药师资格)，具有≥5年的实践经验，其中至少有1年的药品质量管理经验，接受过与所生产产品相关的专业培训
质量受权人	具有药学或相关专业本科学历(或中级技术职称或执业药师资格)，具有≥5年的实践经验，从事过药品生产过程控制和质量检验工作。具有专业理论知识，并经过与产品放行有关的培训
与药品生产、质量有关所有人员	具有基础理论知识和实际操作技能，经法规、岗位职责、专业技能培训

（3）制定操作规程，确保质量受权人履行职责，不受企业负责人和其他人员的干扰。

（4）药品生产管理部门和质量管理部门负责人不得互相兼任。

（5）职责通常不得委托给他人。确需委托的，其职责可委托给具有相当资质的指定人员。

（6）人员卫生要求建立健康档案。直接接触药品的生产人员上岗前应当接受健康检查，以后每年至少进行一次健康检查。避免体表有伤口、患有传染病或其他可能污染药品疾病的人员从事直接接触药品的生产。操作人员避免裸手直接接触药品、与药品直接接触的包装材料和设备表面。

（四）对厂房、设施、设备的要求

厂房、设施、设备为药品 GMP 的硬件部分，总体要求为：优选生产企业厂址，保证良好的外围环境条件；合理规划、布局厂内功能区并进行绿化、硬化，保证良好的厂区条件；科学设计合理布局厂房功能区并进行相应的处理，设计、选择、安装符合药品生产要求的设施、设备，保证良好的生产操作条件。主要规定内容如下。

1. 整体要求

药品生产企业必须有整洁的生产环境，厂区的地面、路面及运输等不应对药品的生产造成污染；生产、行政、生活和辅助区应合理布局；厂房的设计和建设应便于进行清洁、消毒工作；厂区、厂房内的人、物流走向应当合理；洁净厂房尽可能减少不必要人员的进出；应有适当的照明、温湿度和通风及有效防虫等设施，最大限度地避免污染、交叉污染、混淆和差错。

2. 药品生产区的要求

为降低污染和交叉污染的风险，厂房、生产设施和设备应当根据所生产药品的特性、工艺流程及相应洁净度级别要求合理设计、布局和使用，并应综合考虑药品的特性、工艺和预定用途等因素，确定厂房、生产设施和设备多产品共用的可行性，并有相应的评估报告。生产区和贮存区应当有足够的空间，确保有序地存放设备、物料、中间产品、待包装产品和成品。洁净区与非洁净区之间、不同级别洁净区之间的压差应当不低于 10Pa，必要时，相同洁净度级别的不同功能区域（操作间）之间也应当保持适当的压差梯度。洁净区的内表面（墙面、地面、天棚）应当平整光滑，无裂缝，接口严密，无颗粒物脱落，避免积尘，便于有效清洁，必要时进行消毒。洁净室的要求见表 6–2 至表 6–5。

3. 有关产品厂房设施规定

生产特殊性质的药品，如高致敏性药品（如青霉素）或生物制品（如卡介苗或其他用活性微生物制备而成的药品），必须采用专用和独立的厂房、生产设施和设备，青霉素类药品产尘量大的操作区域应当保持相对负压，排至室外的废气应当经过净化处理并符合要求，排风口应当远离其他空气净化系统的进风口；生产 β– 内酰胺类药品、性激素类避孕药品必须使用专用设施（如独立的空气净化系统）和设备，并与其他药品生产区分开；生产某些激素类药品、细胞毒性类药品、高活性化学药品应当使用专用设施（如独立的空气净化系统）和设备。

4. 仓储区的要求

仓储区应当有足够的空间，确保有序存放待检、合格、不合格、退货、召回的原材料、包装材料、中间产品、待包装产品和成品等各类物料和产品。设计和建造良好的仓储条件，有通风和照明设施。能够满足物料或产品的贮存条件（如温度、湿度、避光）和安全的要求，并进行检查和监控。高活性的物料或产品以及印刷包装材料应当贮存于安全的区域。接收、发放和发运区域应

表 6-2 各级别空气悬浮粒子的标准规定

洁净度级别	悬浮粒子最大允许数 /m³			
	静态		动态[c]	
	≥0.5 μm	≥5.0 μm[b]	≥0.5 μm	≥5.0 μm
A 级[a]	3 520	20	3 520	20
B 级	3 520	29	352 000	2 900
C 级	352 000	2 900	3 520 000	29 000
D 级	3 520 000	29 000	不作规定	不作规定

注：a. 为了确定 A 级区的级别，每个采样点的采样量不得小于 1 m。A 级区空气尘埃粒子的级别为 ISO 43.8，以≥ 0.5 μm 的尘粒为限度标准。B 级区（静态）的空气尘埃粒子的级别为 ISO 5，同时包括表中两种粒径的尘粒。对于 C 级区（静态和动态）而言，空气尘埃粒子的级别分别为 ISO 7 和 ISO 8。对于 D 级区（静态）空气尘埃粒子的级别为 ISO 8。测试方法可参照 ISO 14644-1。

b. 在确认级别时，应使用采样管较短的便携式尘埃粒子计数器，以避免在远程采样系统长的采样管中≥ 5.0 μm 尘粒的沉降。在单向流系统中，应采用等动力学的取样头。

c. 可在常规操作、培养基模拟灌装过程中进行测试，证明达到了动态的级别，但培养基模拟试验要求在“最差状况”下进行动态测试。

表 6-3 洁净区微生物监测的动态标准[a]

洁净度级别	浮游菌 cfu/m³	沉降菌（90 mm）cfu/4h[b]	表面微生物	
			接触（55 mm）cfu/ 碟	5 指手套 cfu/ 手套
A 级	1	1	1	1
B 级	10	5	5	5
C 级	100	50	25	–
D 级	200	100	50	–

注：a. 表中各数值均为平均值。

b. 单个沉降碟的暴露时间可以短于 4 小时，同一位置可使用多个沉降碟连续进行监测并累积计数。

表 6-4 不同洁净度级别适合的生产操作示例一

洁净度级别	最终灭菌产品生产操作示例
C 级背景下的局部 A 级	高污染风险[a]的产品灌装（或灌封）
C 级	1. 产品灌装（或灌封） 2. 高污染风险[b]产品的配制和过滤 3. 眼用制剂、无菌软膏剂、无菌混悬剂等的配制、灌装（或灌封） 4. 直接接触药品的包装材料和器具最终清洗后的处理

续表

洁净度级别	最终灭菌产品生产操作示例
D级	1. 轧盖 2. 灌装前物料的准备 3. 产品配制（指浓配或采用密闭系统的配制）和过滤直接接触药品的包装材料和器具的最终清洗

注：a. 此处的高污染风险是指产品容易长菌、灌装速度慢、灌装用容器为广口瓶、容器须暴露数秒后方可密封等状况。
b. 此处的高污染风险是指产品容易长菌、配制后需等待较长时间方可灭菌或不在密闭系统中配制等状况。

表 6–5 不同洁净度级别适合的生产操作示例二

洁净度级别	非最终灭菌产品的无菌生产操作示例
B级背景下的A级	1. 处于未完全密封[a]状态下产品的操作和转运，如产品灌装（或灌封）、分装、压塞、轧盖[b]等 2. 灌装前无法除菌过滤的药液或产品的配制 3. 直接接触药品的包装材料、器具灭菌后的装配以及处于未完全密封状态下的转运和存放 4. 无菌原料药的粉碎、过筛、混合、分装
B级	1. 处于未完全密封[a]状态下的产品置于完全密封容器内的转运 2. 直接接触药品的包装材料、器具灭菌后处于密闭容器内的转运和存放
C级	1. 灌装前可除菌过滤的药液或产品的配制 2. 产品的过滤
D级	直接接触药品的包装材料、器具的最终清洗、装配或包装、灭菌

注：a. 轧盖前产品视为处于未完全密封状态。
b. 根据已压塞产品的密封性、轧盖设备的设计、铝盖的特性等因素，轧盖操作可选择在C级或D级背景下的A级送风环境中进行。A级送风环境应当至少符合A级区的静态要求。

当能够保护物料、产品免受外界天气（如雨、雪）的影响。接收区的布局与设施应当能够确保到货物料在进入仓储区前可对外包装进行必要的清洁。应当有单独的物料取样区，其空气洁净度级别应当与生产相一致。

5. 质量控制区的要求

质量控制实验室通常应当与生产区分开。生物检定、微生物和放射性核素的实验室还应当彼此分开。实验室的设计应当确保其适用于预定的用途，并能够避免混淆和交叉污染，应当有足够的区域用于样品处置、留样和稳定性考察样品的存放以及记录的保存。必要时，应当设置专门的仪器室，使灵敏度高的仪器免受静电、震动、潮湿或其他外界因素的干扰。处理生物样品或放射性样品等特殊物品的实验室应当符合国家的有关要求。实验动物房应当与其他区域严格分开，其设计、建造应当符合国家有关规定，并设有独立的空气处理设施以及动物的专有通道。

6. 设备的要求

设备的设计、选型、安装、改造和维护必须符合预定用途，应当尽可能降低产生污染、交叉污染、混淆和差错的风险，便于操作、清洁、维护，以及必要时进行的消毒或灭菌；应当设立设备使用、清洁、维护和维修的操作规程，并保存相应的操作记录；应当建立并保存设备采购、安装、确认的文件和记录。与药品直接接触的生产设备表面应当平整、光洁、易清洗或消毒、耐腐蚀，不得与药品发生化学反应、吸附药品或向药品中释放物质。生产设备应当在确认的参数范围内使用。

制药用水应当符合其用途，并符合《中国药典》的质量标准及相关要求。制药用水至少应当采用饮用水。纯化水、注射用水储罐和输送管道所用材料应当无毒、耐腐蚀；储罐的通气口应当安装不脱落纤维的疏水性除菌滤器；管道的设计和安装应当避免死角、盲管。纯化水、注射用水的制备、贮存和分配应当能够防止微生物的滋生。纯化水可采用循环，注射用水可采用70℃以上保温循环。应当对制药用水及原水的水质进行定期监测，并有相应的记录。水处理设备的运行不得超出其设计能力。

生产设备应有明显状态标志，并定期维修、保养和验证。检验设备要定期校验。设备仪器的使用、维修、保养均应做记录，并有专人管理。与设备连接的主要固定管道应标明管内物料的名称、流向。

（五）对物料与产品的要求

应当建立物料和产品的操作规程，确保物料和产品的准确接收、贮存、发放、使用和发运。原辅料、与药品直接接触的包装材料应当符合相应的质量标准，进口原辅料应当符合国家相关的进口管理规定。药品上直接印字所需油墨应当符合食用标准。物料的接收应当检查，以确保与订单一致，并确认供应商已经质量管理部门批准，物料的外包装应当有标签，并注明规定的信息。每次接收均应当有记录，内容包括：①交货单和包装容器上所注物料的名称；②企业内部所用物料名称和代码；③接收日期；④供应商和生产商的名称；⑤供应商和生产商标识的批号；⑥接收总量和包装容器数量；⑦接收后企业指定的批号或流水号；⑧有关说明。

物料管理具体包括原料药、辅料、包装材料、中间产品和待包装产品、产品、成品等。主要规定内容如下。

1. 原辅料

制定相应的操作规程，采取核对或检验等适当措施，确认每一包装内的原辅料准确无误。一次接收数个批次的物料，应当按批取样、检验、放行。原辅料应当按照有效期或复验期贮存，只有经质量管理部门批准放行并在有效期或复验期内的原辅料方可使用，使用中应由指定人员按照操作规程进行配料。配制的每一物料及其重量或体积应当由他人独立进行复核，并有复核记录。用于同一批药品生产的所有配料集中存放，并做好标识。

2. 中间产品和待包装产品

应当在适当的体积下贮存，并有明确的标识，如产品名称、批号、质量状态等信息。

3. 特殊管理的药品和产品

麻醉药品、精神药品、医疗用毒性药品、放射性药品、药品类易制毒化学品及易燃、易爆和其他危险品的验收、贮存、管理应当执行国家有关规定。

4. 成品

放行前应当待验贮存，贮存条件应当符合药品注册批准的要求。

5. 包装材料

与药品直接接触的包装材料和印刷包装材料的管理和控制与原辅料相同。企业应当建立印刷包装材料设计、审核、批准的操作规程，确保包装材料印制的内容与药品监督管理部门核准的一致，并建立专门的文档，保存经签名批准的印刷包装材料原版实样。印刷包装材料应当设置专门区域专人保管，按照操作规程和需求量发放。过期或废弃的印刷包装材料应当予以销毁并记录。

（六）对验证的要求

验证是证明任何程序、生产过程、设备、物料、活动或系统确实能达到预期结果的有文件证明的一系列活动。药品生产验证的总体要求是：用以证实在药品生产和质量控制中所用的厂房、设施、设备、原辅材料、生产工艺、质量控制方法以及其他有关的活动或系统，确实能够达到预期目的，从而保证生产状态符合药品质量要求。主要规定内容如下。

（1）药品生产验证应包括厂房、设施、设备和检验仪器，采用经过验证的生产工艺、操作规程和检验方法进行生产、操作和检验，并保持持续的验证状态。

（2）采用新的生产处方或生产工艺前，应当验证其常规生产的适用性。生产工艺在使用规定的原辅料和设备条件下，应当能够始终生产出符合预定用途和注册要求的产品。

（3）当影响产品质量的主要因素，如原辅料、与药品直接接触的包装材料、生产设备、生产环境（或厂房）、生产工艺、检验方法等发生变更时，应当进行确认或验证。必要时，还应当经药品监督管理部门批准。

（4）确认和验证不是一次性的行为。首次确认或验证后，应当根据产品质量回顾分析情况进行再确认或再验证。关键的生产工艺和操作规程应当定期进行再验证，确保其能够达到预期结果。

（七）对文件的要求

文件是指信息及其承载媒体，包括书面质量标准、生产处方和工艺规程、操作规程，以及记录、报告、图样、电子数据等。文件管理是企业质量保证体系的重要部分，GMP的文件系统包括制度、标准（操作标准、技术标准）和记录三部分。其总体规定为：将管理体系中采用的全部要素、要求和规定编制成各项制度、标准程序等，形成文件体系。使企业有关员工对文件有正确一致的理解和执行。同时在实施中及时、正确地记录执行情况且保存完整的执行记录，从而保证药品生产全过程的规范化运行。

企业必须有内容正确的书面质量标准、生产处方和工艺规程、操作规程及记录等文件。应当建立文件管理的操作规程，系统地设计、制定、审核、批准和发放文件。与本规范有关的文件应当经质量管理部门的审核。文件的内容应当与药品生产许可、药品注册相一致，并有助于追溯每批产品的历史情况。文件的起草、修订、审核、批准、替换或撤销、复制、保管和销毁等应当按照操作规程管理，并有相应的文件分发、撤销、复制、销毁记录。同时由适当的人员签名并注明日期。

文件应当分类存放、条理分明，便于查阅。原版文件复制时，不得产生任何差错；复制的文件应当清晰可辨。

上述所有活动均应当有记录，以保证产品生产、质量控制和质量保证等活动可以追溯。记录应当及时，内容真实，字迹清晰、易读、不易擦除。记录填写的任何更改都应当签注姓名和日期，并使原有信息仍清晰可辨。尽可能采用生产和检验设备自动打印的记录、图谱和曲线图等，并标明产品或样品的名称、批号和记录设备的信息，操作人应当签注姓名和日期。

每批药品应当有批记录，包括批生产记录、批包装记录、批检验记录和药品放行审核记录等与本批产品有关的记录。批记录应当由质量管理部门负责管理，至少保存至药品有效期后1年。质量标准、工艺规程、操作规程、稳定性考察、确认、验证、变更等其他重要文件应当长期保存。

(八) 对生产管理的要求

所有药品的生产和包装均应当按照批准的工艺规程和操作规程进行操作并有相关记录，以确保药品达到规定的质量标准，并符合药品生产许可和注册批准的要求。

应当建立划分产品生产批次的操作规程，生产批次的划分应当能够确保同一批次产品质量和特性的均一性。应当建立编制药品批号和确定生产日期的操作规程。

批(batch/lot)：经一个或若干加工过程生产的、具有预期均一质量和特性的一定数量的原辅料、包装材料或成品。为完成某些生产操作步骤，可能有必要将一批产品分成若干亚批，最终合并成为一个均一的批。在连续生产情况下，批必须与生产中具有预期均一特性的确定数量的产品相对应，批量可以是固定数量或固定时间段内生产的产品量。

批号(batch number)：用于识别一个特定批的具有唯一性的数字和(或)字母的组合。用以追溯和审查该批药品的生产历史。

批的划分：以各种剂型在规定条件要求下所生产的均质产品为一批。各类药品批的划分如表6-6所示。

表6-6 各类药品批的划分

药品分类		批的划分原则
无菌药品	大、小容量注射剂	以同一配液罐一次所配制的药液所生产的均质产品为一批
	粉针剂	以同一批原料在同一连续生产周期内生产的均质产品为一批
	冻干粉针剂	以同一批药液使用同一台冻干设备，在同一生产周期内生产的均质产品为一批
非无菌药品	固体、半固体制剂	在成型或分装前使用同一台设备一次混合量所生产的均质产品为一批
	液体制剂	以灌装前经最后混合的药液所生产的均质产品为一批
原料药	连续生产的原料药	在一定时间间隔内生产的、在规定限度内的均质产品为一批
	间歇生产的原料药	由一定数量的产品经最后混合所得的，在规定限度内的均质产品为一批

每批药品均应当编制唯一的批号。除另有法定要求外，生产日期不得迟于产品成型或灌装(封)前经最后混合的操作开始日期，不得以产品包装日期作为生产日期。每批产品应当检查产量和物料平衡，确保物料平衡符合设定的限度。如有差异，必须查明原因，确认无潜在质量风险后，方可按照正常产品处理。

不得在同一生产操作间同时进行不同品种和规格药品的生产操作，除非没有发生混淆或交叉污染的可能。在生产的每一阶段，应当保护产品和物料免受微生物和其他污染。

在干燥物料或产品，尤其是高活性、高毒性或高致敏性物料或产品的生产过程中，应当采取特殊措施，防止粉尘的产生和扩散。

生产期间使用的所有物料、中间产品或待包装产品的容器及主要设备、必要的操作室应当贴签标识或以其他方式标明生产中的产品或物料名称、规格和批号，如有必要，还应当标明生产工序。容器、设备或设施所用标识应当清晰明了，标识的格式应当经企业相关部门批准。除在标识上使用文字说明外，还可采用不同的颜色区分被标识物的状态（如待验、合格、不合格或已清洁等）。应当检查产品从一个区域输送至另一个区域的管道和其他设备连接，确保连接正确无误。

每次生产结束后应当进行清场，确保设备和工作场所没有遗留与本次生产有关的物料、产品和文件。下次生产开始前，应当对前次清场情况进行确认。应当尽可能避免出现任何偏离工艺规程或操作规程的偏差。一旦出现偏差，应当按照偏差处理操作规程执行。

生产过程中应当尽可能采取措施，防止污染和交叉污染，如：在分隔的区域内生产不同品种的药品；采用阶段性生产方式；设置必要的气锁间和排风；空气洁净度级别不同的区域应当有压差控制；应当降低未经处理或未经充分处理的空气再次进入生产区导致污染的风险；在易产生交叉污染的生产区内，操作人员应当穿戴该区域专用的防护服；采用经过验证或已知有效的清洁和去污染操作规程进行设备清洁；必要时，应当对与物料直接接触的设备表面的残留物进行检测；采用密闭系统生产；干燥设备的进风应当有空气过滤器，排风应当有防止空气倒流装置；生产和清洁过程中应当避免使用易碎、易脱屑、易发霉器具；使用筛网时，应当有防止因筛网断裂而造成污染的措施；液体制剂的配制、过滤、灌封、灭菌等工序应当在规定时间内完成；软膏剂、乳膏剂、凝胶剂等半固体制剂以及栓剂的中间产品应当规定贮存期和贮存条件。

生产操作前，还应当核对物料或中间产品的名称、代码、批号和标识，确保生产所用物料或中间产品正确且符合要求。应当进行中间控制和必要的环境监测，并予以记录。每批药品的每一生产阶段完成后必须由生产操作人员清场，并填写清场记录。清场记录内容包括操作间编号、产品名称、批号、生产工序、清场日期、检查项目及结果、清场负责人及复核人签名。清场记录应当纳入批生产记录。

待包装产品变成成品所需的所有操作步骤，包括分装、贴签等。但无菌生产工艺中产品的无菌灌装及最终灭菌产品的灌装等不视为包装。药品包装所用的材料，包括与药品直接接触的包装材料和容器、印刷包装材料，但不包括发运用的外包装材料。

包装材料应当注意以下情况发生：包装操作规程应当规定降低污染和交叉污染、混淆或差错风险的措施；包装开始前应当进行检查，确保工作场所、包装生产线、印刷机及其他设备已处于清洁或待用状态，无上批遗留的产品、文件或与本批产品包装无关的物料。检查结果应当有记录；还应当检查所领用的包装材料正确无误，核对待包装产品和所用包装材料与工艺规程相符；包装过程中，采取一切措施避免可能发生影响药品质量安全的因素；包装结束时，已打印批号的剩余包装材料应当由专人负责全部计数销毁，并有记录。如将未打印批号的印刷包装材料退库，应当按照操作规程执行。

（九）对质量控制与质量保证要求

质量控制实验室的人员、设施、设备应当与产品性质和生产规模相适应。企业通常不得进行委托检验，确需委托检验的，应当按照规定，委托外部实验室进行检验，但应当在检验报告中予以说明。

质量控制负责人应当具有足够的管理实验室的资质和经验，可以管理同一企业的一个或多个实验室。质量控制实验室应配备《中国药典》、各种标准图谱等必要的工具书，以及标准品或对照品等相关的标准物质。

应当分别建立物料和产品批准放行的操作规程，明确批准放行的标准、职责，并有相应的记录。GMP 有相关具体规定。

持续稳定性考察的目的是在有效期内监控已上市药品的质量，以发现与药品生产相关的稳定性问题(如杂质含量或溶出度特性的变化)，并确定药品能够在标示的贮存条件下，符合质量标准的各项要求。持续稳定性考察主要针对市售包装药品，但也需兼顾待包装产品。持续稳定性考察应当有考察方案，结果应当有报告。持续稳定性考察的时间应当涵盖药品有效期，考察方案包括每种规格、每个生产批量药品的考察批次数；相关的物理、化学、微生物和生物学检验方法，可考虑采用稳定性考察专属的检验方法；检验方法依据；合格标准；容器密封系统的描述；试验间隔时间(测试时间点)；贮存条件；检验项目，如检验项目少于成品质量标准所包含的项目，应当说明理由。考察批次数和检验频次应当能够获得足够的数据，以供趋势分析。通常情况下，每种规格、每种内包装形式的药品，至少每年应当考察一个批次，除非当年没有生产。某些情况下，持续稳定性考察中应当额外增加批次数，如重大变更或生产和包装有重大偏差的药品应当列入稳定性考察。关键人员，尤其是质量受权人，应当了解持续稳定性考察的结果。应当根据所获得的全部数据资料，包括考察的阶段性结论，撰写总结报告并保存。应当定期审核总结报告。

企业应当建立变更控制系统，对所有影响产品质量的变更进行评估和管理。需要经药品监督管理部门批准的变更应当在得到批准后方可实施。质量管理部门应当指定专人负责变更控制。变更都应当评估其对产品质量的潜在影响。判断变更所需的验证、额外的检验以及稳定性考察应当有科学依据。变更实施应当有相应的完整记录。质量管理部门应当保存所有变更的文件和记录。

企业应当建立偏差处理的操作规程，规定偏差的报告、记录、调查、处理及所采取的纠正措施，并有相应的记录。任何偏差都应当评估其对产品质量的潜在影响。企业可以根据偏差的性质、范围、对产品质量潜在影响的程度将偏差分类，对重大偏差的评估还应当考虑是否需要对产品进行额外的检验以及对产品有效期的影响，必要时，应当对涉及重大偏差的产品进行稳定性考察。质量管理部门应当负责偏差的分类，保存偏差调查、处理的文件和记录。

企业应当建立纠正措施和预防措施系统，对投诉、召回、偏差、自检或外部检查结果、工艺性能和质量监测趋势等进行调查并采取纠正和预防措施。调查的深度和形式应当与风险的级别相适应。纠正措施和预防措施系统应当能够增进对产品和工艺的理解，改进产品和工艺。企业应当建立实施纠正和预防措施的操作规程。实施纠正和预防措施应当有文件记录，并由质量管理部门保存。

质量管理部门应当对所有生产用物料的供应商进行质量评估，会同有关部门对主要物料供应商(尤其是生产商)的质量体系进行现场质量审计，并对质量评估不符合要求的供应商行使否决权。企业法定代表人、企业负责人及其他部门的人员不得干扰或妨碍质量管理部门对物料供应商独立作出质量评估。质量管理部门应当指定专人负责物料供应商质量评估和现场质量审计，分发经批准的合格供应商名单。现场质量审计应当核实供应商资质证明文件和检验报告的真实性，核实是否具备检验条件。应当对其人员机构、厂房设施和设备、物料管理、生产工艺流程和生产管理、质量控制实验室的设备、仪器、文件管理等进行检查，以全面评估其质量保证系统。现场质量审计应当有报告。质量管理部门应当与主要物料供应商签订质量协议,在协议中应当明确双方所承担的质量责任。企业应当对每家物料供应商建立质量档案,档案内容应当包括供应商的资质证明文件、质量协议、质量标准、样品检验数据和报告、供应商的检验报告、现场质量审计报告、产品稳定性考察报告、定期的质量回顾分析报告等。

应当按照操作规程,每年对所有生产的药品按品种进行产品质量回顾分析,以确认工艺稳定可靠,以及原辅料、成品现行质量标准的适用性,及时发现不良趋势,确定产品及工艺改进的方向。应当考虑以往回顾分析的历史数据,还应当对产品质量回顾分析的有效性进行自检。回顾分析应当有报告。应当对回顾分析的结果进行评估,提出是否需要采取纠正和预防措施或进行再确认或再验证的评估意见及理由,并及时、有效地完成整改。

应当建立药品不良反应报告和监测管理制度,设立专门机构并配备专职人员负责管理。应当主动收集药品不良反应,对不良反应应当详细记录、评价、调查和处理,及时采取措施控制可能存在的风险,并按照要求向药品监督管理部门报告。应当建立操作规程,规定投诉登记、评价、调查和处理的程序,并规定因可能的产品缺陷发生投诉时所采取的措施,包括考虑是否有必要从市场召回药品。应当有专人及足够的辅助人员负责进行质量投诉的调查和处理,所有投诉、调查的信息应当向质量受权人通报。投诉调查和处理应当有记录,并注明所查相关批次产品的信息。企业出现生产失误、药品变质或其他重大质量问题,应当及时采取相应措施,必要时还应当向当地药品监督管理部门报告。

(十)对委托生产与委托检验的要求

为确保委托生产产品的质量和委托检验的准确性和可靠性,委托方和受托方必须签订书面合同,明确规定各方责任、委托生产或委托检验的内容及相关的技术事项。委托生产或委托检验的所有活动,包括在技术或其他方面拟采取的任何变更,均应当符合药品生产许可和注册的有关要求。

委托方应当对受托方进行评估,对受托方的条件、技术水平、质量管理情况进行现场考核,确认其具有完成受托工作的能力,并能保证符合本规范的要求。委托方应当向受托方提供所有必要的资料,以使受托方能够按照药品注册和其他法定要求正确实施所委托的操作。委托方应当使受托方充分了解与产品或操作相关的各种问题,包括产品或操作对受托方的环境、厂房、设备、人员及其他物料或产品可能造成的危害。委托方应当对受托生产或检验的全过程进行监督。委托方应当确保物料和产品符合相应的质量标准。

受托方必须具备足够的厂房、设备、知识和经验及人员,满足委托方所委托的生产或检验工作的要求。受托方应当确保所收到委托方提供的物料、中间产品和待包装产品适用于预定用途。受托方不得从事对委托生产或检验的产品质量有不利影响的活动。

委托方与受托方之间签订的合同应当详细规定各自的产品生产和控制职责,其中的技术性条款应当由具有制药技术、检验专业知识和熟悉本规范的主管人员拟订。委托生产及检验的各项工作必须符合药品生产许可和药品注册的有关要求并经双方同意。合同应当详细规定质量受权人批准放行每批药品的程序,确保每批产品都已按照药品注册的要求完成生产和检验。合同应当规定何方负责物料的采购、检验、放行、生产和质量控制(包括中间控制),还应当规定何方负责取样和检验。在委托检验的情况下,合同应当规定受托方是否在委托方的厂房内取样。合同应当规定由受托方保存的生产、检验和发运记录及样品,委托方应当能够随时调阅或检查;出现投诉、怀疑产品有质量缺陷或召回时，委托方应当能够方便地查阅所有与评价产品质量相关的记录。合同应当明确规定委托方可以对受托方进行检查或现场质量审计。委托检验合同应当明确受托方有义务接受药品监督管理部门检查。

（十一）产品发运要求

企业应当建立产品召回系统，必要时可迅速、有效地从市场召回任何一批存在安全隐患的产品。因质量原因退货和召回的产品，均应当按照规定监督销毁，有证据证明退货产品质量未受影响的除外。

每批产品均应当有发运记录。根据发运记录，应当能够追查每批产品的销售情况，必要时应当能够及时全部追回，发运记录内容应当包括产品名称、规格、批号、数量、收货单位和地址、联系方式、发货日期、运输方式等。药品发运的零头包装只限两个批号为一个合箱，合箱外应当标明全部批号，并建立合箱记录。发运记录应当至少保存至药品有效期后 1 年。

（十二）对自检的要求

质量管理部门应当定期组织对企业进行自检，监控本规范的实施情况，评估企业是否符合本规范要求，并提出必要的纠正和预防措施。

自检应当有计划，对机构与人员、厂房与设施、设备、物料与产品、确认与验证、文件管理、生产管理、质量控制与质量保证、委托生产与委托检验、产品发运与召回等项目定期进行检查。应当由企业指定人员进行独立、系统、全面的自检，也可由外部人员或专家进行独立的质量审计。自检应当有记录。自检完成后应当有自检报告，内容至少包括自检过程中观察到的所有情况、评价的结论以及提出纠正和预防措施的建议。自检情况应当报告企业高层管理人员。

（十三）附则

明确《药品生产质量管理规范》中的术语，包括物料、批号、待检、批生产记录、物料平衡、标准操作规程、生产工艺规程、工艺用水、纯化水、洁净室（区）、验证等的含义。部分术语的含义如下。

1. 操作规程

经批准用来指导设备操作、维护与清洁、验证、环境控制、取样和检验等药品生产活动的通用性文件，也称标准操作规程。

2. 产品生命周期

产品从最初的研发、上市直至退市的所有阶段。

3. 放行

将一批物料或产品进行质量评价，做出批准使用或投放市场或其他决定的操作。

4. 工艺规程

生产特定数量的成品而制定的一个或一套文件，包括生产处方、生产操作要求和包装操作要求，规定原辅料和包装材料的数量、工艺参数和条件、加工说明（包括中间控制）、注意事项等内容。

5. 供应商

指物料、设备、仪器、试剂、服务等的提供方，如生产商、经销商等。

6. 交叉污染

指不同原料、辅料及产品之间发生的污染。

7. 批记录

用于记述每批药品生产、质量检验和放行审核的所有文件和记录，可追溯所有与成品质量有关的历史信息。

8. 物料平衡

产品或物料实际产量或实际用量及收集到的损耗之和与理论产量或理论用量之间的比较，并考虑可允许的偏差范围。

（十四）附录

除了《药品生产质量管理规范》正文之外，国家药品监督管理局还颁布了一系列《药品生产质量管理规范》的附录，明确不同类别药品的生产质量管理特殊要求列入。包括：附录1：无菌药品，附录2：原料药，附录3：生物制品，附录4：血液制品，附录5：中药制剂，附录6：计算机系统，附录7：确认与验证，附录8：中药饮片，附录9：医用氧，附录10：取样，附录11：放射性药品，附录12：生化药品，附录13：临床试验用药品。这些附录的法律效力与正文相同。

（聂久胜）

数字课程学习……

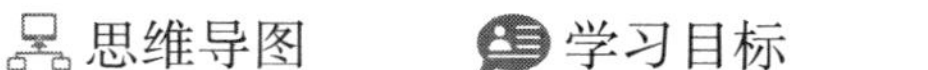 思维导图 学习目标 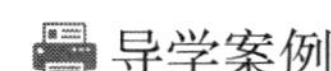 导学案例 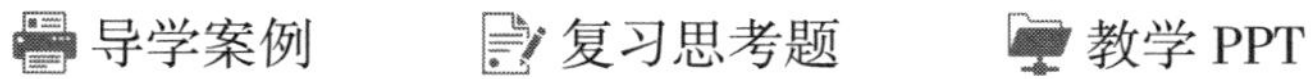 复习思考题 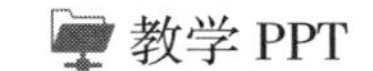 教学 PPT

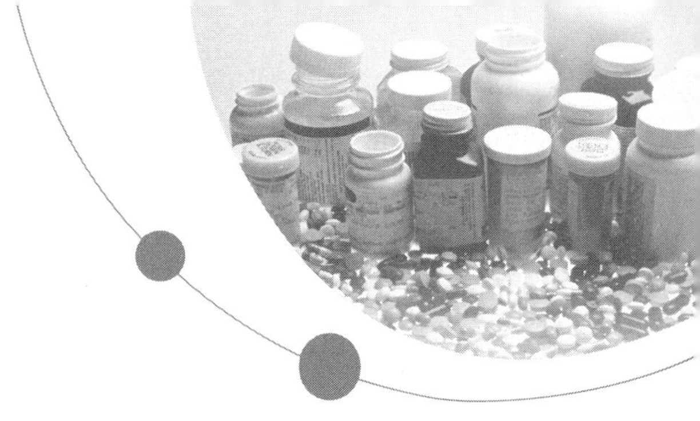

第七章

药品经营管理

药品经营管理是国家药品监督管理的重要环节，药品生产企业生产的合格药品经过销售，最后流通到消费者或者患者手中，供预防、治疗和诊断疾病使用。药品一旦完成生产，它的质量就已经固定，不会再有所提高，药品经营管理的职责，就是要尽可能地维持药品原有的产品质量，避免在经营过程中影响药品的质量。

第一节　药品经营与药品经营企业

一、药品经营概述

（一）药品经营含义

药品经营是指根据药品的市场需求和经济发展规律，通过流通渠道，完成购进、销售、调拨、储运等一系列保证药品供应的经济活动，完成药品从生产领域向消费领域的转移，实现药品的使用价值，获得经济效益和社会效益的过程。

（二）药品经营的特点

1. 专业性强

药品经营过程对专业知识与技术的依赖程度高，需要用药学专业技术维护药品的稳定性，也需要运用药学服务的专门知识，保证药品的合理使用。

2. 法制性强

国家制定了一系列包括药品经营质量管理规范在内的法律、法规和规章，药品经营企业必须依法经营。

3. 综合性强

药品经营企业的经营活动除了购进、销售、调拨、贮存之外，还涉及药品监督管理、药检、财务、交通运输、商务等部门，以及还需广泛运用电子商务技术，经营过程既有专业技术性工作，也有许多事务性工作。

二、药品经营企业

(一) 药品经营企业概述

1. 定义

药品经营企业(pharmaceutical trading enterprises)是指专门从事药品购销活动的独立经济组织,承担药品流通的业务。

药品的经营企业承担着繁荣药品市场,保障药品供应的重要职能。药品的流通过程需要经过许多环节,从批发到零售、从此地到彼地,中间环节多,周转时间长,如果管理不善,就有可能产生或混进不合格的药品。

2. 分类

最常见的分类是按照经营方式和服务范围分类,一般可分为药品批发企业(pharmaceutical whole sale enterprises)和药品零售企业(drug retail enterprises)。前者习惯上称为医药公司,主要从事药品从生产领域进入到零售企业和医疗机构,或面向生产企业,及批发企业之间的药品购销活动;后者又称为零售药房(或零售药店)(drug store or drug retailer),也可称为社会药房(community pharmacy),它处于商品流通的最终环节,药品一经进入零售企业,就进入了消费领域,消费的对象是消费者。

(二) 药品批发企业

1. 定义

《药品管理法实施条例》对药品批发企业的定义是:"药品批发企业是将购进的药品销售给药品生产企业、药品经营企业、医疗机构的药品经营企业。"通常,药品批发企业与药品生产企业签订合同,建立药品承销关系,拥有一个或多个仓库,将按需采购的药品贮存于仓库,再根据客户的需要,销往客户的指定地点。药品批发企业的特点是成批购进和成批售出,并不直接服务于最终消费者。

2. 药品批发企业的作用

药品批发是药品销售渠道中不可缺少的环节。在连接药品生产和使用两方面发挥了重要作用。在我国,绝大多数药品都是由批发企业转售给医疗机构或社会药房的。一方面,零售药店和医疗机构数量庞大、规模小,经营品种多,分布于城乡各处;另一方面,药品生产企业相对数量较少,比较集中,每家企业生产的药品品种较少。这就需要由药品批发企业组织货源,再向药品终端出售,完成药品的空间、时间、品种、数量、拥有权等方面的转移,促使药品、信息和资金的流通,完成药品购销活动。

(三) 药品零售企业

1. 定义

药品零售企业是指将购进的药品直接销售给消费者的药品经营企业。

2. 作用

药品零售企业是直接向患者提供其所需之药品和保健服务的机构,数量很多,遍及城乡。一方面,众多的药品零售企业将各种药品销售给消费者,使患者可以很方便地获得所需的药品;另一方面,药品零售企业在销售药品的同时,还为患者提供各种药学服务,这与其他消费品零售是不同的。

3. 分类

（1）药品零售连锁企业（drug retail chain enterprises）：是药品零售企业的一种组织形式，采取使用同一个商号的若干门店，在同一总部管理下，统一采购配送、统一质量管理，采购与销售分离的规模化经营方式；由总部、配送中心和若干门店构成。总部是连锁企业经营管理的核心，配送中心是连锁企业的物流机构，门店是连锁企业的基础，承担日常零售业务。

药品零售企业拥有一定数量自主开办的门店，称之为“直营店”。还有一些独立的零售药房愿意以协议、合同或托管的形式加盟药品零售连锁企业，接受质量指导和配送，称为“加盟店”。

（2）零售药店：就是通常意义上的从事药品零售活动的药品经营企业，也称为单体药店。另外，还有网络销售药品的企业，以及乙类非处方药的药柜，作为药品零售网点的补充，药品零售呈现出多元化经营的格局。

第二节　药品经营许可管理

《药品管理法》规定，开办药品经营企业必须取得《药品经营许可证》，无《药品经营许可证》的，不得经营药品。

为加强药品经营许可工作的监督管理，2004 年 2 月，国家食品药品监督管理局发布了《药品经营许可证管理办法》，2017 年 11 月，国家食品药品监督管理总局局务会议对其进行了修正。

一、药品经营方式、经营类别及经营范围

1. 药品经营方式

药品经营方式分为药品批发和药品零售，划分依据是药品销售对象，与药品具体销售数量多少无关。

2. 药品经营类别

药品经营类别是药品零售企业《药品经营许可证》载明事项之一，具体分为处方药、甲类非处方药、乙类非处方药。

3. 药品经营企业经营范围

从事药品零售的，应先核定经营类别，确定申办人经营处方药或非处方药、乙类非处方药的资格，并在经营范围中予以明确，再核定具体经营范围。

经营范围包括：麻醉药品、精神药品、医疗用毒性药品；生物制品；中药材、中药饮片、中成药、化学原料药及其制剂、抗生素原料药及其制剂、生化药品。

二、药品经营许可管理机构

国家药品监督管理局主管全国药品经营许可的监督管理工作。省级药品监督管理部门负责本辖区内药品批发企业《药品经营许可证》发证、换证、变更和日常监督管理工作，并指导和监督下级药品监督管理部门开展《药品经营许可证》的监督管理工作。设区的市级药品监督管理部门或县级药品监督管理部门负责本辖区内药品零售企业《药品经营许可证》发证、换证、变更和日常监督管理等工作。

三、《药品经营许可证》的申领条件

1. 开办药品批发企业的条件

（1）具有保证所经营药品质量的规章制度。

（2）企业、企业法定代表人或企业负责人、质量管理负责人无《药品管理法》规定的违法情形。

（3）具有与经营规模相适应的一定数量的执业药师。质量管理负责人具有大学以上学历，且必须是执业药师。

（4）具有能够保证药品储存质量要求的、与其经营品种和规模相适应的常温库、阴凉库、冷库。仓库中具有适合药品储存的专用货架和实现药品入库、传送、分拣、上架、出库等现代物流系统的装置和设备。

（5）具有独立的计算机管理信息系统，能覆盖企业内药品的购进、储存、销售以及经营和质量控制的全过程；能全面记录企业经营管理及实施《药品经营质量管理规范》方面的信息；符合对药品经营各环节的要求，并具有可以实现接受当地药品监督管理部门监管的条件。

（6）具有符合《药品经营质量管理规范》对药品营业场所及辅助、办公用房以及仓库管理、仓库内药品质量安全保障和进出库、在库储存与养护方面的条件。

2. 开办药品零售企业的条件

（1）具有保证所经营药品质量的规章制度。

（2）具有依法经过资格认定的药学技术人员：经营处方药、甲类非处方药的药品零售企业，必须配有执业药师或者其他依法经过资格认定的药学技术人员。质量负责人应有 1 年以上（含 1 年）药品经营质量管理工作经验。

经营乙类非处方药的药品零售企业，以及农村乡镇以下地区设立药品零售企业的，应当按照《药品管理法实施条例》的规定配备业务人员，有条件的应当配备执业药师。企业营业时间，以上人员应当在岗。

（3）企业、企业法定代表人、企业负责人、质量负责人无《药品管理法》规定的违法情形。

（4）具有与所经营药品相适应的营业场所、设备、仓储设施及卫生环境。

（5）具有能够配备满足当地消费者所需药品的能力，并能保证 24 小时供应。药品零售企业应备有的国家基本药物品种数量由各省、自治区、直辖市食品药品监督管理部门结合当地具体情况确定。

3. 开办药品经营企业的附加规定

国家对经营麻醉药品、精神药品、医疗用毒性药品、预防性生物制品另有规定的，从其规定。开办药品批发企业验收实施标准由国家药品监督管理局制定。开办药品零售企业验收实施标准，由省级药品监督管理部门依据本办法和《药品经营质量管理规范》的有关内容组织制定，并报国家药品监督管理局备案。

四、《药品经营许可证》的申请程序

申领《药品经营许可证》的程序包括开办药品批发企业向所在地的省级药品监督管理部门提出申请，开办药品零售企业向所在地设区的市级药品监督管理机构或县级药品监督管理机构提出申请。药品监督管理部门受理申请后，在规定时限内组织验收，符合条件的发给《药品经营许可证》。不符合条件的，应当书面通知申办人并说明理由，同时告知申办人享有依法申请行政复议或提起诉讼的权利。

《药品经营许可证》是企业从事药品经营活动的法定凭证，任何单位和个人不得伪造、变造、买卖、出租和出借。

《药品经营许可证》应当载明企业名称、统一社会信用代码、法定代表人或企业负责人姓名、经营方式、经营范围、注册地址、仓库地址、《药品经营许可证》证号、流水号、发证机关、发证日期、有效期限等项目，证书有效期 5 年。《药品经营许可证》正本、副本式样、编号方法，由国家药品监督管理局统一制定。

五、《药品经营许可证》的变更与换发

1. 变更的种类及程序

《药品经营许可证》变更分为许可事项变更和登记事项变更。许可事项变更是指经营方式、经营范围、注册地址、仓库地址（包括增减仓库）、企业法定代表人或负责人以及质量负责人的变更。登记事项变更是指上述事项以外的其他事项的变更。

药品经营企业变更许可事项的，应在原许可事项发生变更 30 日前，向原发证机关申请《药品经营许可证》变更登记。未经批准，不得变更许可事项。原发证机关应当自收到企业变更申请和变更申请资料之日起 15 个工作日内作出准予变更或不予变更的决定。

2. 许可证的换发

《药品经营许可证》有效期为 5 年。有效期届满，需要继续经营药品的，持证企业应在有效期届满前 6 个月内，向原发证机关申请换发《药品经营许可证》。原发证机关按本办法规定的申办条件进行审查，符合条件的，收回原证，换发新证。不符合条件的，可限期 3 个月进行整改，整改后仍不符合条件的，注销原《药品经营许可证》。

六、《药品经营许可证》的补办与注销

企业遗失《药品经营许可证》，应立即向发证机关报告，并在发证机关指定的媒体上登载遗失声明。发证机关在企业登载遗失声明之日起满 1 个月后，按原核准事项补发《药品经营许可证》。

企业终止经营药品或者关闭的，《药品经营许可证》由原发证机关缴销。

企业有下列情形之一的，《药品经营许可证》由原发证机关注销：①《药品经营许可证》有效期届满未换证的；②药品经营企业终止经营药品或者关闭的；③《药品经营许可证》被依法撤销、撤回、吊销、收回、缴销或者宣布无效的；④不可抗力导致《药品经营许可证》的许可事项无法实施的；⑤法律、法规规定的应当注销行政许可的其他情形。

第三节　药品流通监督管理

为加强药品监督管理，规范药品流通秩序，保证药品质量，2007 年 1 月，国家食品药品监督管理局颁布《药品流通监督管理办法》。《药品流通监督管理办法》共 5 章 47 条，对药品生产、经

营企业购销药品和医疗机构购进、储存药品做出规定。

一、基本要求

药品生产企业、经营企业、医疗机构应对其生产、经营、使用的药品质量负责。药品生产、经营企业在确保药品质量安全的前提下,适应现代药品流通发展方向,进行改革和创新。

药品监督管理部门鼓励个人和组织对药品流通实施社会监督。对违法行为,任何个人和组织都有权向药监部门举报和控告。

二、药品生产、经营企业购销药品的监督管理

1. 加强对药品购销行为的管理

药品生产、经营企业对其药品购销行为负责,对其销售人员或设立的办事机构以本企业名义从事的药品购销行为承担法律责任。

2. 加强对药品销售人员的管理

药品生产、经营企业应当并对其销售行为做出具体规定,购销人员由药品生产、经营企业负责进行药品相关的法律、法规和专业知识培训。

3. 关于购销药品的场所、品种的规定

药品生产、经营企业不得在经药品监督管理部门核准的地址以外的场所贮存或者现货销售药品。药品生产企业只能销售本企业生产的药品,不得销售本企业受委托生产的或者他人生产的药品。药品生产企业、药品批发企业销售药品时,应当提供有效的证明文件。

药品生产、经营企业知道或者应当知道他人从事无证生产、经营药品行为的,不得为其提供药品;不得为他人以本企业的名义经营药品提供场所,或者资质证明文件,或者票据等便利条件;不得以展示会、博览会、交易会、订货会、产品宣传会等方式现货销售药品;不得购进和销售医疗机构配制的制剂;未经药品监督管理部门审核同意,药品经营企业不得改变经营方式。

4. 资质证明文件和销售凭证

药品生产企业、药品批发企业派出销售人员销售药品的,除提供有效的证明文件外,还应当提供加盖本企业原印章的授权书复印件。授权书原件应当载明授权销售的品种、地域、期限,注明销售人员的身份证号码,并加盖本企业原印章和企业法定代表人印章(或者签名)。销售人员应当出示授权书原件及本人身份证原件,供药品采购方核实。

药品生产企业、药品批发企业销售药品时,应当开具标明供货单位名称、药品名称、生产厂商、批号、数量、价格等内容的销售凭证。药品零售企业销售药品时,应当开具标明药品名称、生产厂商、数量、价格、批号等内容的销售凭证。

药品生产、经营企业采购药品时,应按规定索取、查验、留存供货企业有关证件、资料和销售凭证。药品生产、经营企业留存资料和销售凭证,应当保存至超过药品有效期1年,但不得少于3年。

5. 其他规定

药品零售企业应当按照药品分类管理规定的要求,凭处方销售处方药。经营处方药和甲类非处方药的药品零售企业,执业药师或者其他依法经资格认定的药学技术人员不在岗时,应当挂牌告知,并停止销售处方药和甲类非处方药。

药品说明书要求低温、冷藏贮存的药品，药品生产、经营企业应当按照有关规定，使用低温、冷藏设施设备运输和贮存。

药品生产、经营企业不得以搭售、买药品赠药品、买商品赠药品等方式向公众赠送处方药或者甲类非处方药；不得采用邮售、互联网交易等方式直接向公众销售处方药；禁止药品生产、经营企业非法收购药品。

三、医疗机构购进、贮存药品的监督管理

1. 医疗机构药房应具备的软、硬件条件

应当具有与所使用药品相适应的场所、设备、仓储设施和卫生环境，配备相应的药学技术人员，并设立药品质量管理机构或者配备质量管理人员，建立药品保管制度。

2. 购进药品的规定

应当按照规定，索取、查验、保存供货企业有关证件、资料、票据。必须建立并执行进货检查验收制度，并建有真实完整的药品购进记录。药品购进记录必须注明药品的通用名称、生产厂商（中药材标明产地）、剂型、规格、批号、生产日期、有效期、批准文号、供货单位、数量、价格、购进日期。药品购进记录必须保存至超过药品有效期 1 年，但不得少于 3 年。

3. 药品储存与养护的规定

应当制定和执行有关药品保管、养护的制度，并采取必要的冷藏、防冻、防潮、避光、通风、防火、防虫、防鼠等措施，保证药品质量。医疗机构应当将药品与非药品分开存放；中药材、中药饮片、化学药品、中成药应分别储存、分类存放。

4. 禁止性规定

医疗机构和计划生育技术服务机构不得未经诊疗直接向患者提供药品，不得采用邮售、互联网交易等方式直接向公众销售处方药。

5. 招标采购

医疗机构以集中招标方式采购药品的，应当遵守《药品管理法》《药品管理法实施条例》及相关规定。

第四节　药品网络销售监督管理

一、电子商务概述

（一）电子商务的含义和类型

1. 电子商务的含义

电子商务（俗称“电商”），是指利用网络化和数字化的电子方式进行数据交换的一种商务活动，主要采用互联网服务商提供的数据传输平台在网上进行交易，包括通过互联网买卖产品和提供服务。

2. 电子商务的类型

电子商务按交易参与对象分类，一般可以分成 6 类。

（1）企业与企业间的电子商务（俗称 B to B）：是指在互联网上采购商与供应商进行谈判、订

货、签约、接受发票和付款以及索赔处理、商品发送管理和运输跟踪等所有活动。

(2) 企业与消费者间的电子商务(俗称 B to C):是指企业通过互联网为消费者提供的完成订购商品或服务的活动。企业对消费者的电子商务基本上表现为网上在线零售形式。企业通过自建互联网服务站点,或者利用第三方交易平台提供的互联网服务站点,推销自己的产品、服务,构成网上商店。消费者通过访问网上商店,浏览商品,进行网上购物或接受服务。

(3) 企业与政府间的电子商务:它涵盖了政府与企业间的各项事务,包括政府采购、税收、商检、管理条例发布以及法规政策颁布等。

(4) 企业内部的电子商务:是指在企业内部通过网络实现内部物流、信息流和资金流的数字化。

(5) 消费者与政府间的电子商务:指的是消费者与政府之间进行的电子商务或事务的办理活动。这类电子商务或事务合作主要是在政府与个人之间借助于互联网开展事务合作或商业交易,比如个人网上纳税、网上事务审批、个人身份证办理和社会福利金的支付等,更多地体现为政府的电子政务。

(6) 消费者与消费者间的电子商务:是指消费者之间进行的电子商务或网上事务合作活动。

(二) 国内医药电子商务网站的分类

1. 以药品集中招标采购为切入点的医药电子商务网站

随着国家医药卫生体制改革的不断深入,具有降低交易成本、缩短产品流通周期的医药电子商务在药品集中招标采购过程中被政府积极采用。这对于医药、卫生事业的迅速发展是一项重要的举措。

2. 药品生产经营企业自办网站

通过网络发布药品信息,根据客户的购买请求,企业提供药品,包括 B to B 模式和 B to C 模式。

3. 药品第三方交易服务平台,即药品第三方电子商务平台

泛指独立于药品的提供者和需求者,通过网络服务平台,按照特定的交易与服务规范,为买卖双方提供服务,服务内容可以包括但不限于供求信息发布与搜索、交易的确立、支付、物流。

二、《药品网络销售监督管理办法》的管理要点

(一) 基本要求

为了规范药品网络销售和药品网络交易平台服务活动,保障公众用药安全,根据《药品管理法》等法律、行政法规,制定《药品网络销售监督管理办法》,共 6 章,42 条。

1. 药品网络销售监管职责

国家药品监督管理局主管全国药品网络销售的监督管理工作。

省级药品监督管理部门负责本行政区域内药品网络销售的监督管理工作,负责监督管理药品网络交易第三方平台以及药品上市许可持有人、药品批发企业通过网络销售药品的活动。

设区的市级、县级承担药品监督管理职责的部门负责本行政区域内药品网络销售的监督管理工作,负责监督管理药品零售企业通过网络销售药品的活动。

2. 企业义务

从事药品网络销售、提供药品网络交易平台服务,应当遵守药品法律、法规、规章、标准和规

范，依法诚信经营，保障药品质量安全。

3. 社会共治

药品监督管理部门应当与相关部门加强协作，充分发挥行业组织等机构的作用，推进信用体系建设，促进社会共治。

（二）药品网络销售管理

1. 药品网络销售资质管理

从事药品网络销售应当是具备保证网络销售药品安全能力的药品上市许可持有人或者药品经营企业。中药饮片生产企业销售其生产的中药饮片，应当履行药品上市许可持有人相关义务。

药品网络销售企业应当按照经过批准的经营方式和经营范围经营。药品网络销售企业为药品上市许可持有人的，仅能销售其取得药品注册证书的药品。未取得药品零售资质的，不得向个人销售药品。

2. 药品销售特别规定

（1）不得销售的药品：疫苗、血液制品、麻醉药品、精神药品、医疗用毒性药品、放射性药品、药品类易制毒化学品等国家实行特殊管理的药品不得在网络上销售。

药品网络零售企业不得违反规定以买药品赠药品、买商品赠药品等方式向个人赠送处方药、甲类非处方药。

（2）处方药销售管理：通过网络向个人销售处方药的，应当确保处方来源真实、可靠，并实行实名制。药品网络零售企业应当与电子处方提供单位签订协议，并严格按照有关规定进行处方审核调配，对已经使用的电子处方进行标记，避免处方重复使用。

第三方平台承接电子处方的，应当对电子处方提供单位的情况进行核实，并签订协议。药品网络零售企业接收的处方为纸质处方影印版本的，应当采取有效措施避免处方重复使用。

3. 药品网络销售制度建立

药品网络销售企业应当建立并实施药品质量安全管理、风险控制、药品追溯、储存配送管理、不良反应报告、投诉举报处理等制度；还应当建立在线药学服务制度，由依法经过资格认定的药师或者其他药学技术人员开展处方审核调配、指导合理用药等工作。依法经过资格认定的药师或者其他药学技术人员数量应当与经营规模相适应。

4. 向药品监督管理部门报告的规定

药品网络销售企业应当向药品监督管理部门报告企业名称、网站名称、应用程序名称、IP 地址、域名、药品生产许可证或者药品经营许可证等信息。信息发生变化的，应当在 10 个工作日内报告。

药品网络销售企业为药品上市许可持有人或者药品批发企业的，应当向所在地省级药品监督管理部门报告。药品网络销售企业为药品零售企业的，应当向所在地市县级药品监督管理部门报告。

5. 网络展示药品信息的要求

药品网络销售企业应当在网站首页或者经营活动的主页面显著位置，持续公示其药品生产或者经营许可证信息。药品网络零售企业还应当展示依法配备的药师或者其他药学技术人员的资格认定等信息。

药品网络销售企业展示的药品相关信息应当真实、准确、合法。从事处方药销售的药品网络零售企业,应当在每个药品展示页面下突出显示“处方药须凭处方在药师指导下购买和使用”等风险警示信息。处方药销售前,应当向消费者充分告知相关风险警示信息,并经消费者确认知情。

药品网络零售企业应当将处方药与非处方药区分展示,并在相关网页上显著标示处方药、非处方药。药品网络零售企业在处方药销售主页面、首页面不得直接公开展示处方药包装、标签等信息。通过处方审核前,不得展示说明书等信息,不得提供处方药购买的相关服务。

6. 药品配送管理

药品网络零售企业应当对药品配送的质量与安全负责。配送药品,应当根据药品数量、运输距离、运输时间、温湿度要求等情况,选择适宜的运输工具和设施设备,配送的药品应当放置在独立空间并明显标识,确保符合要求、全程可追溯。

药品网络零售企业委托配送的,应当对受托企业的质量管理体系进行审核,与受托企业签订质量协议,约定药品质量责任、操作规程等内容,并对受托方进行监督。

7. 销售凭证和销售文件管理

向个人销售药品的,应当按照规定出具销售凭证。销售凭证可以以电子形式出具,药品最小销售单元的销售记录应当清晰留存,确保可追溯。

药品网络销售企业应当完整保存供货企业资质文件、电子交易等记录。销售处方药的药品网络零售企业还应当保存处方、在线药学服务等记录。相关记录保存期限不少于 5 年,且不少于药品有效期满后 1 年。

(三)第三方平台管理

1. 平台义务

第三方平台应当建立药品质量安全管理机构,配备药学技术人员承担药品质量安全管理工作,建立并实施药品质量安全、药品信息展示、处方审核、处方药实名购买、药品配送、交易记录保存、不良反应报告、投诉举报处理等管理制度。

第三方平台应当加强检查,对入驻平台的药品网络销售企业的药品信息展示、处方审核、药品销售和配送等行为进行管理,督促其严格履行法定义务。

2. 平台备案要求

第三方平台应当将企业名称、法定代表人、统一社会信用代码、网站名称及域名等信息向平台所在地省级药品监督管理部门备案。省级药品监督管理部门应当将平台备案信息公示。

第三方平台应当在其网站首页或者从事药品经营活动的主页面显著位置,持续公示营业执照、相关行政许可和备案、联系方式、投诉举报方式等信息或者上述信息的链接标识。

3. 平台入驻企业管理

第三方平台应当对申请入驻的药品网络销售企业资质、质量安全保证能力等进行审核,对药品网络销售企业建立登记档案,至少每 6 个月核验更新一次,确保入驻的药品网络销售企业符合法定要求。

第三方平台应当与药品网络销售企业签订协议,明确双方药品质量安全责任。

4. 记录信息的保存

第三方平台应当保存药品展示、交易记录与投诉举报等信息。保存期限不少于 5 年,且不少于药品有效期满后 1 年。第三方平台应当确保有关资料、信息和数据的真实、完整,并为入驻的药品网络销售企业自行保存数据提供便利。

5. 违法行为的监控和处置措施

第三方平台应当对药品网络销售活动建立检查监控制度。发现入驻的药品网络销售企业有违法行为的应当及时制止，并立即向所在地县级药品监督管理部门报告。

第三方平台发现下列严重违法行为的，应当立即停止提供网络交易平台服务，停止展示药品相关信息。

（1）不具备资质销售药品的。

（2）违反本办法第八条规定销售国家实行特殊管理药品的。

（3）超过药品经营许可范围销售药品的。

（4）因违法行为被药品监督管理部门责令停止销售、吊销药品批准证明文件或者吊销药品经营许可证的。

（5）其他严重违法行为的。

药品注册证书被依法撤销、注销的，不得展示相关药品的信息。

出现突发公共卫生事件或者其他严重威胁公众健康的紧急事件时，第三方平台、药品网络销售企业应当遵守国家有关应急处置规定，依法采取相应的控制和处置措施。

药品上市许可持有人依法召回药品的，第三方平台、药品网络销售企业应当积极予以配合。

6. 配合监督检查

药品监督管理部门开展监督检查、案件查办、事件处置等工作时，第三方平台应当予以配合。药品监督管理部门发现药品网络销售企业存在违法行为，依法要求第三方平台采取措施制止的，第三方平台应当及时履行相关义务。

药品监督管理部门依照法律、行政法规要求提供有关平台内销售者、销售记录、药学服务及追溯等信息的，第三方平台应当及时予以提供。鼓励第三方平台与药品监督管理部门建立开放数据接口等形式的自动化信息报送机制。

（四）药品监督管理部门的监督管理

药品监督管理部门应当依照法律、法规、规章等规定，按照职责分工对第三方平台和药品网络销售企业实施监督检查。药品监督管理部门对第三方平台和药品网络销售企业进行检查时，可以依法采取下列措施。

（1）进入药品网络销售和网络平台服务有关场所实施现场检查。

（2）对网络销售的药品进行抽样检验。

（3）询问有关人员，了解药品网络销售活动相关情况。

（4）依法查阅、复制交易数据、合同、票据、账簿以及其他相关资料。

（5）对有证据证明可能危害人体健康的药品及其有关材料，依法采取查封、扣押措施。

（6）法律、法规规定可以采取的其他措施。

必要时，药品监督管理部门可以对为药品研制、生产、经营、使用提供产品或者服务的单位和个人进行延伸检查。

对第三方平台、药品上市许可持有人、药品批发企业通过网络销售药品违法行为的查处，由省级药品监督管理部门负责。对药品网络零售企业违法行为的查处，由市县级药品监督管理部门负责。

药品网络销售违法行为由违法行为发生地的药品监督管理部门负责查处。因药品网络销售活动引发药品安全事件或者有证据证明可能危害人体健康的,也可以由违法行为结果地的药品监督管理部门负责。

药品监督管理部门应当加强药品网络销售监测工作。省级药品监督管理部门建立的药品网络销售监测平台,应当与国家药品网络销售监测平台实现数据对接。

第五节 药品经营质量管理规范

《药品经营质量管理规范》(Good Supply Practice,GSP),是防止药品在经营活动中质量事故发生,保证药品符合质量标准的一整套管理标准和规程,是药品经营管理和质量控制的基本准则。其核心是通过严格的管理制度来约束企业的行为,对药品经营全过程进行质量控制,保证向用户提供优质的药品。

一、《药品经营质量管理规范》概述

(一)药品经营质量管理规范的发展历史

为加强药品经营质量管理,规范药品经营行为,保障人体用药安全、有效,1982 年我国开始了 GSP 的起草工作。经过两年多的努力,1984 年中国医药公司组织制定了《医药商品质量管理规范(试行)》,1992 年由原国家医药管理局正式发布实施,使 GSP 成为政府实行医药行业管理的标准。1998 年,国家药品监督管理局成立后,总结了十几年来 GSP 实施经验,在 1992 版 GSP 的基础上重新修订了《药品经营质量管理规范》,并于 2000 年 4 月 30 日以国家药品监督管理局令第 20 号颁布,2000 年 7 月 1 日起正式施行,同年 11 月又制定了《药品经营质量管理规范实施细则》。2013 年 1 月卫生部发布新修订的《药品经营质量管理规范》。2013 年 3 月国家食品药品监督管理总局成立,分别于 2015 年 5 月和 2016 年 6 月对 GSP 进行修正。

(二)《药品经营质量管理规范》的补充规定

目前,《药品经营质量管理规范》配有 6 个附录,分别是《附录 1:冷藏、冷冻药品的储存与运输管理》《附录 2:药品经营企业计算机系统》《附录 3:温湿度自动监测》《附录 4:药品收货与验收》《附录 5:验证管理》《附录 6:药品零售配送质量管理》。附录作为正文的附加条款配套使用,与正文条款具有同等效力。

(三)《药品经营质量管理规范》认证制度改革

2019 年 11 月 29 日国家药监局发布公告取消药品 GSP 认证,不再受理 GSP 认证申请,不再发放药品 GSP 证书,自 2019 年 12 月 1 日施行。然而,GSP 认证取消只是取消了认证这一个程序,企业在日常的经营活动中仍然需要时时遵守 GSP 所有规定。药品监督管理部门通过加强药品检查,确保药品经营质量管理规范的有效实施。

(四)《药品经营质量管理规范》的基本框架

现行的 GSP 共 4 章 184 条,包括总则、药品批发的质量管理、药品零售的质量管理及附则。GSP 规定企业应当在药品采购、储存、销售、运输等环节采取有效的质量控制措施,确保药品质量。

二、药品批发的质量管理

（一）质量管理体系

1. 质量管理体系的内涵

药品批发企业（包括零售连锁企业总部，下同）应当依据有关法律法规及本规范的要求建立质量管理体系，确定质量方针，制定质量管理体系文件，开展质量策划、质量控制、质量保证、质量改进和质量风险管理等活动。质量管理体系应与其经营范围和规模相适应，包括组织机构、人员、设施设备、质量管理体系文件及相应的计算机系统等。企业的质量方针文件应当明确企业总的质量目标和要求，并贯彻到药品经营活动的全过程。

2. 内审与评价

企业应当定期以及在质量管理体系关键要素发生重大变化时，组织开展内审。对内审的情况进行分析，依据分析结论制订相应的质量管理体系改进措施，不断提高质量控制水平，保证质量管理体系持续有效运行。

3. 风险管理

企业应采用前瞻或者回顾的方式，对药品流通过程中的质量风险进行评估、控制、沟通和审核。

4. 全员质量管理

企业应当全员参与质量管理。各部门、岗位人员应正确理解并履行职责，承担相应质量责任。

（二）组织机构与质量管理职责

1. 组织机构与岗位设定

企业应当设立与其经营活动和质量管理相适应的组织机构或者岗位，明确规定其职责、权限及相互关系。

2. 企业负责人的职责

企业负责人是药品质量的主要责任人，全面负责企业日常管理，负责提供必要的条件，保证质量管理部门和质量管理人员有效履行职责，确保企业实现质量目标并按照本规范要求经营药品。

3. 企业质量负责人的职责

企业质量负责人应当由高层管理人员担任，全面负责药品质量管理工作，独立履行职责，在企业内部对药品质量管理具有裁决权。

4. 质量管理部门履行的职责

质量管理部门应有效开展质量管理工作，不得由其他部门及人员履行。职责包括：①督促相关部门和岗位人员执行药品管理的法律法规及本规范；②组织制订质量管理体系文件，并指导、监督文件的执行；③负责对供货单位和购货单位的合法性、购进药品的合法性以及供货单位销售人员、购货单位采购人员的合法资格进行审核，并根据审核内容的变化进行动态管理；④负责质量信息的收集和管理，并建立药品质量档案；⑤负责药品的验收，指导并监督药品采购、储存、养护、销售、退货、运输等环节的质量管理工作；⑥负责不合格药品的确认，对不合格药品的处理过程实施监督；⑦负责药品质量投诉和质量事故的调查、处理及报告；⑧负责假劣药品的报告；⑨负责药品质量查询；⑩负责指导设定计算机系统质量控制功能；⑪负责计算机系统操作权限的审核和质量管理基础数据的建立及更新；⑫组织验证、校准相关设施设备；⑬负责药品召回的管理；⑭负责药品不良反应的报告；⑮组织质量管理体系的内审和风险评估；⑯组织对药品供货单位及购货单位质量管理体系和服务质量的考察和评价；⑰组织对被委托运输的承运方运输条件和质量保障能力的审查；⑱协助开展质量管理教育和培训；⑲其他应当由质量管理部门履行的职责。

（三）人员与培训

1. 人员的资质及在岗

企业从事药品经营和质量管理工作的人员，应当符合有关法律法规及本规范规定的资格要求，不得有相关法律法规禁止从业的情形。企业人员的资质要求见表7–1。从事质量管理、验收工作人员在职在岗，不得兼职其他业务工作。

表7–1 药品批发企业人员资质要求

人员	资质要求
负责人	具有大学专科以上学历或者中级以上专业技术职称，经过基本的药学专业知识培训，熟悉有关药品管理的法律法规及规范
质量负责人	具有大学本科以上学历、执业药师资格和3年以上药品经营质量管理工作经历，在质量管理工作中具备正确判断和保障实施的能力
质量管理部门负责人	具有执业药师资格和3年以上药品经营质量管理工作经历，能独立解决经营过程中的质量问题
质量管理人员	具有药学中专或者医学、生物、化学等相关专业大学专科以上学历或者具有药学初级以上专业技术职称
验收、养护人员	具有药学或者医学、生物、化学等相关专业中专以上学历或者具有药学初级以上专业技术职称
中药材、中药饮片验收人员	具有中药学专业中专以上学历或者具有中药学中级以上专业技术职称
中药材、中药饮片养护人员	具有中药学专业中专以上学历或者具有中药学初级以上专业技术职称
从事疫苗配送的负责疫苗质量管理和验收人员	需2名人员，且具有预防医学、药学、微生物学或者医学等专业本科以上学历及中级以上专业技术职称，并有3年以上从事疫苗管理或者技术工作经历
采购人员	具有药学或者医学、生物、化学等相关专业中专以上学历，从事销售、储存等工作的人员应当具有高中以上文化程度
销售及储存人员	具有高中以上文化程度

2. 人员培训

企业应当对各岗位人员进行与其职责和工作内容相关的岗前培训和继续培训，培训内容应当包括相关法律法规、药品专业知识及技能、质量管理制度、职责及岗位操作规程等。企业应按照培训管理制度制定年度培训计划并开展培训，使相关人员能正确理解并履行职责，并做好记录并建立档案。

从事特殊管理的药品和冷藏冷冻药品的储存、运输等工作的人员，应接受相关法律法规和专业知识培训并经考核合格后方可上岗。

3. 健康检查管理

验收、养护、储存等直接接触药品岗位的人员应当进行岗前及年度健康检查，并建立健康档案。患有传染病或者其他可能污染药品的疾病的，不得从事直接接触药品的工作。

（四）质量管理体系文件

1. 建全质量管理体系文件

企业应根据企业实际制定质量管理体系文件，应当包括质量管理制度、部门及岗位职责、操作规程、档案、报告、记录和凭证等。

2. 计算机系统记录管理

通过计算机系统记录数据时，有关人员应当按照操作规程，通过授权及密码登录后方可进行数据的录入或者复核；数据的更改应当经质量管理部门审核并在其监督下进行，更改过程应当留有记录。

3. 记录及凭证要求

企业应建立药品采购、验收、养护、销售、出库复核、销后退回和购进退出、运输、储运温湿度监测、不合格药品处理等相关记录，做到真实、完整、准确、有效和可追溯。除疫苗、特殊管理的药品的记录及凭证另有规定外，所有的记录及凭证应当至少保存 5 年。

（五）设施与设备

1. 经营场所

企业应具有与其药品经营范围、经营规模相适应的经营场所和库房。

2. 仓库

库房选址、设计、布局、建造、改造和维护应当符合药品贮存的要求，防止药品的污染、交叉污染、混淆和差错。药品贮存作业区、辅助作业区应当与办公区和生活区分开，保持一定的距离或者有隔离措施。

库房的规模及条件应满足药品的合理、安全贮存，并达到以下要求：①库房内外环境整洁，无污染源，库区地面硬化或者绿化；②库房内墙、顶光洁，地面平整，门窗结构严密；③库房有可靠的安全防护措施，能够对无关人员进入实行可控管理，防止药品被盗、替换或者混入假药；④有防止室外装卸、搬运、接收、发运等作业受异常天气影响的措施。

3. 设施设备

（1）库房设施设备：①药品与地面之间有效隔离的设备；②避光、通风、防潮、防虫、防鼠等设备；③有效调控温湿度及室内外空气交换的设备；④自动监测、记录库房温湿度的设备；⑤符合贮存作业要求的照明设备；⑥用于零货拣选、拼箱发货操作及复核的作业区域和设备；⑦包装物料的存放场所；⑧验收、发货、退货的专用场所；⑨不合格药品专用存放场所；⑩经营特殊管理的药品有符合国家规定的贮存设施；⑪经营中药材、中药饮片的，应有专用的库房和养护工作场所，直接收购地产中药材的应设置中药样品室（柜）。

（2）冷藏冷冻药品设施设备：储存、运输冷藏、冷冻药品企业应配备的设施设备：①与其经营规模和品种相适应的冷库；②用于冷库温度自动监测、显示、记录、调控、报警的设备；③冷库制冷设备的备用发电机组或者双回路供电系统；④对有特殊低温要求的药品，应当配备符合其贮存要求的设施设备；⑤冷藏车及车载冷藏箱或者保温箱等设备。

4. 运输

运输药品应使用封闭式货物运输工具。运输冷藏、冷冻药品的冷藏车及车载冷藏箱、保温箱应当符合药品运输过程中对温度控制的要求。冷藏车具有自动调控温度、显示温度、存储和读取温度监测数据的功能;冷藏箱及保温箱具有外部显示和采集箱体内温度数据的功能。储存、运输设施设备的定期检查、清洁和维护应当由专人负责,并建立记录和档案。

5. 校准与验证

企业应按照国家有关规定,对计量器具、温湿度监测设备等定期进行校准或者检定;对冷库、储运温湿度监测系统以及冷藏运输等设施设备进行使用前验证、定期验证及停用时间超过规定时限的验证。

企业应根据相关验证管理制度,形成验证控制文件,包括验证方案、报告、评价、偏差处理和预防措施等。验证按照预先确定和批准的方案实施,验证报告应当经过审核和批准,验证文件应当存档。企业应根据验证确定的参数及条件,正确、合理地使用相关设施设备。

(六) 计算机系统要求

企业应建立能够符合经营全过程管理及质量控制要求的计算机系统,实现药品可追溯。计算机系统应有:①支持系统正常运行的服务器和终端机;②安全、稳定的网络环境,有固定接入互联网的方式和安全可靠的信息平台;③实现部门之间、岗位之间信息传输和数据共享的局域网;④药品经营业务票据生成、打印和管理功能;⑤符合本规范要求及企业管理实际需要的应用软件和相关数据库。

各类数据的录入、修改、保存等操作应当符合授权范围、操作规程和管理制度的要求,保证数据原始、真实、准确、安全和可追溯。计算机系统运行中涉及企业经营和管理的数据应采用安全、可靠的方式储存并按日备份,备份数据应当存放在安全场所,记录类数据的保存时限应当至少保存 5 年。疫苗、特殊管理的药品的记录及凭证按相关规定保存。

(七) 经营过程的质量控制

1. 采购

企业在采购活动应确定供货单位的合法资格;确定所购入药品的合法性;核实供货单位销售人员合法资格;与供货单位签订质量保证协议及购销合同,定期对药品采购的整体情况进行综合质量评审,建立药品质量评审和供货单位质量档案,并进行动态跟踪管理。

采购中涉及的首营企业、首营品种,采购部门应当填写相关申请表格,经过质量管理部门和企业质量负责人的审核批准。必要时应当组织实地考察,对供货单位质量管理体系进行评价。

采购首营企业应查验加盖其公章原印章的以下资料:①《药品生产许可证》或者《药品经营许可证》复印件;②营业执照复印件;③上一年度企业年度报告公示情况;④相关印章、随货同行单(票)样式;⑤开户户名、开户银行及账号。

采购首营品种应审核药品的合法性,索取加盖供货单位公章原印章的药品生产或者进口批准证明文件复印件并予以审核,审核无误的方可采购。

企业应核实、留存供货单位销售人员资料:①加盖供货单位公章原印章的销售人员身份证复印件;②加盖供货单位公章原印章和法定代表人印章或者签名的授权书,授权书应当载明被授权人姓名、身份证号码,以及授权销售的品种、地域、期限;③供货单位及供货品种相关资料。

企业与供货单位签订的质量保证协议至少包括的内容:①明确双方质量责任;②供货单位

应当提供符合规定的资料且对其真实性、有效性负责；③供货单位应当按照国家规定开具发票；④药品质量符合药品标准等有关要求；⑤药品包装、标签、说明书符合有关规定；⑥药品运输的质量保证及责任；⑦质量保证协议的有效期限。

2. 收货与验收

企业应按照规定的程序和要求对到货药品逐批进行收货、验收，防止不合格药品入库。

（1）收货：药品到货时，收货人员应当核实运输方式是否符合要求，并对照随货同行单（票）和采购记录核对药品，做到票、账、货相符。随货同行单（票）应包括供货单位、生产厂商、药品的通用名称、剂型、规格、批号、数量、收货单位、收货地址、发货日期等内容，并加盖供货单位药品出库专用章原印章。冷藏、冷冻药品到货时，应对其运输方式及运输过程的温度记录、运输时间等质量控制状况进行重点检查并记录；不符合温度要求的应当拒收。收货人员对符合收货要求的药品，应当按品种特性要求放于相应待验区域，或者设置状态标志，通知验收。冷藏、冷冻药品应当在冷库内待验。

（2）验收：验收药品应按照药品批号查验同批号的检验报告书。供货单位为批发企业的，检验报告书应当加盖其质量管理专用章原印章。检验报告书的传递和保存可以采用电子数据形式，但应当保证其合法性和有效性。

企业应当按照验收规定，对每次到货药品进行逐批抽样验收，抽取的样品应当具有代表性：①同一批号的药品应当至少检查一个最小包装，但生产企业有特殊质量控制要求或者打开最小包装可能影响药品质量的，可不打开最小包装；②破损、污染、渗液、封条损坏等包装异常以及零货、拼箱的，应当开箱检查至最小包装；③外包装及封签完整的原料药、实施批签发管理的生物制品，可不开箱检查。

验收人员应对抽样药品的外观、包装、标签、说明书及相关的证明文件等逐一进行检查、核对；验收结束后，应将抽取的完好样品放回原包装箱，加封并标示。特殊管理的药品应按照相关规定在专库或者专区内验收。

验收药品应做好验收记录，包括药品的通用名称、剂型、规格、批准文号、批号、生产日期、有效期、生产厂商、供货单位、到货数量、到货日期、验收合格数量、验收结果等内容。验收人员应当在验收记录上签署姓名和验收日期。

中药材验收记录应当包括品名、产地、供货单位、到货数量、验收合格数量等内容。中药饮片验收记录应当包括品名、规格、批号、产地、生产日期、生产厂商、供货单位、到货数量、验收合格数量等内容，实施批准文号管理的中药饮片还应当记录批准文号。

企业应建立库存记录，验收合格的药品应及时入库登记；验收不合格的，不得入库，并由质量管理部门处理。

3. 储存与养护

企业应根据药品的质量特性对药品进行合理贮存，并符合以下要求：①按包装标示的温度要求贮存药品，包装上没有标示具体温度的，按照《中国药典》规定的贮藏要求进行贮存；②贮存药品相对湿度为35%~75%；③在人工作业的库房贮存药品，按质量状态实行色标管理：合格药品为绿色，不合格药品为红色，待确定药品为黄色；④贮存药品应按照要求采取避光、遮光、通风、防潮、防虫、防鼠等措施；⑤搬运和堆码药品应严格按照外包装标示要求规范操作，堆码高度符合包装图示要求，避免损坏药品包装；⑥药品按批号堆码，不同批号的药品不得混垛，垛间距不小于 5 cm，与库房内墙、顶、温度调控设备及管道等设施间距不小于 30 cm，与地面间距不小于 10 cm；⑦药品与非药品、外用药与其他药品分开存放，中药材和中药饮片分库存放；⑧特殊管理的药品应当按照国家有关规定贮存；⑨拆除外包装的零货药品应当集中存放；⑩贮存药品的货架、托盘等设施设备应当保持清洁，无破损和杂物堆放；⑪未经批准的人员不得进入贮存作业区，贮存作业区内的人员不得有影响药品质量和安全的行为；⑫药品贮存作业区内不得存放与贮存管理无关的物品。

养护人员应根据库房条件、外部环境、药品质量特性等对药品进行养护：检查并改善储存条件、防护措施、卫生环境；对库房温湿度进行有效监测、调控；按照养护计划对库存药品的外观、包装等质量状况进行检查，并建立养护记录；对贮存条件有特殊要求的或者有效期较短的品种应进行重点养护；对中药材和中药饮片应当按其特性采取有效方法进行养护并记录，所采取的养护方法不得对药品造成污染；发现有问题的药品应当及时在计算机系统中锁定和记录，并通知质量管理部门处理；定期汇总、分析养护信息。采用计算机系统对库存药品的有效期进行自动跟踪和控制，采取近效期预警及超过有效期自动锁定等措施，防止过期药品销售。对库存药品定期盘点，做到账、货相符。对质量可疑的药品应当立即采取停售措施，并在计算机系统中锁定，同时报告质量管理部门确认。

管理制度的要求，严格执行运输操作规程，并采取有效措施保证运输过程中的药品质量与安全。

运输药品，应根据药品的包装、质量特性并针对车况、道路、天气等因素，选用适宜的运输工具，采取相应措施防止出现破损、污染等问题。

企业应根据药品的温度控制要求，在运输过程中，采取必要的保温或冷藏、冷冻措施，药品不得直接接触冰袋、冰排等蓄冷剂，防止对药品质量造成影响；且应实时监测并记录冷藏车、冷藏箱或保温箱内的温度数据，企业应制定冷藏、冷冻药品。

4. 销售

企业应将药品销售给合法的购货单位，并对购货单位的证明文件、采购人员及提货人员的身份证明进行核实，保证药品销售流向真实、合法；应严格审核购货单位的生产范围、经营范围或者诊疗范围，并按照相应的范围销售药品。销售药品，企业应如实开具发票，做到票、账、货、款一致并做好药品销售记录。

5. 出库

出库时应当对照销售记录进行复核和质量检查，保证出库药品数量准确无误，包装牢固、完整，标签清楚，防止问题药品流入市场。药品出库复核应建立记录，包括购货单位、药品的通用名称、剂型、规格、数量、批号、有效期、生产厂商、出库日期、质量状况和复核人员等内容。特殊管理的药品出库应按照有关规定进行复核。药品出库时，应附加盖企业药品出库专用章原印章的随货同行单（票）。冷藏、冷冻药品的装箱、装车等项作业，应由专人负责并符合要求：①车载冷藏箱或者保温箱在使用前应当达到相应的温度要求；②应当在冷藏环境下完成冷藏、冷冻药品的装箱、封箱工作；③装车前应当检查冷藏车辆的启动、运行状态，达到规定温度后方可装车。

启运时应当做好运输记录，内容包括运输工具和启运时间等。对实施电子监管的药品，应当在出库时进行扫码和数据上传。

6. 运输与配送

企业应按照质量运输应急预案，对运输途中可能发生的设备故障、异常天气影响、交通拥堵等突发事件，能够采取相应的应对措施。

企业委托其他单位运输药品的，应当对承运方运输药品的质量保障能力进行审计，索取运输车辆的相关资料，符合运输设施设备条件和要求的方可委托。

企业委托其他单位运输药品，应索取运输车辆的相关资料，符合要求的，与承运方签订运输协议，明确药品质量责任、遵守运输操作规程和在途时限等内容，并对承运方的质量保障能力进行审计。企业委托运输药品应有记录，实现运输过程的质量追溯。

7. 售后管理

企业应加强对退货的管理，保证退货环节药品的质量和安全，防止混入假冒药品。企业应当按照质量管理制度的要求，制定投诉管理操作规程，内容包括投诉渠道及方式、档案记录、调查与评估、处理措施、反馈和事后跟踪等。企业应协助药品生产企业履行召回义务，按照召回计划的要求及时传达、反馈药品召回信息，控制和收回存在安全隐患的药品，并建立药品召回记录。企业质量管理部门应配备专职或兼职人员，按照国家有关规定承担药品不良反应监测和报告工作。

三、药品零售的质量管理

（一）质量管理的职责

1. 质量管理体系

企业应按照有关法律法规及规范的要求制定质量管理文件，开展质量管理活动，确保药品质量。企业应具有与其经营范围和规模相适应的经营条件，包括组织机构、人员、设施设备、质量管理文件，并按照规定设置计算机系统。

2. 企业负责人的职责

企业负责人是药品质量的主要责任人，负责企业日常管理，负责提供必要的条件，保证质量管理部门和质量管理人员有效履行职责，确保企业按照规范要求经营药品。

3. 质量管理部门或质量管理人员的职责

质量管理部门或者质量管理人员履行的职责有：①督促相关部门和岗位人员执行药品管理的法律法规及规范；②组织制定质量管理文件，并指导、监督文件的执行；③负责对供货单位及其销售人员资格证明的审核；④负责对所采购药品合法性的审核；⑤负责药品的验收，指导并监督药品采购、贮存、陈列、销售等环节的质量管理工作；⑥负责药品质量查询及质量信息管理；⑦负责药品质量投诉和质量事故的调查、处理及报告；⑧负责对不合格药品的确认及处理；⑨负责假劣药品的报告；⑩负责药品不良反应的报告；⑪开展药品质量管理教育和培训；⑫负责计算机系统操作权限的审核、控制及质量管理基础数据的维护；⑬负责组织计量器具的校准及检定工作；⑭指导并监督药学服务工作；⑮其他应当由质量管理部门或质量管理人员履行的职责。

（二）人员管理要求

1. 人员的资质要求

企业从事药品经营和质量管理工作的人员，应符合有关法律法规及规范规定的资格要求，不得有相关法律法规禁止从业的情形。企业人员的资质要求见表7–2。

表 7-2 药品零售企业人员资质要求

人员	资质要求
企业法定代表人或企业负责人	具备执业药师资格
处方审核人员	执业药师
质量管理、验收、采购人员	具有药学或医学、生物、化学等相关专业学历或具有药学专业技术职称
从事中药饮片质量管理、验收、采购人员	具有中药学中专以上学历或具有中药学专业初级以上专业技术职称
营业员	应当具有高中以上文化程度或符合省级药品监督管理部门规定的条件
中药饮片调剂人员	具有中药学中专以上学历或具备中药调剂员资格

2. 人员培训

企业各岗位人员应接受相关法律法规及药品专业知识与技能的岗前培训和继续培训。企业应按照培训管理制度制订年度培训计划并开展培训，使相关人员能正确理解并履行职责。培训工作应做好记录并建立档案。企业应为销售特殊管理的药品、国家有专门管理要求的药品、冷藏药品的人员接受培训提供条件，使其掌握相关法律法规和专业知识。

3. 健康检查

企业应对直接接触药品岗位的人员进行岗前及年度健康检查，并建立健康档案。患有传染病或者其他可能污染药品的疾病的，不得从事直接接触药品的工作。

4. 卫生要求

在营业场所内，企业工作人员应穿着整洁、卫生的工作服。在药品储存、陈列等区域不得存放与经营活动无关的物品及私人用品，在工作区域内不得有影响药品质量和安全的行为。

（三）质量管理文件

企业应按照有关法律法规及规范规定，制定符合企业实际的质量管理文件。文件包括质量管理制度、岗位职责、操作规程、档案、记录和凭证等，并对质量管理文件定期审核，及时修订。

企业应明确企业负责人、质量管理、采购、验收、营业员以及处方审核、调配等岗位的职责，设置库房的还应当包括贮存、养护等岗位的职责。质量管理岗位、处方审核岗位的职责不得由其他岗位人员代为履行。

企业应建立药品采购、验收、销售、陈列检查、温湿度监测、不合格药品处理等相关记录，做到真实、完整、准确、有效和可追溯。记录及相关凭证应当至少保存5年。特殊管理药品的记录及凭证按相关规定保存。

通过计算机系统记录数据时，相关岗位人员应当按照操作规程，通过授权及密码登录计算机系统，进行数据的录入，保证数据原始、真实、准确、安全和可追溯。电子记录数据应当以安全、可靠方式定期备份。

（四）设施与设备

企业的营业场所应与其药品经营范围、经营规模相适应，并与药品贮存、办公、生活辅助及其他区域分开。营业场所应具有相应设施或者采取其他有效措施，避免药品受室外环境的影响，并做到宽敞、明亮、整洁、卫生。

营业场所应配备的营业设备有：①货架和柜台；②监测、调控温度的设备；③经营中药饮片的，有存放饮片和处方调配的设备；④经营冷藏药品的，有专用冷藏设备；⑤经营第二类精神药品、毒性中药品种和罂粟壳的，有符合安全规定的专用存放设备；⑥药品拆零销售所需的调配工具、包装用品。

企业应建立能够符合经营和质量管理要求的计算机系统，并满足药品追溯的要求。

企业设置库房的，应当做到库房内墙、顶光洁，地面平整，门窗结构严密；有可靠的安全防护、防盗等措施。经营特殊管理的药品应有符合国家规定的储存设施。贮存中药饮片应设立专用库房。企业应按照国家有关规定，对计量器具、温湿度监测设备等定期进行校准或者检定。

（五）药品零售的质量控制

1. 采购与验收

药品采购、收货与验收的质量管理参照前面药品批发企业的相关规定执行。采购药品要进行合法性审核，对到货药品逐批进行验收。验收合格的药品应及时入库或者上架，验收不合格的，不得入库或者上架，并报告质量管理人员处理。

2. 陈列与储存

药品陈列与储存应符合以下要求：①按剂型、用途及贮存要求分类陈列，并设置醒目标志，类别标签字迹清晰、放置准确。②药品放置于货架（柜），摆放整齐有序，避免阳光直射。③处方药、非处方药分区陈列，非处方药区标有专用标识。④处方药不得采用开架自选的方式陈列和销售。⑤外用药与其他药品分开摆放。⑥拆零销售的药品集中存放于拆零专柜或者专区。⑦第二类精神药品、毒性中药品种和罂粟壳不得陈列。⑧冷藏药品放置在冷藏设备中，按规定对温度进行监测和记录，并保证存放温度符合要求。⑨中药饮片柜斗谱的书写应当正名正字；装斗前应当复核，防止错斗、串斗；应当定期清斗，防止饮片生虫、发霉、变质；不同批号的饮片装斗前应当清斗并记录。⑩经营非药品应当设置专区，与药品区域明显隔离，并有醒目标志。

企业应定期对陈列、存放的药品进行检查，重点检查拆零药品和易变质、近效期、摆放时间较长的药品以及中药饮片。发现有质量疑问的药品应当及时撤柜，停止销售，由质量管理人员确认和处理，并保留相关记录。企业应对药品的有效期进行跟踪管理，防止近效期药品售出后可能发生的过期使用。

企业设置库房的，库房的药品储存与养护管理应当符合批发企业的质量管理相关规定。

3. 销售与售后

企业应在营业场所的显著位置悬挂《药品经营许可证》、营业执照、执业药师注册证等。营业人员应佩戴有照片、姓名、岗位等内容的工作牌，是执业药师和药学技术人员的，工作牌还应当标明执业资格或者药学专业技术职称。在岗执业的执业药师应当挂牌明示。

销售药品应符合以下要求：①处方经执业药师审核后方可调配；对处方所列药品不得擅自更改或者代用，对有配伍禁忌或者超剂量的处方，应当拒绝调配，但经处方医师更正或者重新签字确认的，可以调配；调配处方后经过核对方可销售。②处方审核、调配、核对人员应当在处方上签字或者盖章，并按照有关规定保存处方或者其复印件。③销售近效期药品应当向顾客告知有效期。④销售中药饮片必须做到计量准确，并告知煎服方法及注意事项。⑤提供中药饮片代煎服务的，应当符合国家有关规定。企业销售药品应开具销售凭证，内容包括药品名称、生产厂商、数量、价格、批号、规格等，并做好销售记录。

药品拆零销售应符合以下要求：①负责拆零销售的人员经过专门培训；②拆零的工作台及工具保持清洁、卫生，防止交叉污染；③做好拆零销售记录（拆零起始日期、药品的通用名称、规格、批号、生产厂商、有效期、销售数量、销售日期、分拆及复核人员等；④拆零销售应当使用洁净、卫生的包装，包装上注明药品名称、规格、数量、用法、用量、批号、有效期及药店名称等内容；⑤提供药品说明书原件或者复印件；⑥拆零销售期间，保留原包装和说明书。

销售特殊管理的药品和国家有专门管理要求的药品，应当严格执行国家有关规定。药品广告宣传应严格执行国家有关广告管理的规定。非本企业在职人员不得在营业场所内从事药品销售相关活动。

除药品质量原因外，药品一经售出，不得退换。零售企业应在营业场所公布药品监督管理部门的监督电话，设置顾客意见簿，及时处理顾客对药品质量的投诉；并应按照有关规定，收集、报告药品不良反应信息。企业发现已售出药品有严重质量问题时，应及时采取措施追回药品并做好记录，同时向药品监督管理部门报告。企业应协助药品生产企业履行召回义务，控制和收回存在安生隐患的药品，建立药品召回记录。

（陈娇婷）

数字课程学习……

思维导图　学习目标　导学案例　复习思考题　教学 PPT

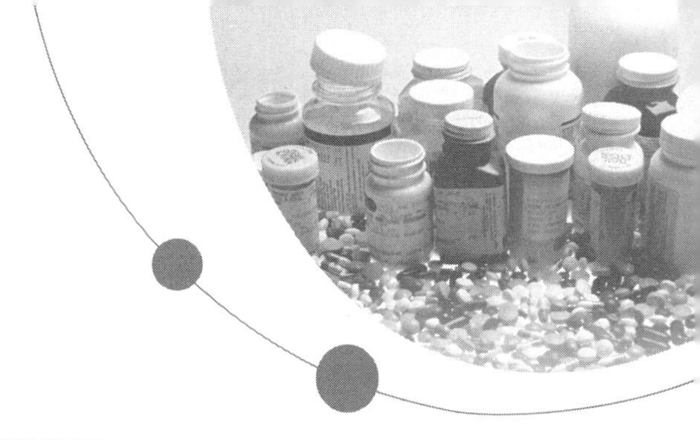

第八章

医疗机构药事管理

医疗机构药事管理是药事管理的重要组成部分，主要探讨在医疗机构中的药事活动。它包括两方面的内容：①医院药学管理，包括医院药学部门的组织机构、管理制度与方法等；②医院药品管理，包括处方管理、临床用药管理等。

第一节　概　　述

医疗机构药事管理是在医疗机构内开展的药事管理活动。根据《医疗机构药事管理规定》，医疗机构药事管理是以患者为中心，以临床药学为基础，对临床用药全过程进行有效的组织与管理的活动。临床药物治疗与药事活动是医疗机构开展诊疗活动的重要组成部分，科学地开展医疗机构药事管理，对于确保医疗机构药事活动的有序开展至关重要。

一、医疗机构的概念及类别

医疗机构（medical institution）是以救死扶伤、防病治病、疾病控制、保护人的健康为宗旨，从事疾病诊断、预防、治疗、康复等活动的社会组织。根据医疗救治范围、所有制、规模等特性，可以把医疗机构划分为以下类别。

（一）按医疗职能划分

按照《中国卫生健康统计年鉴》的统计口径，我国医疗卫生机构大致分为医院、基层医疗卫生机构和专业公共卫生机构。其中医院包括综合医院、中医医院和专科医院等；基层医疗卫生机构包括社区卫生服务中心（站）、乡镇卫生院、村卫生室、门诊部（所）等；专业公共卫生机构包括疾病预防控制中心、专科疾病防治院（所/站）、妇幼保健院（所/站）、卫生监督所（中心）等。

（二）按等级划分

按照《医院分级管理标准》，依据医院的综合水平，我国的医院可分为三级十等。一级医院是直接为社区提供医疗、预防、康复、保健综合服务的基层医院，是初级卫生保健机构。二级医院是跨几个社区提供医疗卫生服务的地区性医院，是地区性医疗预防的技术中心。三级医院是跨地区、省、市以及向全国范围提供医疗卫生服务的医院，是具有全面医疗、教学、科研能力的医疗预防技术中心。

（三）按经济类型划分

根据所有制性质不同，我国将医疗机构分为公立医疗机构和民营医疗机构。公立医疗机构是指国有和集体举办医疗机构。民营医疗机构是指公立医疗机构以外的其他医疗机构，包括联营、股份合作、私营、台港澳投资和外国投资等医疗机构。

二、医疗机构的药事管理组织

医疗机构药事管理与药物治疗学委员会（Pharmacy Administration & Therapeutics Committee）是医疗机构药事管理的专业咨询和决策机构，主要负责监督、检查和评价本机构药品的引进、采购和使用情况，处理本级医疗机构内与药品管理有关的重大事务。医疗机构设立药事管理与药物治疗学委员会，对于密切医药关系、科学管理药品、提高用药的安全性和有效性、避免滥用和浪费起到了重要的作用。

（一）药事管理与药物治疗学委员会的设置

我国的《医疗机构药事管理规定》中明确："二级以上医院应当设立药事管理与药物治疗学委员会；其他医疗机构应当成立药事管理与药物治疗学组。"

医疗机构药事管理与药物治疗学委员会通常是医院管理委员会的组成机构之一，接受医院管理委员会的领导。

（二）药事管理与药物治疗学委员会的人员组成

药事管理与药物治疗学委员会通常设主任委员 1 名，副主任委员和委员若干名。主任委员一般由医疗机构负责人担任，药学和医务部门负责人任副主任委员，各有关科室主任任委员。

根据《医疗机构药事管理规定》的要求，二级以上医院药事管理与药物治疗学委员会委员由具有高级技术职务任职资格的药学、临床医学、护理和医院感染管理、医疗行政管理等人员组成；成立医疗机构药事管理与药物治疗学组的医疗机构由药学、医务、护理、医院感染、临床科室等部门负责人和具有药师、医师以上专业技术职务任职资格人员组成。

（三）药事管理与药物治疗学委员会的职责

药事管理与药物治疗学委员会（组）的职责主要包括以下几方面。

（1）贯彻执行医疗卫生及药事管理等有关法律、法规、规章，审核制定本机构药事管理和药学工作规章制度，并监督实施。

（2）制定本机构药品处方集和基本用药供应目录。

（3）推动药物治疗相关临床诊疗指南和药物临床应用指导原则的制定与实施，监测、评估本机构药物使用情况，提出干预和改进措施，指导临床合理用药。

（4）分析、评估用药风险和药品不良反应、药品损害事件，并提供咨询与指导。

（5）建立药品遴选制度，审核本机构临床科室申请的新购入药品、调整药品品种或者供应企业和申报医院制剂等事宜。

（6）监督、指导麻醉药品、精神药品、医疗用毒性药品及放射性药品的临床使用与规范化管理。

（7）对医务人员进行有关药事管理法律法规、规章制度和合理用药知识教育培训；向公众宣传安全用药知识。

此外，还负责研究处理严重用药差错、药物治疗事故及其他医疗用药的重大问题，检查并发现本机构药物使用的异常情况，提出处理意见。

（四）药事管理与药物治疗学委员会的作用

1. 宏观调控作用

药事管理与药物治疗学委员会根据医药卫生工作的有关法规和方针政策制定医院用药方针政策，统一认识，协商解决各种用药问题。

2. 监督指导作用

药事管理与药物治疗学委员会组织监督检查全院药品的使用情况，审查和批准院内基本药品目录和处方集，对重大药疗事故组织调查和进行裁决，及时纠正药品管理失当和不合理用药现象。

3. 信息反馈作用

药事管理与药物治疗学委员会集中了医院供药和用药科室的负责人，医院内部许多重大药事都要经过该委员会研究讨论，无形中形成了一条药物需求和使用的信息通路。药剂科可以通过药事管理与药物治疗学委员会向全院发布最新消息，各用药单位的反馈意见也能及时和比较准确地传达到药剂科，有利于及时发现问题和解决问题。

4. 咨询教育作用

掌握本院临床用药情况和要求，遴选新药，审定新制剂，提出淘汰疗效不确切、毒副作用大的品种，审查药剂科提出的药品消耗预算。同时，解决临床用药过程中遇到的各种问题。

三、医疗机构药学部门

药学部门是医疗机构的重要组成部分，是承担药品供应、调剂、配制，监督药品质量和施行临床药学服务的职能部门。根据《医疗机构药事管理规定》，三级医院设置药学部，并可根据实际情况设置二级科室；二级医院设置药剂科；其他医疗机构设置药房。

（一）药学部门的组织结构

按照职能不同，药学部门通常划分为调剂、制剂、采购供应、临床药学、药学信息等分支部门。药学部门的管理层次一般为三层：科主任、各室主管和药师（或药士、技术员等）。在一些人员较少的基层医疗机构分为两层：科主任和药师（或药士、技术员等）。

（二）药学部门的职能

药学部门具体负责药品管理、药学专业技术服务和药事管理工作，开展以患者为中心、以合理用药为核心的临床药学工作，组织药师参与临床药物治疗，提供药学专业技术服务。其主要职能包括以下几方面。

1. 采购供应

根据本院医疗临床需要，按照本医院的基本用药目录和处方集采购药品，按时供应。随着政府主导的药品集中采购工作的有序开展，由批发企业向医疗机构的药品配送供应日趋集中规范。

2. 处方调配

根据临床医师处方或科室请领单，按照配方程序及时、准确地调配和分发药品。现代处方调配已经逐步进入电子化、信息化、机械化时代，电子处方已普遍应用，自动发药机、单位剂量包装发药系统已部分替代了人工调配药品的工作。

3. 医院制剂

为了满足临床需要,医院药学部门开展医院制剂配制工作。

4. 临床药学

为了保证临床用药的安全有效,药师参与临床用药已成为趋势。临床药学工作的职责主要有:①收集整理国内外药物信息,建立药物知识库,开展药物咨询业务。②协助临床遴选药物,编制医院处方集;参与临床查房和会诊,协助制订药物治疗方案,监护患者用药情况。③协助临床做好药物评价和新药临床试验工作,为循证用药提供依据。④建立临床药学实验室,开展血药浓度监测,研究药物在体内的代谢规律,为临床合理用药及个体化用药提供依据。

5. 教学与科研

教学与科研也是医疗机构药学部门管理的一个重要方面。药学部门的教育包括 4 个方面:①岗位培训和继续教育;②承担药学专业学生的实习、研究生的培养和进修生的实践锻炼;③研究解决日常工作中出现的一些疑难问题,如预防和控制发药差错的发生,如何提高药品供应效率,合理用药技术、方法的引入和制度的建立等;④开展一些基础性的药学研究,如新药研发,临床药物的药效学、药动学研究等。

(三)药学部门的人员管理

药学部门的人力资源是指具有从事医疗机构药学工作的智力和体力的人。人力资源管理直接关系到药学部门的选人、育人、用人和留人,影响到医院药学部门的发展。

1. 药学部门人员编制

通常根据医疗机构的规模、任务和业务量,确定药学人员所占的比例和数量。根据《医疗机构药事管理规定》,医疗机构药学专业技术人员不得少于本机构卫生专业技术人员的 8%。

2. 药学人员的职责和分工

药学人员可以分为药事行政管理人员、一般药学人员和临床药学人员三类。药学人员都应接受正规医药院校的专业教育,并取得相应的药学专业技术资格。

(1)药事行政管理人员:指药学部门的正、副主任,各分部门的主管,主任助理等,主要负责药学部门的行政和业务技术管理工作,制定并组织实施药学部门发展规划和管理制度,代表药学部门与医院内外的有关部门和单位联系,建立合作关系。

二级以上医院药学部门负责人应当具有高等学校药学专业或者临床药学专业本科以上学历,及本专业高级技术职务任职资格;除诊所、卫生所、医务室、卫生保健所、卫生站以外的其他医疗机构药学部门负责人应当具有高等学校药学专业专科以上或者中等学校药学专业毕业学历,及药师以上专业技术职务任职资格。

(2)一般药学人员:指具有中专以上学历和药学专业技术职称的人员,包括药剂员、药剂士、药剂师及药剂师以上人员等,主要从事处方调配、制剂制备、药品检验、药品采购,以及兼职临床药学等医院药学工作。

(3)临床药学人员:指具有药学专业本科以上学历,以及中级以上药学专业技术资格,专门从事临床药学工作的人员。其主要工作内容包括:①通过病例了解患者的疾病情况,协助医师合理选用药品;②对重危患者用药进行监护;③把握药物应用中的注意事项及不良反应,对临床上的联合用药提出评价;④对个体化给药的患者进行监测;⑤对治疗药物进行疗效评价;⑥报告药物不良反应状况;⑦参与老年人、婴幼儿及孕妇的用药方案设计,实现高精度的药物治疗。

第二节　医疗机构药品调剂

药品调剂是医疗机构药学部门最基本和经常性的工作，调剂工作量占药学部门业务总量的50%～70%。医疗机构药品调剂，指在门（急）诊药房或住院药房从事收方、验方、调配药剂、核方、核药、发药的全过程，包括门诊调剂、急诊调剂和住院调剂。

一、处方管理

（一）处方概述

1. 处方的定义

处方（prescription）是指由注册的执业医师和执业助理医师（简称医师）在诊疗活动中为患者开具的、由取得药学专业技术职务任职资格的药学专业技术人员（简称药师）审核、调配、核对，并作为患者用药凭证的医疗文书。处方包括医疗机构病区用药医嘱单。

处方是医师对患者防治疾病而开具的书面文件，是药剂人员调配、发放药品的书面依据，也是药房统计调剂工作量、进行月底盘点消耗数量的原始资料，在发生任何与药房有关的医疗或经济事故时的法律依据。

2. 处方的类型

处方根据是否使用纸质可分为纸质处方和电子处方。电子处方是指医师通过医院信息系统在线开具的数字化处方。根据《处方管理办法》的规定，医师利用计算机开具处方时，需同时打印纸质处方，其格式与手写处方一致，打印的处方经签名后有效。

另外，处方也可分为门诊处方、急诊处方和住院处方（或医嘱）。医嘱是指医师在医疗活动中下达的医学指令。

3. 处方的内容

根据《处方管理办法》的规定，处方由前记、正文和后记三部分组成。

（1）前记：包括医疗机构名称、患者姓名、性别、年龄、门诊或住院病历号、科别或病区、床位号、临床诊断、开具日期等，可添列特殊要求的项目。麻醉药品和第一类精神药品处方还应包括患者身份证明编号，代办人姓名及身份证明编号。

（2）正文：以 Rp 或 R（拉丁文 Recipe“请取”的缩写）标示，分列药品名称、剂型、规格、数量、用法用量。正文是处方的核心部分，直接关系到患者用药的安全有效。

（3）后记：包括医师签名或加盖专用签章，药品金额以及审核、调配、核对、发药药师签名或者加盖专用签章。

4. 处方的颜色

普通处方的印刷用纸为白色；急诊处方印刷用纸为淡黄色，右上角标注“急诊”；儿科处方印刷用纸为淡绿色，右上角标注“儿科”；麻醉药品和第一类精神药品处方印刷用纸为淡红色，右上角标注“麻、精一”；第二类精神药品处方印刷用纸为白色，右上角标注“精二”。

（二）处方审查

处方审查是整个调剂工作的重要一环，其目的是确保患者用药的安全有效。处方分析虽然不是调剂工作的一个环节，但对于诊断调剂工作中存在的问题及分析和解决问题有着极大的帮助。

1. 处方审查的意义

处方审查是预防调剂差错事故、防止流弊、促进合理用药的重要手段。据文献报道，我国每年因药物使用不当、用药错误、药物不良反应等造成的药源性死亡约为20万例。通过加强处方审查，可以有效降低类似事件的发生。

2. 处方审查的方法

处方审查方法有人工审查和机器审查两种。处方审查需要有药物学、药理学、药物化学等方面的丰富而扎实的知识，以及对药物与机体、药物与药物、药物与食物等方面相互作用的知识。同时，要有审查的明确范围和完整的步骤。

（1）合法性审查：药学专业技术人员应当认真逐项检查处方前记、正文和后记书写是否清晰、完整，并确认处方的合法性。

（2）适宜性审查：药学专业技术人员应当审核下列内容，以证明这张处方对于该患者是适宜的。①对规定必须做皮试的药物，处方医师是否注明过敏试验及结果的判定。②处方用药与临床诊断的相符性。审查药品名称是否正确十分重要，由于一药多名的现象普遍存在，药名相近的情况也很常见，审查时切忌先入为主和想当然，要防止张冠李戴发错药的现象。③剂量、用法是否恰当。剂量过小不能达到有效的血药浓度，剂量过大有可能引起不良反应，甚至中毒，审查时要依据药典或药物手册上的常用剂量。若处方剂量过大，必须经过医师再次签字后方可调配。④剂型与给药途径是否合适。审查时应注意给药途径、间隔时间、注射速度，以及患者的肝肾功能和整体情况。⑤是否有重复给药现象。⑥是否有潜在临床意义的药物相互作用和配伍禁忌。

（3）安全性审查：药学专业技术人员应当审查处方的安全性，包括用药安全问题、药品滥用问题、用药失误问题。一旦在审查中发现或认为存在安全性问题时，应告知医师，请其确认或重新开具处方，并记录在专用记录表上。对于明显存在滥用或失误的处方，药学专业技术人员应当拒绝调配，并按规定报告。

药学人员应当按照“四查十对”要求进行处方调配。“四查”指查处方，查药品，查配伍禁忌，查用药合理性。“十对”指对科别，对姓名，对年龄；对药名，对剂型，对规格，对数量；对药品性状，对用法用量；对临床诊断。

（三）处方管理规定

1. 处方权限规定

（1）凡获得执业医师资格，并经执业地注册的医师均有处方权。

（2）无处方权的执业助理医师、试用期的医师等开具的处方须经执业地有处方权的执业医师审核，并签名或加盖专用签章后方有效。

（3）处方必须由执业医师亲自填写，严禁任何人模仿执业医师签字。

（4）医师须在注册的医疗机构签名留样及专用签章备案后方可开具处方。

（5）医师被责令暂停执业、被责令离岗培训期间或被注销、吊销执业证书后，其处方权即被取消。

（6）医师应根据医疗、预防、保健需要，按照诊疗规范或药品说明书的规定开具处方。

（7）开具特殊管理药品的处方须严格遵守有关法律、法规和规章的规定。

（8）在乡或镇的医疗机构执业的注册执业助理医师在注册的执业地具有处方权。

2. 处方书写规定

（1）处方应按规定格式用钢笔或毛笔书写，要求字迹清楚，不得涂改。处方如有改动，应由执业医师在改动处另行签字或盖章方有效。

（2）每张处方只限于一名患者。处方记载的患者一般项目应清晰、完整，并与病历记载相一致。

（3）处方一律用规范的中文或英文名称书写。书写药品名称、剂量、规格、用法、用量要准确规范，不得使用"遵医嘱""自用"等含糊不清的字句。药品名称以《中国药典》收载或药典委员会公布的《中国药品通用名称》或经国家批准的专利药品名称为准。如无收载，可采用通用名或商品名。中成药和医院制剂品名的书写应当与正式批准的名称一致。

（4）年龄必须写实足年龄，婴幼儿写日、月龄。必要时，婴幼儿要注明体重。西药和中成药可以分别开具处方，也可以开具一张处方。中药饮片应当单独开具处方。

（5）西药、中成药处方，每一种药品须另起一行。每张处方不得超过 5 种药品。

（6）中药饮片处方的书写，可按君、臣、佐、使的顺序排列。药物调剂、煎煮的特殊要求注明在药品之后上方，并加括号。如布包、先煎、后下等。对药物的产地、炮制有特殊要求，应在药名之前写出，如炙干草、炮山甲等。

（7）处方用量应按药品说明书中的常用剂量使用，如需超剂量使用，应注明原因并再次签名。药品剂量与数量一律用阿拉伯数字书写。剂量应当使用公制单位。

（8）书写处方时，除特殊情况外必须注明临床诊断。开具处方后的空白处应画一斜线，以示处方完毕。

3. 处方限量规定

（1）处方一般不得超过 7 日用量；急诊处方一般不得超过 3 日用量；对于某些慢性病、老年病或特殊情况，处方用量可适当延长至 12 周。

（2）特殊管理药品：医疗用毒性药品每张处方不得超过 2 日极量；麻醉药品、第一类精神药品注射剂处方为一次常用量；控、缓释制剂处方不得超过 7 日常用量；其他剂型处方不得超过 3 日常用量；哌甲酯用于治疗儿童多动症时，每张处方不得超过 15 日常用量。第二类精神药品处方一般不得超过 7 日常用量。

（3）为癌痛和慢性中、重度非癌痛患者开具的麻醉药品、第一类精神药品注射剂处方不得超过 3 日常用量；控、缓释制剂处方不得超过 15 日常用量；其他剂型不得超过 7 日常用量。

（4）对于需要特别加强管制的麻醉药品，盐酸二氢埃托啡处方为一次常用量，药品仅限于二级以上医院内使用；盐酸哌替啶处方为一次常用量，药品仅限于医疗机构内使用。

4. 处方保管规定

因为处方具有法律、技术和经济上的意义，因此必须按规定妥善保管，以备查阅。每日处方应按普通药和特殊管理药品分类装订成册，并加封面，妥善保存。普通药品处方至少保存 1 年；医疗用毒性药品和精神药品处方至少保存 2 年；麻醉药品处方至少保存 3 年。

处方保存期满后，由药剂科报请院领导批准后登记并销毁。

二、门诊调剂

门诊调剂工作是指门诊药品的请领、调配、发放、保管及药物咨询服务。它是药学部门对外服务的窗口,既是联系医生和护士的窗口,也是沟通患者、家属及其他消费者的重要途径。

(一)门诊调剂的特点

1. 随机性

随机性是指患者到门诊药房的时间、患者与患者前后的间隔时间、配方发药时间等不确定,无法提前预知。随机性大易导致门诊调剂工作的被动。例如,有的时间段候药人数很多,候药时间长,门诊大厅门庭若市;有的时间段候药人数很少,药师显得无所事事。根据这一特点,门诊药房在管理上应设计出一套有效的工作程序和应对方案,忙时多开窗口,闲时少开窗口,调配好人力,安排好工作,杜绝忙乱和清闲不均现象。

2. 紧急性

到医院就诊的患者常有病情危重者,门诊药房应及时掌握到医院就诊的危重患者的情况,做好抢救、急救患者用药的保障工作。特别是一些常用急救药品、中毒急救药品等要单独存放,调剂时做到迅速及时、忙而不乱。

3. 终端性

患者就诊后总要开方取药,患者在拿到药后才认为看病结束,因而门诊调剂通常被认为是医疗服务过程的最后一个环节,具有终端性。门诊调剂工作人员应做好最后一关的把门者角色,严格按操作规程行事,严防差错事故的发生。

4. 咨询性

随着治疗药物的不断研发上市,用药的复杂性与日俱增,指导合理用药成为药学人员的一项重要职责。从全球的医院药学发展趋势看,医院药学部门正逐渐从以药品供应服务为中心向以促进合理用药的药学技术服务为中心转变。药学咨询服务在门诊调剂工作中的地位也将越来越重要。

(二)门诊调剂模式

1. 单人调配核对模式

此模式主要用于大型医院急诊药房夜间值班和一些小型医院或社区卫生服务中心的药房。其特点是调配与核发药品都是由同一个人完成,容易发生差错。为降低差错,单人调配强调配好药品,须核对后才能发出。

2. 前后台调配核对模式

多数医院药房采取该模式。指由调剂人员按照处方或医嘱在药架上找药,调配齐并签名后交予前台药师核对发放药品的方式。其特点是调配与审核、核发有明确分工,可减少差错。有些门诊量大的药房可采取调配与审核、发放二对一的模式,即两位调配人员,一位审核、发放人员。

3. 自动化+人工调配核对模式

自动化发药设备的应用,可以实现整盒快速发药和自动存取。不能进入整合快速发药系统的药品(如大输液、部分袋装和异形包装的药品、冰箱储存的药品和麻精药品),可以由药师手工调配。自动化调剂系统的应用,将大幅提高药品调剂效率,节省调剂人员,减少差错的发生。

4. 分区调配、集中核对调剂模式

这种调配模式类似于快递分区分拣。其特点是药品分区储存,每个调配人员只负责自己包干区域内药品的调配。药师接到患者处方后,扫描处方上的条形码,自动发出指令,将处方中药品信息传递至各个药品储存区,并由各调配人员按指令调配,调配好的药品通过传送带集中,经过核对后交给窗口发药,发药药师再次核对后发给患者。

三、住院调剂

住院部调剂工作通常由住院药房来完成,综合医院一般都设有住院药房,调剂工作方式不同于门诊药房。

(一) 住院调剂的特点

1. 用药相对复杂

住院患者大多病情重,病程长,病种复杂,疑难杂症多,临床用药呈现出"一新四多"的特点,即品种新、品种多、贵重药多、血制品多、输液多。这对住院药房的设施设备、人员专业化水平和管理,都有较高的要求。与门诊药房不同的是,还须经常与各临床科室沟通,及时调整药品供应品种。

2. 调剂要求更高

由于住院患者在药物治疗中用药多且杂,将产生更多的药物不良反应和药物相互作用,这就要求住院药房的药师业务知识更全面、专业技术水平更高,能够及时预见用药中可能出现的情况,并提出合理用药意见。

3. 发药方式不同

住院药房发药与门诊不同,一般情况下,发药不直接面对患者,而是通过病房护士或护理人员再用到患者身上。由于护士负责护理的患者数目多,把每个患者的处方药品全都发给护士,肯定会对护士工作带来不利影响。因此,住院调剂需要采用不同的发药方式。

(二) 住院调剂的供药方式

目前医疗机构住院调剂工作有以下方式。

1. 凭方发药制

这是一种与门诊药房一样的发药方式。医生给患者开出处方,护士或患者直接到住院药房取药,药房按方发药。这种发药方式的优点是药品流向清楚,有利于药品管理。

2. 病区小药柜制

在病区设立小药柜,存放一定品种和数量的药品,贮存药品的品种和数量根据各病区的用药特点及床位数而定。病区小药柜由护士长或值班护士负责管理。患者用药由护士按医嘱分发,使用后根据消耗数填写领药单,向住院药房领取,一般每周领药 1~2 次。住院药房的药师根据领药单将药配齐,经核对无误后,下送病区或通知科室由护士领回。

3. 中心摆药制

在病区设立中心摆药室,根据病区治疗单或医嘱,由药学人员或护士将药品摆入患者的服药杯内,经病区护士核对后发给患者服用。摆药室由药学人员和护士共同管理,药学人员负责药品的补充、保管、账目登记和统计,护士负责摆药及与摆药有关的辅助工作。摆药后一般要求进行核对,核对可以由药学人员承担,也可以由护士互相查对。

摆药制的优点是有利于药品管理。与病区小药柜相比,摆药制不需要设立病区小药柜,避免了药品变质、过期失效、外流丢失的常见问题。摆药制实行多种核对,可以有效避免差错事故的发生。摆药制的缺点是:①药品污染机会多。中心摆药是把药品摆在药杯里,而药杯是敞口的,在存放和运送过程中容易受到空气中尘埃的污染。②特殊药品储藏条件无保证。由于程序安排上的原因,有时摆好的药品要裸露放置较长时间,一些需要避光的药物、需要防潮的药物、需要在2~8℃保存的药物等,在病区室温长时间存放下,质量会受到影响。③核对困难。片剂或胶囊剂等脱去原包装后,不少药品从外观上难以辨别,给查对造成困难。一旦发现摆错药或需更改医嘱、停药时,想从药杯中取出某种药品也会带来麻烦。④易忽视药品的用法。为了便于工作,中心摆药室通常将餐前、餐后的药品混装于服药杯中,稍有不慎,就会出现用法不对的现象,影响药物治疗的效果。⑤易发生串味。多种药品摆入同一个服药杯内,一些有异味的药品可能会串味。

4. 单剂量发药制

单剂量发药制(the unit dose system of medication distribution)是指以单剂量包装的形式配发药品的制度。这种制度的最大优点是减少差错,与其他发药方式相比更能确保患者用药安全。

实行单剂量发药制,药房应配备单剂量包装机、标签印制机,以及其他贮存、传送药品的设施。为了提高单剂量包装的工作效率,药房应与医疗科室合作,根据治疗需要商定协定处方,即事先统一规定处方成分、含量、包装规格、使用说明的标签等。

单剂量发药制的优点是:①避免药品在配发过程中的污染。单剂量包装是在一定洁净度的环境下操作的,可以保证药品符合卫生标准。②提高工作效率。按照事先约定的单剂量包装协定,药房可以有计划地进行单剂量包装,配方时可以直接配发已包装好的药品,加快了配方速度。③有利于避免差错。单剂量包装便于核对清点,有利于杜绝发药差错。④有利于贮存保管,减少浪费。中心摆药室发出的药品无法回收,采用单剂量发药制发出的药品,只要包装不受破坏,就可以回收使用,这样可以减少浪费。⑤适合计算机化和自动化。单剂量发药制为药房发药的自动化创造了条件,通过单剂量包装上的条形码可以实现自动分拣、计数、贮存和发送工作。

四、静脉用药集中调配

(一)静脉用药集中调配的概念

静脉用药集中调配,是指医疗机构药学部门根据医师处方或医嘱,经药师进行适宜性审核,由专业技术人员按照无菌操作要求,在洁净环境下对静脉用药物进行加药混合调配,使其成为可供临床直接静脉输注使用的成品输液的操作过程。

(二)静脉用药集中调配开展的条件

开展静脉用药调配业务应按照《静脉药物调配质量管理规范》,在机构与人员、房屋与设施、设备与卫生、流程设计、文件管理、质量控制与保证等方面进行建设,满足规范的要求。

1. 基础设施

开展静脉用药调配业务应具备相当于医疗机构灭菌制剂室的净化条件。可以按要求投资新建静脉用药调配中心,或者改建现有的制剂楼(室)。静脉用药调配中心应包括药库、摆药区、成品区、普通药物配置区(配备水平层流台)、抗生素及细胞毒药物配置区(配备生物安全柜)。其中摆药区、成品区的空气洁净度为30万级,更衣室、配置区为1万级,超净台、生物安全柜为100级。

2. 流程设计

病区医师开出医嘱或处方，由护士录入电脑，传送到静脉用药调配中心；中心的药师对配置处方或医嘱进行审查，合格的打印标签和配置卡；根据配置卡进行摆药，经核对无误后传送到配置区；配置区的药师在超净工作台上完成配置工作，由另一位药师检查核对，无误后送病区供护士使用（图 8-1）。

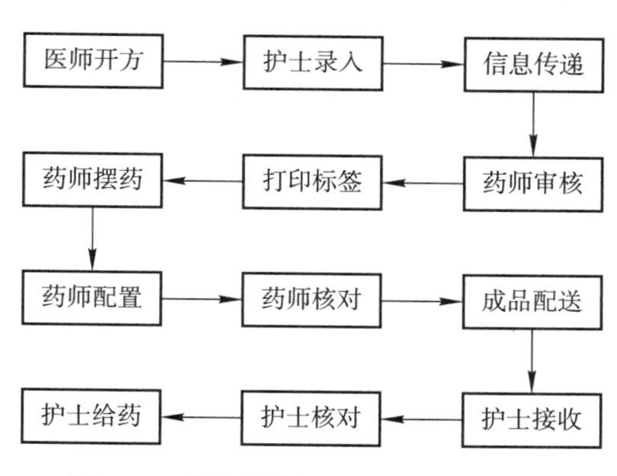

图 8-1　静脉用药调配中心工作流程图

3. 质量控制

静脉用药调配中心必须建立标准操作规程，包括对配置处方审查、摆药核对、退药、加药的标准操作规程，以及洁净区清洁、无菌加药、全营养药配制、化疗药配制的标准操作规程等。通过规范操作，控制每一步骤，保证成品质量。特别是必须保证输液的无菌性、相容性、稳定性，防止微粒污染。静脉用药调配中心应建立质量管理组，开展监督和抽查活动，及时发现调配过程中存在的质量缺陷，及时解决，不留后患。

（三）静脉用药调配的管理

1. 品种范围的确定

新建的静脉用药调配中心必须考虑输液调配业务的品种范围，首先，它涉及调配中心的设备、设施条件及相关人员的配备；其次，它涉及调配中心的工作负荷。一般来讲，应测算调配中心的最大工作能力和允许负荷。然后，根据本院历年注射药物消耗情况，加上未来的增长趋势，即可确定能够保障的适宜范围。

2. 配套工作的完善

（1）加强设备更新和设施改造，从调配工艺和流程上确保静脉用药调配的质量：没有一个好的调配流程，工作混乱，是很难保证质量的。

（2）特殊情况的处理程序：如退药问题的处理，频繁的退药将会过多占用药师的工作时间，影响静脉用药调配中心的整体工作安排，也会造成患者输液批次的缺损，使患者满意度降低。因此，必须事先有一套应对措施和解决方法。

（3）辅助技术保障：静脉用药调配中心的工作需要全院各科室和相关部门的协助和支持，如电脑、网络系统的维护，成品配送的通道和车辆，注射药物库存（二级库存）的控制等。此外，静脉用药调配应当有一个应急预案，以应对可能发生的意外情况。

第三节　医疗机构制剂管理

一、医疗机构制剂概述

（一）医疗机构制剂的定义

医疗机构制剂是指医疗机构根据本单位临床需要经批准而配制、自用的固定处方制剂。

(二)医疗机构制剂的范围

医疗机构制剂只限于临床需要而市场上无供应的药物制剂。根据《医疗机构制剂注册管理办法(试行)》规定,有下列情形之一的,不得作为医疗机构制剂申报:①市场上已有供应的品种;②含有未经国家药品监督管理部门批准的活性成分的品种;③除变态反应原外的生物制品;④中药注射剂;⑤中药、化学药组成的复方制剂;⑥麻醉药品、精神药品、医疗用毒性药品、放射性药品;⑦其他不符合国家有关规定的制剂。

(三)医疗机构制剂的类型

1. 按照制备要求分类

医疗机构制剂按照制剂制备过程中的洁净级别要求,分为灭菌制剂、普通制剂。

(1)灭菌制剂:是指通过灭菌或无菌操作制成的制剂。主要包括注射剂、角膜创伤和手术用滴眼剂及外用灭菌制剂等。

(2)普通制剂:是指除了灭菌制剂外的制剂总称。这类制剂一般不需要灭菌处理,但对制剂中微生物的含量有限度要求,主要是内服和外用制剂,如芳香水剂、合剂、乳剂、糖浆剂、溶液剂、混悬剂、片剂、胶囊剂、丸剂、散剂、滴耳剂、滴鼻剂、酊剂、膜剂、油剂、糊剂、擦剂、软膏剂和栓剂等。

2. 按照药品类别分类

药物制剂按药品类别,分为化学药品制剂、中药制剂和特殊制剂。

(1)化学药品制剂:是依据现代医学理论指导配制的各种剂型的化学药品。

(2)中药制剂:指用传统中医处方,按照临床用药要求和中药材的性质,将中药材加工成具有一定规格,用于预防、诊断、治疗疾病的一类制剂。

(3)特殊制剂:是指经国家食品药品监督管理局批准配制的变态反应原制剂等,此类制剂的配制条件要求比较高。

二、医疗机构制剂管理法规

(一)医疗机构制剂许可证制度

根据《药品管理法》第七十四条:医疗机构配制制剂,应当经所在地省、自治区、直辖市人民政府药品监督管理部门批准,取得医疗机构制剂许可证。无医疗机构制剂许可证的,不得配制制剂。

医疗机构配制制剂的许可制度包括两个方面:一是医疗机构配制制剂的许可;二是医疗机构配制特定制剂的许可。前者是对医疗机构开展制剂活动的许可;后者是对医疗机构配制某种产品的许可。

(二)医疗机构制剂注册管理制度

2005年6月国家食品药品监督管理局发布《医疗机构制剂注册管理办法(试行)》,明确医疗机构制剂生产品种由原来的备案制变为审批制。

《医疗机构制剂注册管理办法(试行)》规定:①医疗机构制剂的申请人,应当是持有医疗机构执业许可证并取得医疗机构制剂许可证的医疗机构;②医疗机构配制的制剂,应当是本单位临床需要而市场上没有供应的品种,并且不超出医疗机构制剂的范围;③医疗机构配制制剂,必须按照国务院药品监督管理部门的规定报送有关资料和样品,经所在地省级药品监督管理部门批准，并发给制剂批准文号后，方可配制。医疗机构制剂批准文号的格式为：X药制字H(Z)+4位年号+4位流水号。其中X处填写省、自治区、直辖市简称，H表示化学制剂，Z表示中药制剂。

（三）《医疗机构制剂配制质量管理规范》

2001年3月13日，国家食品药品监督管理局发布《医疗机构制剂配制质量管理规范（试行）》。其主导思想是医院制剂同样属于药品范畴，其监管标准不能降低。《医疗机构制剂配制质量管理规范（试行）》共11章，68条。主要包括两大方面：配制制剂必须具备的条件和配制过程必须遵循的行为规则。

三、医疗机构制剂配制的条件与要求

（一）医疗机构配制制剂必须具备的条件

1. 机构与人员条件

应在药剂部门设立制剂室、药检室和质量管理组织。机构与岗位人员应相称，职责应明确，并配备依法经过资格认定的药学技术人员，制剂室和药检室负责人应有大专以上药学或相关专业学历，具有相应管理经验和判断处理问题的能力。制剂室和药检室负责人不得互相兼任。

2. 房屋设施、设备和卫生环境条件

各工作间应按制剂工序和空气洁净度级别要求合理布局，一般区与洁净区分开；配制、分装与贴签、包装分开；内服制剂与外用制剂分开；无菌制剂与其他制剂分开。灭菌制剂室要具备更衣、缓冲、洗涤、配制、灌封、灭菌、包装等适宜的条件和设施；配制灭菌制剂应具备超净工作台。中药材的前处理、提取、浓缩等必须与其后续工序严格分开，并具有有效的除尘、排风设施。配制设备应易于清洗、消毒或灭菌，便于操作，能减少污染。

3. 质量控制条件

包括质量管理和检验的机构、人员、必要的仪器设备。

4. 规章制度条件

包括文件管理制度。如医疗机构制剂室管理文件：制剂设备和设施维护保养记录、物料验收和配制操作记录、制剂留样观察记录、患者反馈和投诉记录、人事管理档案和技术培训记录、卫生管理制度和记录。制剂配制管理文件：配制规程、岗位标准操作规程、配制记录、物料和成品的质量标准、检验操作规程、检验记录。

（二）制剂配制过程的行为规则

（1）必须执行《医疗机构制剂配制质量管理规范》，因为它是保证制剂质量的可靠管理手段。

（2）制剂配制必须按批准的配制规程进行；新制剂的配制工艺及主要设备应按验证方案进行验证，验证合格方能采用。

（3）制剂配制所用的物料应符合药用要求，不得对制剂质量产生不良影响；制剂配制所用的中药材应按质量标准购入，合理贮存与保管；制剂的标签、使用说明书必须与药品监督管理部门批准的内容、式样、文字相一致。

（4）制剂发放使用前，必须进行质量检验，检验合格后方能发放；制剂配发必须有完整的记录；使用过程中发现不良反应，应按照《药品不良反应监测管理办法》的规定予以记录、上报。

（三）制剂配制质量控制与质量保证

医疗机构制剂的质量控制与质量保证主要通过两方面来实现。一是从制剂配制管理方面。主要是在硬件建设上达到配制优质制剂的条件，如房屋设施、人员、设备、卫生等条件；在软件建设上建立配套的控制措施，如制定配制工艺、配制规程和标准操作规程，制定质量标准和检验制度。二是从监督管理体系上来保证质量。如药检室参与生产工艺的验证和工艺规程的制定，负责制定各种制剂质量管理制度、质量标准、检验规程等文件，负责原辅料、包装材料入库前的质量检查，负责制剂半成品和成品的质量检查，负责生产用水的质量检查，负责控制区、洁净区等环境卫生状况的监测，有权决定原辅料、包装材料能否投入使用，决定半成品能否转入下一工序，决定生产用水是否可以投入生产，决定成品能否发放使用等。

（四）医疗机构制剂的使用

医疗机构制剂检验和使用，应遵守以下规定：①医疗机构配制的制剂必须按照规定进行质量检验，合格的，凭执业医师处方在本医疗机构使用。②医疗机构配制的制剂，不得在市场销售或者变相销售，不得发布医疗机构制剂广告。③医疗机构制剂在指定的医疗机构之间调剂使用，必须经国家或省级药品监督管理部门批准；特殊制剂的调剂使用，以及跨省级行政区之间医疗机构制剂的调剂使用，必须经国家药品监督管理部门批准。④医疗机构中药制剂可以委托配制，但必须符合相关规定，并经省级药品监督管理部门审查批准。

第四节 药品的采购与保管

一、药品的采购管理

（一）药品采购的概念

药品采购是为满足医疗服务的需要而获得所必需药品的过程。药品采购的主体通常是医疗机构，也可以是由数家医疗机构联合组成的采购组织。药品采购工作是医疗机构药学部门工作的重要组成部分，其工作质量优劣直接影响到医疗机构医疗质量和经济效益。

2018年，国务院机构改革成立国家医疗保障局，负责制定药品、医用耗材的招标采购政策并监督实施，指导药品、医用耗材招标采购平台建设，开始了国家组织药品集中采购试点工作的探索，完善药品集中采购机制和以市场为主导的药价形成机制。

（二）药品采购的程序

不同的采购形式，其运作程序不尽相同，但总的来说包括以下几个环节。

1. 制定药品采购计划

由医疗机构药学部门依据临床需要和库存情况，确定拟采购的药品品种规格和数量。由医疗机构药事管理与药物治疗学委员会（组）审核并确定采购计划。

2. 确定采购方式

参加招标采购的，根据需要委托招标代理机构，编制和发送招标采购工作文件。竞争性谈判采购或询价采购的，应依照质量价格比优化的原则进行采购。

3. 选择供应企业

选择供应企业的首要条件是企业必须具备药品生产或经营的合法资质，即药品生产企业须持有效的药品生产许可证，药品经营企业须持有效的药品经营许可证。所提供的药品必须有合法的批准文件，符合法定标准。此外，还要考虑企业的信誉，如没有生产或召回不良药品的记录，具备履行合同保证供货的能力；企业的售后服务质量，如可根据采购方需要提供药物相关的治疗信息、生物药剂学数据、毒理学信息，提供药物的有效性、安全性和所声称的优越性的证明资料等，接受符合约定条件的未拆包装的退货等。

4. 进行评审和谈判

在接受评审企业提交的资料后，应综合考虑企业资质、企业信誉、企业供货能力、药品质量、药品价格等因素，依据一定的程序与企业进行谈判，确定供货企业。

5. 签订购销合同

购销合同应符合《合同法》的规定，明确企业和药品品种、品牌、规格、数量、价格、供应（配送）方式、质量条款、退货条款，以及违约责任等其他约定。此外，应约定提供药品与失效期之间的时限。通常情况下，企业每次提供的药品最好是同一批次。

6. 配送与验收

企业按合同约定配送药品后，药学部门应按规定验明药品合格证明，建立购进记录，做到票、账、货相符。根据原始凭证，严格按照有关规定逐批验收并记录。必要时应抽样送检验机构检验。验收药品质量时，应按规定同时检查包装、标签、说明书等项内容。

（三）医疗机构新药的引进和采购

医疗机构引进新药，是指采购已上市的但尚未进入本机构的新药。有的医疗机构将引进新药的范围扩大到本机构从未采购过的品种，因此有时被称作医疗机构首营药品。医疗机构适时引进新药，对优化医院处方集，保证临床医疗的需要具有重要意义。但由于新药品种繁多，医疗机构内部尚无相关药品临床应用管理经验，因此新药引进须慎重。

《医疗机构药事管理规定》赋予医疗机构药事管理与药物治疗学委员会（组）对新药引进的决策职能和新药临床审评的监督职能。因此，药事管理与药物治疗学委员会（组）应切实发挥决策和监督作用，确保引进新药的质量。

新药引进的相关制度建设对规范新药引进工作同样必不可少，包括：新药申请管理制度（申请程序、所申请药品的必要性与迫切性），申请引进新药的评估管理制度（评估程序、现有同类药品的比较情况、所申请药品对原有药品的替代性、药效、剂型特点、每日药费），新药引进管理制度[引进程序、医院药事管理与药物治疗学委员会（组）的作用、是否需要引进试用等]，新药审批会议制度（会议周期与内容、新药引进与否的得票标准、投票方式等），药品淘汰管理制度（药品淘汰的标准、药品淘汰的程序）；紧急情况处理程序。

（四）药品采购的控制

根据《药品管理法》等相关药品管理法规的有关规定：①医疗机构从药品上市许可持有人或者具有药品生产、经营资格的企业购进药品，未实施批准文号管理的中药材除外。②医疗机构购进药品，必须建立并执行进货检查验收制度，验明药品合格证明和其他标识；不符合规定要求的，不得购进和使用。③医疗机构购进药品，必须有真实、完整的药品购进记录。④个人设置的门诊部、诊所等医疗机构不得配备常用药品和急救药品以外的其他药品。

此外，还应当注意：①药学部门要掌握新药动态和市场信息，制订药品采购计划，加速周转，减少库存，保证药品供应。同时，做好药品成本核算和账务管理。②医疗机构药品采购实行集中管理，要实行公开招标采购、议价采购或参加集中招标采购。③药学部门对购入药品质量有疑义时，医疗机构可委托国家认定资格的药检部门进行抽检。

二、药品的保管

（一）医疗机构药品保管制度

根据《药品管理法》规定，医疗机构应当有与所使用药品相适应的场所、设备、仓储设施和卫生环境，制定和执行药品保管制度，采取必要的冷藏、防冻、防潮、防虫、防鼠等措施，保证药品质量。

《医疗机构药事管理规定》《药品流通监督管理办法》等相关文件也明确规定，医疗机构储存药品，应当制定和执行有关药品保管、养护的制度，定期对库存药品进行养护与质量检查，保证药品质量，药品库的仓储条件和管理应当符合药品采购供应质量管理规范的有关规定，采取必要的冷藏、防冻、防潮、避光、通风、防火、防虫、防鼠等措施。

（二）药品的保管措施

药品要做到按照不同属性分类、分区整齐摆放，注意做好：①药品与非药品，处方药与非处方药，内服药与外用药，互相影响、易串味药品与其他品种，新药、贵重药与一般药等，必须严格分开存放，中药材、中药饮片、化学药品、中成药、生物制品应分别储存、分类存放；②应根据不同品种采用冷库（2～8℃）、阴凉库（<20℃）、常温库（0～30℃）保存，建立健全药品保管制度，执行定期检查、养护，发现问题及时处理，注意药品效期；③麻醉药品、医疗用毒性药品、精神药品按照药品监督管理部门有关法规，实行专人保管，专柜加锁，专用账册，专用处方，专册登记，每日登记，定期检查核对；④易燃、易爆、强腐蚀性等危险性药品应当另设仓库单独储存，并设置必要的安全设施，制定相关的工作制度和应急预案。

第五节 临床用药管理

临床用药管理是对临床用药过程实施科学组织，对用药行为进行监测分析，对用药结果进行反馈的系统控制活动。

一、临床用药管理概述

临床用药管理的基本出发点和归宿是合理用药（rational drug use）。以当代药物和疾病的系统知识和理论为基础，安全、有效、经济、适当地使用药品，就是合理用药。从用药的结果考虑，合理用药应当包括安全、有效、经济三大要素。安全、有效强调以最小的治疗风险获得尽可能大的治疗效益；而经济则强调以尽可能低的治疗成本取得尽可能好的治疗效果，合理使用有限的医疗卫生资源，减轻患者及社会的经济负担。《药品管理法》明确规定，"医疗机构应当坚持安全有效、经济合理的用药原则，遵循药品临床应用指导原则、临床诊疗指南和药品说明书等合理用药，对医师处方、用药医嘱的适宜性进行审核。"

二、不合理用药的现状和因素分析

合理用药是临床用药的理想境界，但在实际操作过程中，临床用药中存在相当普遍的不合理用药现象。这些不合理用药现象正是用药管理这个命题的依据。因此临床用药管理首先必须正视临床不合理用药的现状，分析造成这种现状的各种因素，然后有针对性地寻求解决的办法。

（一）不合理用药的现状

1. 不合理用药的主要表现

（1）用药不对症：多数情况属于选用药物不当，也有因开错、配错、发错、服错药物等用药差错（drug use error）造成的。无用药适应证而保健或安慰性用药，或者有用药适应证而得不到药物治疗，则属于两种极端情况。

（2）使用无确切疗效的药物：受经济利益驱动，给患者使用疗效不确切的药物。

（3）用药不足：包括剂量不足和疗程太短。剂量低，达不到有效治疗剂量；疗程太短，不足以彻底治愈疾病，导致疾病反复发作，耗费更多的医药资源。

（4）用药过度：用药过度分 4 种情况。①给药剂量过大；②疗程过长；③无病用药，主要指长期使用以保健为目的的药品，以及不必要的预防用药；④轻症用重药，即选择成本效果差的药物治疗方案。

（5）使用毒副作用过大的药物：无必要地让患者承受较大的治疗风险，容易发生本可以避免的药物不良反应或药源性疾病。

（6）合并用药不适当：合并用药又称联合用药，是指在一个患者身上同时或相继使用两种或两种以上的药物，治疗一种或多种同时存在的疾病。合并用药不适当包括：无必要的合并使用多种药物；不适当的联合用药，导致不良的药物相互作用。

（7）给药方案不合理：未在适当的时间、间隔，经适当的途径给药。

（8）重复给药：包括四种情况。①多名医生给同一患者开相同的药物；②处方中不同药物中含有相同的活性成分；③合并使用在药理学或治疗学上同类的两种以上药物；④提前续开处方。

2. 不合理用药的后果

不合理用药必然导致不良的结果，这些不良后果有些是单方面的，有些是综合性的，有些程度轻，有些后果十分严重。归纳起来，不合理用药导致的后果主要有以下几方面。

（1）延误疾病治疗：有些不合理用药直接影响药物治疗的有效性，轻者降低疗效，重者使治疗失败或使患者得不到治疗。

（2）浪费医药资源：不合理用药可造成药品乃至医疗卫生资源（物资、资金和人力）有形或无形的浪费。1999 年美国卫生保健服务部药品局卫生服务质量委员会的报告数据显示，每年美国卫生系统中用药差错造成的开支达 88 亿美元，造成了巨大浪费。

（3）发生药品不良反应甚至药源性疾病：药品不良反应和药源性疾病都是由药品引起的，差别在于对患者机体损害的程度。

药源性疾病指人类在治疗用药或诊断用药过程中，因药物或者药物相互作用所引起的与治疗目的无关的不良反应，致使机体某一（几）个器官或某一（几）个局部组织产生功能性或器质性损害而出现各种临床症状。

（4）酿成药疗事故：因用药不当所造成的医疗事故，称为药疗事故。不合理用药的不良后果被称为事故的，一方面是发生了严重的甚至是不可逆的损害，如致残、致死；另一方面是涉及人为的责任。药疗事故通常分成 3 个等级：因用药造成严重毒副反应，给患者增加重度痛苦者为三等药疗事故；因用药造成患者残废者为二等药疗事故；因用药造成患者死亡者为一等药疗事故。

（二）不合理用药的因素分析

1. 专业因素

（1）药物本身有待改进：药物的两重性是其固有属性，副作用几乎不可避免。有些药物由于新药临床试验数据有限，以至于临床应用中出现了未知的严重的副作用或不良反应；有些药物本身副作用较大，但由于尚无可替代的药物，因此在临床中不得不继续使用。在确定患者的药物治疗方案之前，如果医务人员不能预测并有效预防上述问题，会造成不合理用药。此外，多种药物同时使用使药物不良相互作用发生概率增加。

（2）处方集不断变化增加用药复杂性：由于上市新药品种繁多，各医疗机构对处方集大多实行动态管理。医务人员特别是执业医师必须及时掌握处方集的变更信息及新增品种的药学资料。药物知识掌握不完整、药物知识更新不及时或获取药物信息的意识和能力不强都会导致不合理用药。

（3）专业人员的工作时间不足：由于患者数量较多，医师、药师、护师等工作压力大，往往不能及时更新专业知识，有时甚至影响了职责的履行。如医师因误诊或漏诊而用错药，忽视特殊患者的用药禁忌，甚至有研究称，时间压力是不必要应用抗菌药物的一个主要原因，因为书写处方的时间要比确定患者是否需要抗菌治疗的时间少得多；药师调配处方时审方不严，对患者的正确用药指导不力，缺乏与医护人员的密切协作与信息交流；护理人员未正确执行医嘱，使用了失效的药品，临床观察监测报告不力，给药过程操作不规范等。上述问题，仅仅依靠强调责任心仍难以解决，需要通过合理配置资源，分配人手，借助计算机信息管理系统、用药管理监测软件、自动化发药装置等综合措施，使医务人员有更多的时间致力于以患者为中心的药学服务。

（4）药物利用研究不足：一定时期内，人们对药物的认识是有限的。有些药物治疗方案在当时被认为是有效的，或是“金标准”，然而随着医学研究的深入以及药物利用研究、药物流行病学研究的深入，往往会对同一治疗方案得出不同甚至是相反的结论。如沙利度胺在上市之初，被认为是最安全有效的镇静催眠药，后来才发现是一场震惊世界的药害事件的罪魁祸首。

2. 环境因素

（1）商业影响不断加深：商业影响包括面向消费者的广告、市场营销行为和针对医务人员的广告。在“以药养医”的医疗费用补偿机制中，患者增加药物治疗成本可以使医疗机构乃至医师、药师个人从中受益，甚至某些企业为了增加药品销售的利润，采用各种形式的商业贿赂手段，来增加药物在临床上的应用，物质利益利诱一部分医务人员违背药物治疗规范，应用不必要的药物及昂贵的药物，使得不合理用药成为药物临床应用普遍存在的问题。

（2）用药者普遍受经济因素制约：经济原因可能会阻碍人们得到药物和获得最佳治疗效果。医疗保险药品目录不能覆盖医保患者处方中的所有药品，药品费用的支付分配方式会限制或刺激药物的使用。

（3）用药者的不依从性普遍存在：患者不遵守医生制订的药物治疗方案的行为称为患者不依从性（non-compliance）。患者产生不依从的原因主要有：对药物疗效期望过高，理解力和记忆力偏差，不能耐受药物不良反应，经济承受能力不足，滥用药物等。

3. 制度因素

（1）缺乏权威的疾病诊治指南体系：疾病诊治指南是综合医学、药学研究成果，区分不同层次的医疗服务需求，以发病率、医疗水准为基础，广泛吸收并咨询患者的意见，尽可能运用循证医学研究方式，同时考虑当地经济的实际情况而编写制定的。标准治疗指南对于促进合理用药有相当大的作用。研究表明，按照标准治疗指南进行诊疗，能显著减少处方用药品种，减少针剂的使用，可以使用药咨询更加完善，药品标示更加完整。诊治指南应由专业学会或政府卫生主管部门制定。

（2）临床药师制亟待成熟完善：充分发挥临床药师对临床不合理用药的预防和干预作用，对改善药物治疗结果具有重要意义。然而，由于长期的药学教育模式和课程设置相对滞后、临床药师激励机制空缺等多种因素制约，临床药师制的普及以及临床药师职能真正发挥还面临一定困难。

（3）缺乏有效的商业贿赂防范机制：医药购销商业贿赂的三大表现是在医药用品采购或临床活动中收受财物或回扣；将回扣用于私设小金库；在药品招标等活动中，收受各种名义的财物。医药购销中的商业贿赂行为，不仅诱导医疗机构和医务人员开大处方、高价药，实施滥检查、过度医疗，直接损害人民群众的利益，也腐蚀了部分意志不坚定的医务人员，滋生腐败和经济犯罪，具有很大的社会危害性。商业贿赂滋生的社会背景复杂，仅凭专项治理难以奏效。如果不解决医疗费用补偿机制、政务公开制度、医务人员的激励机制、专业人员职业操守和信用体系等问题，就难以构建有效的防范商业贿赂机制。

三、合理用药的管理措施

（一）贯彻基本药物制度

基本药物目录的制定与推行，对临床合理用药具有极大的指导意义。基本药物是同类药物中在疗效、不良反应、价格、质量、稳定性、使用方便性和可获得性等方面，综合比较是最佳的或有代表性的药品，是在经济条件允许的情况下，治疗某种病症的首选药品。能够科学、合理地选择基本药物用于疾病的治疗，对临床合理用药无疑是极大的推动。基本药物概念运用在医药卫生人员的教育和培训中，将有助于提高他们的药物治疗水平。普通的医药工作者要掌握上万种药物，并从中正确地选择使用，并非易事。由于专业、精力和其他原因，多数医师、药师只能选择、应用为数有限的药物。对医药工作者选择最常用、最有价值的基本药物进行培训，对于提高他们的药物治疗水平将起到积极作用。

（二）制定本院处方集

围绕国家基本药物目录建立医院自己的协定处方系统。这个系统包括医院基本用药目录和协定处方集，以及在本院范围内的执行政策和措施。医院基本用药目录规定了保证本院患者医疗需要的药物品种，协定处方集比较详细地提出了每种药物的使用原则。

每个医院的协定处方集或基本药物目录应当具有鲜明的特点。对药物品种、规格、剂型等的选择必须能体现本院临床对药物的需求，具有先进性。对药物的评价和用法、用量、注意事项等的表述，应能满足临床合理用药对药物信息的需要。协定处方集必须定期修改，更新陈旧的知识，补充新的内容。最重要的是通过行政手段，增强医院协定处方集和基本药物目录的权威性，使之成为医师、药师和护理人员在药物治疗过程中必须遵守的准则，充分发挥其确保药物质量、指导医务人员合理用药、优化药物治疗成本效果的作用。

（三）实施临床药师制度

《关于加快药学服务高质量发展的意见》（国卫医发〔2018〕45号），提到“药学服务是医疗机构诊疗活动的重要内容，是促进合理用药、提高医疗质量、保证患者用药安全的重要环节"，临床药师是药学服务最主要提供者。《医疗机构药事管理规定》要求，临床药学专业技术人员应参与临床药物治疗方案设计；对重点患者实施治疗药物监测，指导合理用药；收集药物安全性和疗效等信息，建立药学信息系统，提供用药咨询服务。各级医疗机构应逐步建立临床药师制。临床药师应由具有药学专业本科以上学历，并按《预防医学、全科医学、药学、护理、其他卫生技术等专业技术资格考试暂行规定》和《临床医学、预防医学、全科医学、药学、护理、其他卫生技术等专业技术资格考试实施办法》有关规定取得中级以上药学专业技术资格的人员担任。

临床药师的主要职责是：①深入临床了解药物应用情况，对药物临床应用提出改进意见；②参与查房和会诊，参加危重患者的救治和病案讨论，对药物治疗提出建议；③进行治疗药物监测，设计个体化给药方案；④指导护士做好药品请领、保管和正确使用工作；⑤协助临床医师做好新药上市后临床观察，收集、整理、分析、反馈药物安全信息；⑥提供有关药物咨询服务，宣传合理用药知识；⑦结合临床用药，开展药物评价和药物利用研究。

（四）处方点评与合理用药宣传

处方点评是根据卫生部 2010 年发布的《医院处方点评管理规范（试行）》的规定，对处方书写的规范性及药物临床使用的适宜性进行评价，是发现临床用药中存在问题，促进临床合理用药的一种手段，也是医院用药监管的一种模式。处方点评是按照既定的处方规范和要求，定期、定量地抽取医院处方和医嘱，通过分析评价，发现问题，及时干预，促进临床合理用药的过程。处方点评的主要做法是：①根据医院科室设置和诊疗量等情况，确定具体的抽样方法和抽样比例。其中，门急诊处方的抽取率不少于总处方量的 1‰，点评处方的绝对数不少于 100 张；病房医嘱单的抽取率不少于 1%，点评医嘱的绝对数不少于 30 份。②应当采用随机的方法抽取处方或医嘱。③由处方点评小组按照处方点评的评判标准点评处方和医嘱。④处方点评的结果分为合理处方和不合理处方。⑤处方点评结果将纳入考核医院和医师的绩效指标。

根据医务人员、患者及患者家庭的特点有针对性地设计宣传资料，有计划地组织有关合理用药的座谈会或讲课，普及合理用药知识，使合理用药理念深入人心。

（五）加强抗菌药物临床应用管理

抗菌药物是临床上应用范围最广泛、占医疗费用比重较高的药物之一，抗菌药物的临床应用一方面给细菌感染的治疗带来突破性进展；另一方面由于抗菌药物的滥用导致耐药菌株的不断出现。抗菌药物临床应用管理也成为医院药事管理工作的重要内容，因此加强抗菌药物临床应用管理也成为医疗机构或医务人员工作的难点和重点。各医疗机构和医务人员应当不断提高对抗菌药物临床应用管理重要性的认识，遵守《抗菌药物临床应用管理办法》《关于持续做好抗菌药物临床应用管理工作的通知》（国卫办医发〔2020〕8 号）等相关文件，严格执行抗菌药物分级管理制度，控制本机构抗菌药物供应目录的品种，掌握使用抗菌药物预防感染的指征，加强临床微生物检测与细菌耐药监测工作，建立抗菌药物临床应用预警机制。

（栾智鹏　任　磊）

数字课程学习……

思维导图　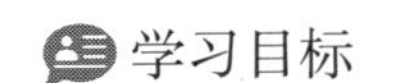学习目标　导学案例　复习思考题　教学 PPT

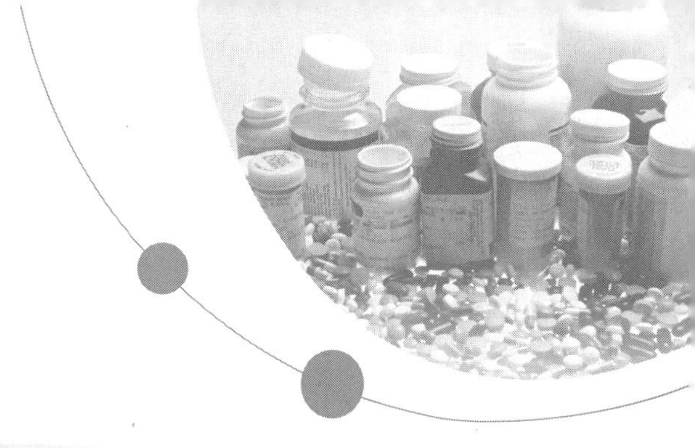

第九章

药品上市后管理

新药上市前，大都经过了一系列严格的动物实验和临床试验，才能够获批上市。但是，上市前的研究无论从时间上还是从临床试验数量上，都有一定的局限性，例如病例数少、研究时间短、试验对象年龄范围窄、用药条件受到限制等。因此，一些发生频率低于1%的药品不良反应和一些需要较长时间应用才能发现，或者迟发的药品不良反应、药物相互作用、广泛人群应用的有效性等等，均难以发现。为确保用药安全、有效，药品上市后评价就显得非常必要。为此，许多国家都建立了药品上市后评价制度、药物警戒制度、药品召回制度等各项上市后管理制度，进行全过程的安全风险管理，确保上市药品的安全性、有效性和质量可控性，降低药品风险。

第一节　概　　述

一、药品上市后管理的规定

（一）药品上市后管理的概念和法律规定

药品上市后管理，是指对药品自取得药品注册证书直到该药品退市全过程的管理，包括国家对药品的上市后监督管理和药品上市许可持有人、药品生产企业、药品经营企业、使用单位等对药品的上市后管理。药品上市后管理是不断提高药品质量、保障药品安全的重要环节。

现行《药品管理法》专门设立“药品上市后管理”一章，主要内容包括对已上市药品的持续管理、对附条件批准药品的风险管理、生产过程中的变更的分类管理、不良反应监测与报告、风险控制措施与紧急控制措施、药品召回制度、药品上市后评价与淘汰等内容。

《药品管理法》规定：“药品上市许可持有人应当制定药品上市后风险管理计划，主动开展药品上市后研究，对药品的安全性、有效性和质量可控性进行进一步确证，加强对已上市药品的持续管理。”

（二）药品上市后监测与评价

药品上市后监测与评价，是指依据医药最新科学技术水平和国家法律规定，对已批准上市药品进行监测和系统评估的科学过程，是药品上市后管理的重要内容之一。药品上市后监测与评价，包括药品上市后监测和药品上市后评价两个部分，监测是评价的重要依据和手段之一。目前我国开展的药品上市后监测工作，主要包括药品不良反应报告与监测、药品质量抽查检验、药品监督检查等内容，侧重于对药品上市后的安全和质量进行监测管理。药品上市后评价，包括对上市后药品进行安全性评价、有效性评价、质量评价和经济性评价等内容。

（三）药品上市后监测与评价后的处置

根据《药品管理法》及相关药事法规，如果发现有安全风险，我国对药品上市后监测和评价后的处置措施包括以下几方面。

1. 暂停生产、销售和使用

《药品管理法》规定，“对已确认发生严重不良反应的药品，由国务院药品监督管理部门或者省、自治区、直辖市人民政府药品监督管理部门根据实际情况采取停止生产、销售、使用等紧急控制措施。”“对有证据证明可能存在安全隐患的，药品监督管理部门根据监督检查情况，应当采取告诫、约谈、限期整改以及暂停生产、销售、使用、进口等措施，并及时公布检查处理结果。”

2. 修改说明书

药品上市许可持有人应当根据药品上市后的安全性、有效性情况及时修改药品说明书，国家药品监督管理部门也可以根据药品监测和评价的结果要求药品上市许可持有人修改药品说明书。

3. 药品召回

《药品管理法》规定，“药品存在质量问题或者其他安全隐患的，药品上市许可持有人应当立即停止销售，告知相关药品经营企业和医疗机构停止销售和使用，召回已销售的药品，及时公开召回信息，必要时应当立即停止生产，并将药品召回和处理情况向省、自治区、直辖市人民政府药品监督管理部门和卫生健康主管部门报告。药品生产企业、药品经营企业和医疗机构应当配合。”

4. 注销药品注册证书

《药品管理法》规定：“药品上市许可持有人应当对已上市药品的安全性、有效性和质量可控性定期开展上市后评价。必要时，国务院药品监督管理部门可以责令药品上市许可持有人开展上市后评价或者直接组织开展上市后评价。经评价，对疗效不确切、不良反应大或者因其他原因危害人体健康的药品，应当注销药品注册证书。已被注销药品注册证书的药品，不得生产或者进口、销售和使用。”

二、药品上市后管理的相关制度

为了保障公众用药安全和合法权益，我国《药品管理法》和其他药事法规提出了药品上市后管理的多项制度，包括药品上市后评价制度、药品追溯制度、药物警戒制度、药品召回制度，等。

（一）药品上市后评价制度

药品上市后评价，即对已经批准上市的药品的安全性、有效性、质量可控性、经济性等方面进行监测和评价。近年来，作为整个药品监督管理体系的有机组成部分，药品上市后评价日益受到人们的关注，已成为药品监督管理工作的重要内容。目前，国际上许多国家已经或正将工作重点从药品的上市审批转移到上市后的评价上。

药品上市后评价制度的具体内容，在本章第二节进行详细论述，此处不做赘述。

（二）药品追溯制度

药品追溯是指通过记录和标识，正向追踪和逆向溯源药品的生产、流通和使用情况，获取药品全生命周期追溯信息的活动。药品信息化追溯体系是指药品上市许可持有人、生产企业、经营企业、使用单位、监管部门和社会参与方等，通过信息化手段，对药品生产、流通、使用等各环节的信息进行追踪、溯源的有机整体。药品信息化追溯体系参与方主要包括药品上市许可持有人/生产企业、经营企业、使用单位、监管部门和社会参与方等。各参与方应按照有关法规和标准，履行共建药品信息化追溯体系的责任和义务。药品信息化追溯体系基本构成包含药品追溯系统、药品追溯协同服务平台和药品追溯监管系统，由药品信息化追溯体系参与方分别负责，共同建设。

《药品管理法》第十二条第一款规定："国家建立健全药品追溯制度。国务院药品监督管理部门应当制定统一的药品追溯标准和规范，推进药品追溯信息互通互享，实现药品可追溯"；第三十六条规定："药品上市许可持有人、药品生产企业、药品经营企业和医疗机构应当建立并实施药品追溯制度，按照规定提供追溯信息，保证药品可追溯。"

《疫苗管理法》第十条规定："国家实行疫苗全程电子追溯制度。国务院药品监督管理部门会同国务院卫生健康主管部门制定统一的疫苗追溯标准和规范，建立全国疫苗电子追溯协同平台，整合疫苗生产、流通和预防接种全过程追溯信息，实现疫苗可追溯。疫苗上市许可持有人应当建立疫苗电子追溯系统，与全国疫苗电子追溯协同平台相衔接，实现生产、流通和预防接种全过程最小包装单位疫苗可追溯、可核查。疾病预防控制机构、接种单位应当依法如实记录疫苗流通、预防接种等情况，并按照规定向全国疫苗电子追溯协同平台提供追溯信息。"

（三）药物警戒制度

随着新药开发不断增多，以及世界范围内严重药害事件不断发生，人们对药物安全的重视程度日益提高。从 20 世纪 60 年代开始，一些发达国家已先后开展药品不良反应监测，采取各种手段和措施对上市后药品的安全性进行监测和评价。我国现行的《药品不良反应报告和监测管理办法》于 2011 年 7 月 1 日实施，要求药品生产企业、药品经营企业和医疗机构必须经常考察本单位所生产、经营、使用的药品质量、疗效和反应。发现可能与用药有关的严重不良反应，必须及时向当地省（区、市）药品监督管理部门和卫生健康主管部门报告。

2019 年修订的《药品管理法》正式建立药物警戒制度，规定"国家建立药物警戒制度，对药品不良反应及其他与用药有关的有害反应进行监测、识别、评估和控制"，拓展了药品不良反应监测和报告制度，进一步完善药品不良反应监测制度，落实药品上市许可持有人不良反应报告主体责任。药物警戒的目的是降低药品风险，实现药品风险 – 获益平衡，给患者带来最大化的益处。

2021 年 5 月，国家药品监督管理局发布《药物警戒质量管理规范》，将药物警戒活动界定为对药品不良反应及其他与用药有关的有害反应进行监测、识别、评估和控制的活动。

药物警戒制度是国际社会药品管理的重要创新制度，是对药品风险管理理论的深化认识，是对药品整个生命周期全面和持续降低风险的过程，旨在实现风险最小化。关于药物警戒与药品不良反应的关系，一般认为，药物警戒的范围更宽，可以涵盖药物临床试验和上市后阶段；药物警戒关注的范围更广，不仅包括药品不良反应，还包括其他与用药有关的有害反应。药物警戒的过程包括监测不良事件、识别风险信号、评估风险获益和控制不合理的风险，对药品监管起着重要支撑作用。

（四）药品召回制度

我国国家药品监督管理部门于 2007 年 12 月发布并实施《药品召回管理办法》，标志我国药品召回制度正式开始实施。2019年《药品管理法》修订，将药品召回制度上升为法律制度。《药品管理法》规定，药品存在质量问题或者其他安全隐患的，药品上市许可持有人应当立即停止销售，告知相关药品经营企业和医疗机构停止销售和使用，召回已销售的药品，及时公开召回信息，必要时应当立即停止生产，并将药品召回和处理情况向省（区、市）药品监督管理部门和卫生健康主管部门报告。药品生产企业、药品经营企业和医疗机构应当配合。药品上市许可持有人依法应当召回药品而未召回的，省（区、市）药品监督管理部门应当责令其召回。

2022年10月，为贯彻落实《药品管理法》《疫苗管理法》等法律法规要求，国家药监局组织修订了《药品召回管理办法》，对药品召回程序作出细化规定，修订的《药品召回管理办法》自2022年11月1日起施行。

（五）药品变更管理制度

为贯彻《药品管理法》有关规定，进一步加强药品上市后变更管理，国家药品监督管理局组织制定了《药品上市后变更管理办法（试行）》，于2021年1月发布施行。该办法明确"持有人是药品上市后变更管理的责任主体"，规定"药品上市后变更不得对药品的安全性、有效性和质量可控性产生不良影响"。

药品上市后的变更，按照其对药品安全性、有效性和质量可控性的风险和产生影响的程度，实行分类管理，分为审批类变更、备案类变更和报告类变更。持有人应当按照相关规定，参照相关技术指导原则，全面评估、验证变更事项对药品安全性、有效性和质量可控性的影响，进行相应的研究工作。

凡属于以下变更，应当以补充申请方式申报，经批准后实施：①药品生产过程中的重大变更；②药品说明书中涉及有效性内容以及增加安全性风险的其他内容的变更；③持有人转让药品上市许可；④国家药品监督管理局规定需要审批的其他变更。

凡属于以下变更，应当在变更实施前，报所在地省（区、市）药品监督管理部门备案：①药品生产过程中的中等变更；②药品包装标签内容的变更；③药品分包装；④国家药品监督管理局规定需要备案的其他变更。境外生产药品发生上述变更的，应当在变更实施前报药品审评中心备案。

凡属于以下变更，应当在年度报告中报告：①药品生产过程中的微小变更；②国家药品监督管理局规定需要报告的其他变更。

（六）药品储备制度

为保证灾情、疫情及突发事故发生后对药品和医疗器械的紧急需要，我国于20世纪70年代初建立了国家医药储备制度，20世纪90年代建立了中央和地方两级医药储备制度。

《药品管理法》规定，国家实行药品储备制度，建立中央和地方两级药品储备，发生重大灾情、疫情或者其他突发事件时，依照《突发事件应对法》的规定，可以紧急调用药品。

第二节　药品上市后评价与风险管理

一、药品上市后评价的概念与意义

（一）药品上市后评价的概念

药品上市后评价，是指根据最新医药学科学技术水平，从药学、临床医学、药物流行病学、药物经济学及药物政策等方面，对已批准上市的药品在社会人群中的疗效、不良反应、用药方案、稳定性及费用等是否符合药品的安全性、有效性、经济性、合理性原则做出科学的评估和判断，并依据评价结论采取风险控制措施的过程。

（二）药品上市后评价的意义

（1）上市后的药品仍然存在安全性问题。尽管药品在上市前经过了临床前研究和临床试验，并获得了国务院药品监督管理部门的批准，准许上市临床应用，但药品研发者在药品上市前收集到的可能存在的药品不良反应方面的信息是不完整的，主要原因有：动物实验的结果不足以用于预测人类用药的安全性；临床试验对象人数有限，且用药条件控制严格；研究时间短；试验目的单纯等，会导致药品其他不良反应难以在上市前发现。

（2）上市后的药品在用药的合理性、有效性等方面存在问题。在实际临床用药过程中，用药不对症、大处方、重复用药、用药不足、给药途径不适宜、违反禁忌证、合并用药过多等临床不合理用药问题突出，也决定必须进行上市后的评价工作。

（3）药品上市后评价工作是对上市前评价的延续、补充和完善。对药品上市前潜在的、没有被发现的不良反应、特殊人群的用药评价和药品远期疗效的评价及药品终身评价，都必须通过药品上市后评价来完成。因此，上市前评价只有与上市后评价配套才能构成完整的药品评价体系，同时，只有通过上市后评价才能完成对一个药品的全面评价。

（4）药品上市后评价，为药品监督管理部门加强药品市场监管及相应药品管理政策制定提供依据，为新药研究开发提供选题依据和研究方向。

二、药品上市后评价体系

（一）安全性评价

药品安全性评价是一个从实验室到临床，再从临床到实验室的多次往复过程。主要在广大人群中考察经长期应用药品发生的不良反应，以及停药后发生的不良反应，同时研究不良反应发生的因素。可采取回顾性或前瞻性方法对药品不良反应病例进行分析，必要时采取流行病学方法进行研究，以便得出准确的评价结果，然后根据评价结果采取必要措施。

（二）有效性评价

鉴于上市前研究的局限性，药品上市后在广大人群中应用的有效性、新的适应证以及临床中存在的可影响药品疗效的各种因素（治疗方案、患者年龄生理状况、合并用药、食物等）的研究是上市后评价的重要内容。药品的有效性评价可借助药效学、药代动力学、药剂学等方法及临床疗效给予评价。

（三）质量评价

药品质量评价也是药品上市后评价的重要内容，通过不断提高药品的控制标准和检测方法的准确性与精确性，为药品上市后安全有效、经济合理地使用药物提供保障。

（四）经济性评价

药物经济学从社会角度出发，运用药物经济学的理论与方法通过对成本和相应效益两个方面进行比较，选择出最佳的医疗服务方案，最大限度地合理利用药物资源，提升公众的健康水平。主要有以下几种分析方法：最小成本分析方法、成本效果分析法、成本效用分析法和成本效益分析法等。

三、药品上市后评价的类型

（一）新药Ⅳ期临床试验

如前文所述，新药的临床试验分为 4 期，新药完成Ⅲ期临床试验之后即可申请上市。Ⅳ期临床试验是新药上市后的应用研究阶段。其目的是考察在广泛使用条件下的药物的疗效和不良反应，评价在普通或者特殊人群中使用的利益与风险关系以及改进给药剂量等。Ⅳ期临床试验一般为多中心的临床试验，也可采用流行病学研究方法或者使用真实世界证据，最低病例数为 2 000 例。

特别是附条件批准的药品，药品上市许可持有人应当采取相应风险管理措施，并在规定期限内按照要求完成相关研究。

（二）仿制药质量与疗效一致性评价

仿制药质量与疗效一致性评价，即对已经批准上市的仿制药（包括国产仿制药、进口仿制药和原研药品地产化品种），按与原研药品质量和疗效一致的原则，分期分批进行一致性评价。药品生产企业应将其产品按照规定的方法与参比制剂进行质量一致性评价，并向国家药品监督管理局报送评价结果。参比制剂由国家药品监督管理局征询专家意见后确定，可以选择原研药品，也可以选择国际公认的同种药品。无参比制剂的，由药品生产企业进行临床有效性试验。在规定期限内未通过质量一致性评价的仿制药，不予再注册；在质量一致性评价工作中，需改变已批准工艺的，应按《药品注册管理办法》的相关规定提出补充申请，国家药品监督管理局设立绿色通道，加快审评审批。

通过质量一致性评价的品种，药品监督管理部门允许其在说明书和标签上予以标注，纳入化学药品目录集，并在临床应用、招标采购、医保报销等方面给予支持；对同品种药品通过一致性评价的药品生产企业达到 3 家以上的，在药品集中采购等方面，原则上不再选用未通过一致性评价的品种。

为加快推进仿制药一致性评价工作，国家药品监督管理局于 2020 年 5 月发布《关于开展化学药品注射剂仿制药质量和疗效一致性评价工作的公告》，决定开展化学药品注射剂仿制药质量和疗效一致性评价工作。对于已上市的化学药品注射剂仿制药，未按照与原研药品质量和疗效一致原则审批的品种均需开展一致性评价。药品上市许可持有人应当依据国家药品监督管理局发布的《仿制药参比制剂目录》选择参比制剂，并开展一致性评价研发申报。为指导药品上市许可持有人做好该项工作，国家药品监督管理局药品审评中心发布了《化学药品注射剂仿制药质量和疗效一致性评价技术要求》《化学药品注射剂仿制药质量和疗效一致性评价申报资料要求》

《化学药品注射剂（特殊注射剂）仿制药质量和疗效一致性评价技术要求》等技术要求。

（三）处方药与非处方药转换评价

1. 处方药与非处方药转换评价历程

根据药品分类管理制度的原则和要求，国家药品监督管理部门于1999年开始组织遴选并公布非处方药品种目录，随后国家药品监督管理局在2001年发布了《关于开展部分处方药品转换评价为非处方药品申报工作的通知》，决定在非处方药遴选工作基础上开展部分处方药转换为非处方药的申报工作（此时已公布两批非处方药目录）。2004年4月，国家食品药品监督管理局发布了《关于开展处方药与非处方药转换评价工作的通知》，规定国家药品监督管理部门可以根据药品生产企业的申请和建议，组织进行处方药与非处方药的转换评价，并对处方药转换评价为非处方药的申请范围、工作程序、资料要求以及非处方药转换评价为处方药的工作程序进行了详细阐述，标志着我国非处方药由原先的遴选阶段逐渐过渡到转换评价阶段。2010年6月，国家食品药品监督管理局发布了《关于做好处方药转换为非处方药有关事宜的通知》，对非处方药转换评价的工作程序进行了调整。在上述法律框架基础上，国家食品药品监督管理局在2012年11月发布《国家食品药品监督管理局办公室关于印发处方药转换为非处方药评价指导原则（试行）等6个技术文件的通知》等技术标准，具体指导处方药与非处方药的转换评价工作。

2. 处方药转换为非处方药

（1）申请范围：除以下规定情况外，申请单位均可对其生产或代理的品种提出处方药转换评价为非处方药的申请。①用于急救和其他患者不宜自我治疗疾病的药品；②消费者不便自我使用的药物剂型；③用药期间需要专业人员进行医学监护和指导的药品；④需要在特殊条件下保存的药品；⑤作用于全身的抗生素、激素（避孕药除外）；⑥含毒性中药材，且不能证明其安全性的药品；⑦原料药、药用辅料、中药材、饮片；⑧国家规定的医疗用毒性药品、麻醉药品、精神药品和放射性药品，以及其他特殊管理的药品；⑨其他不符合非处方药要求的药品。

申请药品应符合“应用安全、疗效确切、质量稳定、使用方便”的基本原则，同时，药品的各种属性均应体现“适于自我药疗”。基本要求包括：①制剂或其成分应已在我国上市，并经过长期临床使用，同时应用比较广泛、有足够的使用人数；②制剂及其成分的研究应充分，结果应明确，安全性良好；③制剂及其成分具有法定质量标准，质量可控、稳定；④用法用量、疗程明确，疗效确切；⑤药品适应证应符合非处方药适应证范围，适于自我药疗；⑥如涉及小儿、孕妇等特殊人群用药，应有明确的用药指示；⑦给药途径、剂型、剂量、规格、用药时间、贮存、包装、标签及说明书等特性均适于自我药疗需求。

处方药转换为非处方药时，需要进行安全性及有效性评价。

（2）安全性及有效性评价：非处方药的安全性评价包括3方面的内容。①指作为处方药品时的安全性；②当药品成为非处方药后广泛使用时出现滥用、误用情况下的安全性；③当处于消费者进行自我诊断、自我药疗情况下的药品安全性。

非处方药有效性是指在足够的使用指示及不安全使用警告的条件下，用于绝大多数目标人群中能够产生合理、有效的预期药理作用，并对其所治疗的类型产生明显的解除作用。除用于日常营养补充的维生素、矿物质等外，非处方药的有效性应具有如下特点：①用药对象明确，适应证或功能主治明确；②绝大多数适用对象正确使用后能产生预期的作用；③用法用量明确；④不需要与其他药物联合使用(辅助治疗药品除外);⑤疗效确切,用药后的效果明显或明确,患者一般可以自我感知。

(3)申请程序及处理:药品上市许可持有人提出处方药转换为非处方药的申请或建议,相关资料直接报送国家药品监督管理局药品评价中心。国家药品监督管理局药品评价中心依据相关技术原则和要求组织开展技术评价,通过技术评价并拟予转换的品种,将在药品评价中心网站进行为期 1 个月的公示。国家药品监督管理局根据药品评价中心技术评价意见,审核公布转换为非处方药的药品名单及非处方药说明书范本。药品生产企业应参照国家药品监督管理局公布的非处方说明书范本,规范非处方药说明书和标签,并及时向所在地省级药品监督管理部门提出补充申请,经核准后使用。

3. 非处方药转换为处方药

国家药品监督管理部门应当开展对已批准为非处方药品种的监测和评价工作,对存在安全隐患或不适宜按非处方药管理的品种将及时转换为处方药,按处方药管理。省级药品监督管理部门要及时收集并汇总对非处方药品种的意见,特别是药品安全性的情况,及时向国家药品监督管理部门反馈。药品生产、经营、使用、监管单位认为其生产、经营、使用、管理的非处方药存在安全隐患或不适宜按非处方药管理,可填写《非处方药转换为处方药意见表》,或向所在地省级药品监督管理部门提出转换的申请或意见。

四、药品风险管理

(一)药品风险管理的有关概念

1. 风险与药品风险

风险(risk)指特定情况和特定时期内,某种或某些不利事件所导致的可能性。风险可理解为不利、不测的或不确定的事件,或理解为“事件”将要发生的概率。风险由风险因素、风险事件、风险结果等三要素组成。

药品风险(drug risk)指药品的整个产品生命周期内面临的质量、伤害或损失等不测事件的可能性,同样,可将药品风险理解为导致用药个人或人群伤害或损失的事件发生的可能性。如发生药品不良反应、药源性疾病、药害事件等可能性,其危害和损失的不确定性。

药品风险客观存在,任何药品的安全性都是相对的,药品本身就具有不可避免的安全风险。这主要是由于药品具有两重性,一方面可以防病治病,另一方面也可能引起不良事件,使用不当会危害人体健康。可以说,药品的最终上市和使用都是利益与风险权衡的结果。因此,药品的安全性都是相对的,取决于上市前对药品安全评价的认知局限性,也取决于对药品风险与收益量化评价的艰难性。药品管理中不可能追求“零风险”,而要求对风险的有效管理,使其控制在可接受范围内。药品领域风险来源多样,没有绝对安全的药品,只有不断地防控各种风险,才能实现保护和促进公众健康的目的。

2. 药品风险的特点

药品安全风险大致有以下几方面特点:①复杂性。一方面,药品安全风险存在于药品生命周期的各个环节,受多种因素影响,任何一个环节中出现问题,都会破坏整个药品安全链;另一方面,药品安全风险主体多样化,即风险的承担主体不只是患者,还包括药品生产者、经营者、医师等。②不可预见性。由于受限于当代的认识水平与人体免疫系统的个体差异,以及有些药品存在蓄积毒性的特点，药品的风险往往难以预计。③不可避免性。囿于人类对药品认识的局限性，药品不良反应往往会伴随着治疗作用不可避免地发生，这也是人们必须要承担的药物负面作用。

3. 药品风险的类别

药品安全风险可分为自然风险和人为风险。药品安全的自然风险，又称必然风险、固有风险，是药品的内在属性，属于药品设计风险。药品安全的自然风险是客观存在的，和药品的疗效一样，是由药品本身所决定的，来源于已知或者未知的药品不良反应。药品安全的人为风险，属于“偶然风险”的范畴，是指人为有意或无意违反法律法规而造成的药品安全风险，存在于药品的研制、生产、经营、使用等各个环节。人为风险属于药品的制造风险和使用风险，主要来源于不合理用药、用药差错、药品质量问题、政策制度设计及管理导致的风险，是我国药品安全风险的关键因素。

4. 药品风险管理

药品风险管理，是指通过各种有效的管理手段，管控、防范和减少药品安全风险的活动，包括宏观管理和微观管理。风险管理原则是全球药品管理的第一原则。药品风险管理的目的在于使药品风险最小化，从而保障公众用药安全。药品风险管理最核心的要求就是要将事前预防、事中控制、事后处置有机结合起来，坚持预防为先，发挥多元主体作用，落实好各方责任，形成全链条管理，切实把药品风险管控起来。

《药品管理法》第三条规定了药品管理坚持风险管理的原则。药品安全风险管理是一项非常复杂的社会系统工程，需要全社会共同参与，需要多方合作和充足的资源，需要明确药品研发机构、生产企业、经营企业和使用单位等风险管理主体的责任。可以这么认为，药品上市后管理的核心内容就是风险管理。

（二）药品风险管理的要点

按照药品生命周期的不同环节，药品上市后的风险管理可以分为：与药品注册相关的风险管理、药品生产环节的风险管理、药品流通环节的风险管理、药品临床使用环节的风险管理、药品监管和行业变化引发的风险管理等方面内容。

《药品管理法》规定：“药品上市许可持有人应当制定药品上市后风险管理计划，主动开展药品上市后研究，对药品的安全性、有效性和质量可控性进行进一步确证，加强对已上市药品的持续管理。”“对附条件批准的药品，药品上市许可持有人应当采取相应风险管理措施，并在规定期限内按照要求完成相关研究；逾期未按照要求完成研究或者不能证明其获益大于风险的，国务院药品监督管理部门应当依法处理，直至注销药品注册证书。”“药品上市许可持有人应当按照国务院药品监督管理部门的规定，全面评估、验证变更事项对药品安全性、有效性和质量可控性的影响。药品上市许可持有人应当开展药品上市后不良反应监测，主动收集、跟踪分析疑似药品不良反应信息，对已识别风险的药品及时采取风险控制措施。”

按照国家药品监督管理局2022年制定的《药品年度报告管理规定》，风险管理情况应当包括在境内上市药品的以下内容：①药品上市后风险管理计划；②不符合药品标准产品的调查处理情况；③因质量问题或者其他安全隐患导致的退货、召回等情况；④通过相应上市前的药品生产质量管理规范符合性检查的商业规模批次药品的生产销售、风险管理等情况；⑤其他需要报告的情况。

第三节 药品不良反应监测管理与药物警戒

据世界卫生组织（WHO）统计，因药品不良反应住院的患者占住院人数的5%～10%，而住院患者中发生药品不良反应的人数达10%～20%，致死率为0.24%～2.9%。因此，应加强药品不良反应的监测管理与评价，及时发现药品产生的不良反应信号，颁布相关信息，合理使用药物，避免或降低药品不良反应对人类的危害程度。我国药品不良反应报告和监测制度的实施，对于建立健全药品不良反应报告和监测工作体系、推动药品不良反应报告和监测工作发展、落实药品安全监管责任、保障公众用药安全具有重要意义。

一、药品不良反应的相关概念

（一）药品不良反应

药品不良反应（adverse drug reaction，ADR）是指合格药品在正常用法用量下出现的与用药目的无关的有害反应。

（二）严重药品不良反应

严重药品不良反应是指因使用药品引起以下损害情形之一的反应：①导致死亡；②危及生命；③致癌、致畸、致出生缺陷；④导致显著的或者永久的人体伤残或器官功能的损伤；⑤导致住院或者住院时间延长；⑥导致其他重要医学事件，如不进行治疗可能出现上述所列情况的。

（三）新的药品不良反应

新的药品不良反应是指药品说明书中未载明的不良反应。说明书中已有描述，但不良反应发生的性质、程度、后果或者频率与说明书描述不一致或者更严重的，按照新的药品不良反应处理。

（四）药品群体不良事件

药品群体不良事件是指同一药品在使用过程中，在相对集中的时间、区域内，对一定数量人群的身体健康或生命安全造成损害或者威胁，需要予以紧急处置的事件。药品不良事件不同于药品不良反应，它通常指药品作用于机体，除发挥治疗功效外，有时还会产生某些与药品治疗目的无关的对人体有损害的反应，它不以“合格药品”为前提条件。

（五）药品不良反应报告和监测

药品不良反应报告和监测是指药品不良反应的发现、报告、评价和控制的过程。其主要内容有：①收集药品不良反应信息报告并进行评价；②根据评价结果，对药品不良反应进行控制；③及时向企业、医疗卫生机构和公众反馈药品不良反应信息，防止其重复发生，保障人民群众的用药安全。

二、药品不良反应报告和监测管理

20世纪60年代的“反应停”事件促使各国纷纷进一步完善药品管理法规，并加快了对药品不良反应信息收集系统的建立。最早由美国、英国、瑞典、澳大利亚、加拿大、捷克、斯洛伐克、爱尔兰、荷兰、新西兰、西德等国率先建立起药品不良反应报告制度。在此基础上，成立了WHO药品监测合作计划以及其他国际监测体系。我国的药品不良反应报告与监测工作始于20世纪80年代。1999年,国家药品监督管理局与卫生部联合公布了《药品不良反应监测管理办法(试行)》;后于2004年进行了修订,更名为《药品不良反应报告和监测管理办法》,于2011年7月1日开始实施。

(一) 药品不良反应监测管理部门及职责

《药品不良反应报告和监测管理办法》规定,国家药品监督管理部门主管全国药品不良反应报告和监测工作,地方各级药品监督管理部门主管本行政区域内的药品不良反应报告和监测工作。各级卫生行政部门负责本行政区域内医疗机构与实施药品不良反应报告制度有关的管理工作。地方各级药品监督管理部门应当建立健全药品不良反应监测机构,负责本行政区域内的药品不良反应报告和监测工作。

各级药品不良反应监测机构应当对本行政区域内的药品不良反应报告和监测资料进行评价和管理。

(二) 药品不良反应的报告主体和报告范围

药品生产企业(包括进口药品的境外制药厂商)、经营企业和医疗机构是我国药品不良反应报告制度的法定报告主体,应当建立药品不良反应报告和监测管理制度。药品生产企业应当设立专门机构并配备专职人员,药品经营企业和医疗机构应当设立或者指定机构并配备专(兼)职人员,承担本单位的药品不良反应报告和监测工作。此外,国家鼓励公民、法人和其他组织报告药品不良反应。

我国药品不良反应的报告范围是:新药监测期内的国产药品或首次获准进口5年以内的进口药品,报告所有不良反应;其他国产药品和首次获准进口5年以上的进口药品,报告新的和严重的不良反应。

药品生产、经营企业和医疗机构应做到:获知或者发现可能与用药有关的不良反应,应当通过国家药品不良反应监测信息网络报告,不具备在线报告条件的,应当通过纸质报表报所在地药品不良反应监测机构,由所在地药品不良反应监测机构代为在线报告,报告内容应当真实、完整、准确;配合药品监督管理部门、卫生行政部门和药品不良反应监测机构对药品不良反应或者群体不良事件的调查,并提供调查所需资料;建立并保存药品不良反应报告和监测档案。

(三) 个例药品不良反应的报告和处置

1. 个人

个人发现新的或者严重的药品不良反应,可以向经治医师报告,也可以向药品生产、经营企业或者当地的药品不良反应监测机构报告,必要时提供相关的病历资料。

2. 药品生产、经营企业和医疗机构

(1) 药品生产、经营企业和医疗机构应当主动收集药品不良反应,获知或者发现药品不良反应后应当详细记录、分析和处理,填写《药品不良反应/事件报告表》并报告。

(2) 药品生产、经营企业和医疗机构发现或者获知新的、严重的药品不良反应应当在15日内报告,其中死亡病例须立即报告;其他药品不良反应应当在30日内报告。有随访信息的,应当及时报告。

(3) 药品生产企业应当对获知的死亡病例进行调查,详细了解死亡病例的基本信息、药品使用情况、不良反应发生及诊治情况等,并在15日内完成调查报告,报药品生产企业所在地的省级药品不良反应监测机构。

(四) 药品群体不良事件的报告和处置

药品生产、经营企业和医疗机构获知或者发现药品群体不良事件后，应当立即通过电话或传真等方式报所在地的县级药品监督管理部门、卫生行政部门和药品不良反应监测机构，必要时可以越级报告；同时填写《药品群体不良事件基本信息表》，对每一病例还应当及时填写《药品不良反应 / 事件报告表》，通过国家药品不良反应监测信息网络报告。

药品生产企业获知药品群体不良事件后应当立即开展调查，详细了解药品群体不良事件的发生、药品使用、患者诊治以及药品生产、储存、流通、既往类似不良事件等情况，在 7 日内完成调查报告，报所在地省级药品监督管理部门和药品不良反应监测机构；同时迅速开展自查，分析事件发生的原因，必要时应当暂停生产、销售、使用和召回相关药品，并报所在地省级药品监督管理部门。

药品经营企业发现药品群体不良事件应当立即告知药品生产企业，同时迅速开展自查，必要时应当暂停药品的销售，并协助药品生产企业采取相关控制措施。医疗机构发现药品群体不良事件后应当积极救治患者，迅速开展临床调查，分析事件发生的原因，必要时可采取暂停药品的使用等紧急措施。

(五) 境外发生的严重药品不良反应的报告和处置

进口药品和国产药品在境外发生的严重药品不良反应（包括自发报告系统收集的、上市后临床研究发现的、文献报道的），药品生产企业应当填写《境外发生的药品不良反应 / 事件报告表》，自获知之日起 30 日内报送国家药品不良反应监测中心。国家药品不良反应监测中心要求提供原始报表及相关信息的，药品生产企业应当在 5 日内提交。

进口药品和国产药品在境外因药品不良反应被暂停销售、使用或者撤市的，药品生产企业应当在获知后 24 小时内书面报国务院药品监督管理部门和国家药品不良反应监测中心。

(六) 定期安全性更新报告

药品生产企业应当对本企业生产药品的不良反应报告和监测资料进行定期汇总分析，汇总国内外安全性信息，进行风险和效益评估，撰写定期安全性更新报告。设立新药监测期的国产药品，应当自取得批准证明文件之日起每满 1 年提交一次定期安全性更新报告，直至首次再注册，之后每 5 年报告一次；其他国产药品每 5 年报告一次。首次进口的药品，自取得进口药品批准证明文件之日起每满一年提交一次定期安全性更新报告，直至首次再注册，之后每 5 年报告一次。

(七) 药品不良反应评价与控制

1. 报告单位的评价与控制

(1) 药品生产企业应当对收集到的药品不良反应报告和监测资料进行分析、评价，并主动开展药品安全性研究。药品生产企业对已确认发生严重不良反应的药品，应当通过各种有效途径将药品不良反应、合理用药信息及时告知医务人员、患者和公众；采取修改标签和说明书，暂停生产、销售、使用和召回等措施，减少和防止药品不良反应的重复发生。对不良反应大的药品，应当主动申请注销其批准证明文件。

(2) 药品经营企业和医疗机构应当对收集到的药品不良反应报告和监测资料进行分析和评价，并采取有效措施减少和防止药品不良反应的重复发生。

2. 监管机构的评价与控制

（1）国家药品不良反应监测中心应当每季度对收到的严重药品不良反应报告进行综合分析，提取需要关注的安全性信息并进行评价，提出风险管理建议，及时报国务院药品监督管理部门和国务院卫生行政部门。

国家药品监督管理部门根据药品分析评价结果，可以要求企业开展药品安全性、有效性相关研究。必要时应当采取责令修改药品说明书，暂停生产、销售、使用和召回药品等措施，对不良反应大的药品，应当撤销药品批准证明文件，并将有关措施及时通报国家卫生健康委员会。

（2）省级药品不良反应监测机构应当每季度对收到的药品不良反应报告进行综合分析，提取需要关注的安全性信息并进行评价，提出风险管理建议，及时报省级药品监督管理部门、卫生行政部门和国家药品不良反应监测中心。

省级药品监督管理部门根据分析评价结果，可以采取暂停生产、销售、使用和召回药品等控制措施并监督检查，同时将采取的措施通报同级卫生行政部门。

三、药物警戒

（一）药物警戒的概念与范围

1. 药物警戒

2002年，世界卫生组织（WHO）将药物警戒（pharmaco vigilance，PV）定义为：发现、评价、认识和预防药品不良反应或其他任何与药物相关问题的科学和活动。

2. 药物警戒活动

根据我国《药物警戒质量管理规范》，药物警戒活动是指对药品不良反应及其他与用药有关的有害反应进行监测、识别、评估和控制的活动。

《药物警戒质量管理规范》规定：药品上市许可持有人（以下简称“持有人”）和获准开展药物临床试验的药品注册申请人（以下简称“申办者”）应当基于药品安全性特征开展药物警戒活动。同时应当与医疗机构、药品生产企业、药品经营企业、药物临床试验机构等协同开展药物警戒工作。鼓励持有人和申办者与科研院所、行业协会等相关方合作，推动药物警戒活动深入开展。

（二）药物警戒的目的和工作内容

1. 药物警戒的目的

药物警戒的目的包括：①评估药物的效益、危害、有效及风险，以促进其安全、合理及有效地应用；②防范与用药相关的安全问题，提高患者在用药、治疗及辅助医疗方面的安全性；③教育、告知患者药物相关的安全问题，增进涉及用药的公众健康与安全。

2. 药物警戒的工作内容

药物警戒的工作内容有：①早期发现未知药品的不良反应及其相互作用；②发现已知药品的不良反应的增长趋势；③分析药品不良反应的风险因素和可能的机制；④对风险 / 效益评价进行定量分析，发布相关信息，促进药品监督管理和指导临床用药。

（三）药物警戒与药品不良反应监测的区别

1. 内容不同

药品不良反应是指合格药品在正常用法用量下出现的与用药目的无关的有害反应，那么它所监测的内容就是“合格药品”“正常用法用量”下用于预防、诊断、治疗疾病出现的非预期反应。

而药物警戒所监测的是药品不良反应及其他可能与药品有关的所有有害反应，其中包括可能因药品质量问题引起的，或可能与超适应证用药、超剂量用药、禁忌证用药等药物错用滥用有关的。概括来说就是ADR监测是关注药品本身所引起的风险，而药物警戒关注的是药品在人身上使用后所产生的风险。

2. 时间不同

药品不良反应监测主要是监测药品上市后的不良反应。而药物警戒则涉及到药品的全生命周期，包括药品研发、审评及上市后监管全过程。

3. 方法不同

药品不良反应监测主要是采取被动监测的方法，它主要是对药物不良反应信息的收集、分析与监测。药物警戒用于监测的方法则有被动监测、主动监测、上市后安全性研究等，它强调积极主动地去开展与药物安全性有关的各项评价工作。一切发现、评估、理解和预防药品风险的手段或措施，都可以作为药物警戒的方法。

（四）《药物警戒质量管理规范》的要点

2021年5月，国家药品监督管理局发布《药物警戒质量管理规范》(Good Vigilance Practice，GVP)，对药品上市许可持有人和临床试验申办者开展药物警戒活动，进行了系统的规范和指导，并于2021年12月1日正式实施。

1. 建立药物警戒体系

持有人和申办者应当建立药物警戒体系，通过体系的有效运行和维护，监测、识别、评估和控制药品不良反应及其他与用药有关的有害反应。药物警戒体系包括与药物警戒活动相关的机构、人员、制度、资源等要素，并应与持有人的类型、规模、持有品种的数量及安全性特征等相适应。持有人应当定期开展内部审核，审核各项制度、规程及其执行情况，评估药物警戒体系的适宜性、充分性、有效性。

2. 配备药物警戒机构、人员与资源

持有人应当建立药品安全委员会，设置专门的药物警戒部门。持有人的法定代表人或主要负责人对药物警戒活动全面负责，应当指定药物警戒负责人，配备足够数量且具有适当资质的人员。持有人应当配备满足药物警戒活动所需的设备与资源，包括办公区域和设施、安全稳定的网络环境、纸质和电子资料存储空间和设备、文献资源、医学词典、信息化工具或系统等。

3. 药品上市后监测与报告

（1）信息收集：持有人应当主动开展药品上市后监测，建立并不断完善信息收集途径，主动、全面、有效地收集药品使用过程中的疑似药品不良反应信息，包括来源于自发报告、上市后相关研究及其他有组织的数据收集项目、学术文献和相关网站等涉及的信息。

（2）报告的评价与处置：持有人在首次获知疑似药品不良反应信息时，应当尽可能全面收集患者、报告者、怀疑药品以及不良反应发生情况等。收集过程与内容应当有记录，原始记录应当真实、准确、客观。持有人应当按照国家药品不良反应监测机构发布的药品不良反应关联性分级评价标准，对药品与疑似不良反应之间的关联性进行科学、客观的评价，并按要求上报。

（3）提交报告：持有人向国家药品不良反应监测系统提交的个例药品不良反应报告，应当至少包含可识别的患者、可识别的报告者、怀疑药品和药品不良反应的相关信息。个例药品不良反应报告应当按规定时限要求提交。严重不良反应尽快报告，不迟于获知信息后的15日，非严重不良反应不迟于获知信息后的30日。

4. 药品风险识别与评估

持有人应当对各种途径收集的疑似药品不良反应信息开展信号检测，及时发现新的药品安全风险。持有人应当根据自身情况及产品特点选择适当、科学、有效的信号检测方法。持有人应当对信号进行优先级判定。对于其中可能会影响产品的获益－风险平衡，或对公众健康产生影响的信号予以优先评价。

持有人应当综合汇总相关信息，对检测出的信号开展评价，综合判断信号是否已构成新的药品安全风险。相关信息包括个例药品不良反应报告（包括药品不良反应监测机构反馈的报告）、临床试验数据、文献报道、有关药品不良反应或疾病的流行病学信息、非临床研究信息、医药数据库信息、药品监督管理部门或药品不良反应监测机构发布的相关信息等。必要时，持有人可通过开展药品上市后安全性研究等方式获取更多信息。

持有人应当及时对新的药品安全风险开展评估，分析影响因素，描述风险特征，判定风险类型，评估是否需要采取风险控制措施等。评估应当综合考虑药品的获益－风险平衡。风险类型分为已识别风险和潜在风险。持有人应当根据风险评估结果，对已识别风险、潜在风险等采取适当的风险管理措施。

5. 药品风险控制

对于已识别的安全风险，持有人应当综合考虑药品风险特征、药品的可替代性、社会经济因素等，采取适宜的风险控制措施。常规风险控制措施包括修订药品说明书、标签、包装，改变药品包装规格，改变药品管理状态等。特殊风险控制措施包括开展医务人员和患者的沟通和教育、药品使用环节的限制、患者登记等。需要紧急控制的，可采取暂停药品生产、销售及召回产品等措施。当评估认为药品风险大于获益的，持有人应当主动申请注销药品注册证书。此外，持有人应当向医务人员、患者、公众传递药品安全性信息，沟通药品风险。持有人应当根据风险评估结果，对发现存在重要风险的已上市药品，制定并实施药物警戒计划，并根据风险认知的变化及时更新。

第四节 药品召回管理

药品召回可以有效降低缺陷药品所导致的风险，最大限度保障公众用药安全；还可降低行政执法成本，简化由严重药品不良反应造成的复杂经济纠纷，降低可能发生的更大数额的赔偿；同时维护了企业的良好形象，维护消费者对企业的信赖，为广大消费者安全用药建立了一道保护屏障。我国境内生产和上市药品的召回及其监督管理，适用《药品召回管理办法》。

一、药品召回的定义与分类、分级

（一）药品召回的定义

1. 药品召回

药品召回是指药品上市许可持有人（以下称持有人）按照规定的程序收回已上市的存在质量问题或者其他安全隐患药品，并采取相应措施，及时控制风险、消除隐患的活动。

2. 质量问题或者其他安全隐患

质量问题或者其他安全隐患是指由于研制、生产、储运、标识等原因导致药品不符合法定要求,或者其他可能使药品具有的危及人体健康和生命安全的不合理危险。

(二) 药品召回分类

1. 主动召回

持有人经调查评估后,确定药品存在质量问题或者其他安全隐患的,应当立即决定并实施召回,同时通过企业官方网站或者药品相关行业媒体向社会发布召回信息。

2. 责令召回

有以下情形之一的,省级药品监督管理部门应当责令持有人召回药品:①药品监督管理部门经过调查评估,认为持有人应当召回药品而未召回的;②药品监督管理部门经对持有人主动召回结果审查,认为持有人召回药品不彻底的。

3. 药品召回的分级

根据药品质量问题或者其他安全隐患的严重程度,药品召回分为以下级别。

(1) 一级召回:使用该药品可能或者已经引起严重健康危害的。

(2) 二级召回:使用该药品可能或者已经引起暂时或者可逆的健康危害的。

(3) 三级召回:使用该药品一般不会引起健康危害,但由于其他原因需要收回的。

二、药品召回的主体、有关单位与主管部门

(一) 药品召回的主体、有关单位及其职责

持有人是控制风险和消除隐患的责任主体,应当建立并完善药品召回制度,收集药品质量和安全的相关信息,对可能存在的质量问题或者其他安全隐患进行调查、评估,及时召回存在质量问题或者其他安全隐患的药品。

药品生产企业、药品经营企业、药品使用单位应当积极协助持有人对可能存在质量问题或者其他安全隐患的药品进行调查、评估,主动配合持有人履行召回义务,按照召回计划及时传达、反馈药品召回信息,控制和收回存在质量问题或者其他安全隐患的药品。

药品生产企业、药品经营企业、药品使用单位发现其生产、销售或者使用的药品可能存在质量问题或者其他安全隐患的,应当及时通知持有人,必要时应当暂停生产、放行、销售、使用,并向所在地省级药品监督管理部门报告,通知和报告的信息应当真实。

持有人、药品生产企业、药品经营企业、药品使用单位应当按规定建立并实施药品追溯制度,保存完整的购销记录,保证上市药品的可溯源。持有人应当制定药品召回信息公开制度,依法主动公布药品召回信息。

(二) 药品召回的主管部门及其职责

国家药品监督管理局负责指导全国药品召回的管理工作。省级药品监督管理部门负责本行政区域内药品召回的监督管理工作。市县级地方人民政府药品监督管理部门负责配合、协助做好药品召回的有关工作,负责行政区域内药品经营企业、药品使用单位协助召回情况的监督管理工作。

国家药品监督管理局和省级药品监督管理部门应当按照药品信息公开有关制度,采取有效途径向社会公布存在质量问题或其他安全隐患的药品信息和召回信息,必要时向同级卫生健康

主管部门通报相关信息。

三、药品召回的实施

（一）药品的主动召回

持有人作出药品召回决定的，一级召回在 1 日内，二级召回在 3 日内，三级召回在 7 日内，应当发出召回通知，通知到药品生产企业、药品经营企业、药品使用单位等，同时向所在地省、自治区、直辖市人民政府药品监督管理部门备案调查评估报告、召回计划和召回通知。

调查评估报告的内容应包括：①召回药品的具体情况，包括名称、规格、批次等基本信息；②实施召回的原因；③调查评估结果；④召回等级。

召回计划的内容应包括：①药品生产销售情况及拟召回的数量；②召回措施具体内容，包括实施的组织、范围和时限等；③召回信息的公布途径和范围；④召回的预期效果；⑤药品召回后的处理措施；⑥联系人的姓名及联系方式。

召回通知的内容应包括：①召回药品的具体情况，包括名称、规格、批次等基本信息；②召回的原因；③召回等级；④召回要求，如立即暂停生产、放行、销售、使用；转发召回通知等；⑤召回处理措施，如召回药品外包装标识、隔离存放措施、储运条件、监督销毁等。

持有人在实施召回过程中，一级召回每日，二级召回每 3 日，三级召回每 7 日，向所在地省、自治区、直辖市人民政府药品监督管理部门报告药品召回进展情况。

持有人对召回药品的处理应当有详细的记录，记录应当保存 5 年且不得少于药品有效期后 1 年。

持有人应当按照《药品管理法》的规定，在召回完成后 10 个工作日内，将药品召回和处理情况向所在地省级药品监督管理部门和卫生健康主管部门报告。同时，持有人应当在药品年度报告中说明报告期内药品召回情况。

（二）药品的责令召回

省级药品监督管理部门责令召回药品的，应按规定向社会公布责令召回药品信息，要求持有人、药品生产企业、药品经营企业和药品使用单位停止生产、放行、销售、使用。持有人应当按照责令召回要求实施召回，并按规定向社会发布药品召回信息。

省级药品监督管理部门作出责令召回决定，应当将责令召回通知书送达持有人。责令召回通知书应当包括以下内容：①召回药品的具体情况，包括名称、规格、批次等基本信息；②实施召回的原因；③审查评价和 / 或调查评估结果；④召回等级；⑤召回要求，包括范围和时限等。

药品责令召回的时限、后处理等管理规定与主动召回一致。

（颜久兴）

数字课程学习……

思维导图　学习目标　导学案例　复习思考题　教学 PPT

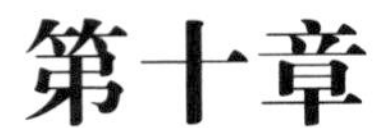

第十章 药品信息管理

药品本身是一种商品，具有明显的市场属性，企业遵循普通商品的运作模式，对自身产品进行包装、宣传、推广等，以获得最大的销售空间及利润收益。但是，药品又是一种特殊的商品，具有生命关联性、高质量性、公共福利性等属性，政府必须对药品相关的包装、说明书和广告进行有效的监管，才能保障药品安全有效地使用。

第一节　药品包装标签、说明书管理

药品说明书和标签是药品监督管理重要的对象之一，具有广泛而特定的法律意义。

一、药品说明书和标签的概述

药品说明书、标签、商标等，统称为药品标识物。药品标识物是药品外在质量的主要体现，是传递药品信息、指导医疗专业人员和消费者用药选择的重要资料。

药品说明书，应当包含药品安全性、有效性的重要科学数据、结论和信息，用以指导安全、合理使用药品。药品说明书是指导医师、药师、患者选择药品的主要依据，具有科学上、医学上及法律上的意义。

药品标签，是指药品包装上印有或者贴有的内容，分为内标签和外标签。药品内标签指直接接触药品包装的标签，外标签指内标签以外的其他包装的标签。

《药品管理法》规定，药品包装应当按照规定印有或贴有标签并附有说明书。标签或说明书应当注明药品的通用名称、成分、规格、上市许可持有人及其地址、生产企业及其地址、批准文号、产品批号、生产日期、有效期、适应证或者功能主治、用法、用量、禁忌、不良反应和注意事项。这一规定明确了药品标签和说明书的配置和内容不仅是药品生产企业的行为，还是法律的强制性规定。

药品说明书、标签是药品法制管理的重要内容之一。不同品种、剂型，甚至同品种不同规格药品的理化性质、质量规格和卫生要求各不相同，对其运输、贮存、销售和使用必须有相应的信息指导，错误的药品信息将产生严重后果。2006 年 3 月 15 日国家药品监督管理局公布《药品说明书和标签管理规定》，2006 年 5 月 10 日公布《化学药品和治疗用生物制品说明书规范细则》《预防用生物制品说明书规范细则》，2006 年 6 月 22 日公布《中药、天然药物处方药说明书格式》《中药、天然药物处方药说明书内容书写要求》《中药、天然药物处方药说明书撰写指导原则》，2006 年 10 月 20 日公布《化学药品非处方药说明书规范细则》《中成药非处方药说明书规范细则》，2007 年 1 月 31 日公布化学药品、中药非处方药说明书范本。这些法规既是指导药品注册申请人根据药品药学、药理毒理、临床试验的结果、结论和其他相关信息起草和撰写药品说明书的技术性文件，也是药品监督管理部门审核药品说明书的重要依据。

二、药品说明书的格式及内容

药品说明书是载明药品重要信息的法定文件，是选用药品的法定指南。药品经注册后，药品说明书不得自行修改。药品说明书的内容应包括药品的品名、规格、生产企业、药品批准文号、产品批号、有效期、主要成分、适应证或功能主治、用法用量、禁忌、不良反应和注意事项，中药制剂说明书还应包括主要药味（成分）性状、药理作用、贮藏等。药品说明书能提供用药信息，是医务人员、患者了解药品的重要途径。说明书的规范程度与医疗质量密切相关。

（一）说明书格式

处方药（化学药品和治疗用生物制品，预防用生物制品，中药、天然药物）、非处方药（化学药品、中成药）说明书格式基本内容相近，主要在特殊人群、试验结果、修订日期、说明书标题等存在着差异，具体格式见表 10-1。

表 10-1 处方药、非处方药说明书格式

	处方药			非处方药	
	化学药品和治疗用生物制品	预防用生物制品	中药、天然药物	化学药品	中成药
××× 说明书	+	+	+	+	+
【药品名称】	+	+	+	+	+
通用名称：	+	+	+	+	+
商品名称：	+	+	–	+	–
英文名称：	+	+	+	+	+
汉语拼音：	+	+	–	+	–
【成分】	+	–	+	+	+
【性状】	+	–	+	+	+
【成分和性状】	–	+	–	–	–
【接种对象】	–	+	–	–	–
【作用类别】	–	–	–	+	–
【适应证】	+	–	–	+	–
【功能主治】	–	–	–	–	+
【作用与用途】	–	+	–	–	–

续表

	处方药			非处方药	
	化学药品和治疗用生物制品	预防用生物制品	中药、天然药物	化学药品	中成药
【功能主治】/【适应证】	−	−	+	−	−
【规格】	+	+	+	+	+
【用法用量】	+	−	+	+	+
【免疫程序和剂量】	−	+	−	−	−
【不良反应】	+	+	+	+	+
【禁忌】	+	+	+	+	+
【注意事项】	+	+	+	+	+
【孕妇及哺乳期妇女用药】	+	−	+	−	−
【儿童用药】	+	−	+	−	−
【老年用药】	+	−	+	−	−
【药物相互作用】	+	−	+	+	+
【药物过量】	+	−	−	−	−
【临床试验】	+	−	+	−	−
【药理毒理】	+	−	+	−	−
【药代动力学】	+	−	+	−	−
【贮藏】	+	+	+	+	+
【包装】	+	+	+	+	+
【有效期】	+	+	+	+	+
【执行标准】	+	+	+	+	+
【批准文号】	+	+	+	+	+
【说明书修订日期】	−	−	−	+	+
【生产企业】	+	+	+	+	+
企业名称：	+	+	+	+	+
生产地址：	+	+	+	+	+
邮政编码：	+	+	+	+	+
电话 / 传真号码：	+	+	+	+	+
注册地址：	−	−	+	−	−
网址：	+	+	+	+	+

（二）处方药说明书的内容

处方药说明书主要包括化学药品和生物制品说明书，中药、天然药物处方药说明书等。

1. 处方药说明书的一般要求

（1）核准和修改日期：核准日期为国家药品监督管理部门批准该药品注册的时间。修改日期为此后历次修改的时间。核准和修改日期应当印制在说明书首页左上角。修改日期位于核准日期下方，按时间顺序逐行书写。

（2）特殊药品：麻醉药品、精神药品、医疗用毒性药品、放射性药品和外用药品等专用标识在说明书首页右上方标注。

（3）说明书标题："×××说明书"中的"×××"是指该药品的通用名称。必须标注"请仔细阅读说明书并在医师指导下使用"，并印制在说明书标题下方。

（4）警示语：是指对药品严重不良反应及其潜在安全性问题的警告，还包括药品禁忌、注意事项及剂量过量等需提示用药人群特别注意的事项。含有化学药品（维生素类除外）的中药复方制剂，应注明本品含××（化学药品通用名称）。有该方面内容的，应当在说明书标题下以醒目的黑体字注明。无该方面内容的，可不列该项。

2. 化学药品和生物制品说明书

本类说明书分为化学药品和治疗用生物制品说明书、预防用生物制品说明书。

（1）药品名称：按通用名称、商品名称、英文名称、汉语拼音顺序列出。属《中国药典》收载的品种，其通用名称应当与药典一致；药典未收载的品种，其名称应当符合药品通用名称命名原则。未批准使用商品名称或无英文名称的，可不列该项。

（2）成分：按顺序列出活性成分的化学名称、化学结构式、分子式、相对分子质量。

复方制剂可以不列出每个活性成分化学名称、化学结构式、分子式、相对分子质量内容，可表达为"本品为复方制剂，其组分为："。组分按一个制剂单位（如每片、粒、支、瓶等）分别列出所含的全部活性成分及其量。

多组分或者化学结构尚不明确的化学药品或者治疗用生物制品，应当列出主要成分名称，简述活性成分来源。

处方中含有可能引起严重不良反应的辅料的，应当列出该辅料名称。注射剂应当列出全部辅料名称。

（3）接种对象：仅限于预防用生物制品。应注明适宜接种的易感人群、接种人群的年龄、接种的适宜季节等。

（4）适应证、作用与用途

1）适应证：适用于化学药品和治疗用生物制品。应根据该药品的用途，采用准确的表述方式，明确用于预防、治疗、诊断、缓解或辅助治疗某种疾病（状态）或者症状。

2）作用与用途：适用于预防用生物制品。应明确该制品的主要作用，如"用于×××疾病的预防"。

（5）性状：包括药品的外观、臭、味、溶解度及物理常数等。

（6）规格：指每支、每片或其他每一单位制剂中含有主药（或效价）的质量或含量或装量。生物制品应标明每支（瓶）有效成分的效价（或含量及效价）及装量（或冻干制剂的复溶后体积）。表示方法一般按照药典要求规范书写，有两种以上规格的应当分别列出。

（7）用法用量、免疫程序和剂量、药物过量

1）用法用量：适用于化学药品和治疗用生物制品。应详细列出用药方法、用药剂量、计量方法、用药次数及疗程期限，并注意与规格的关系。用法上有特殊要求的应详细说明。须按疗程用药或规定用药期限的，必须注明疗程、期限。

2）免疫程序和剂量：适用于预防用生物制品。应当明确接种部位、接种途径（如肌内注射、皮下注射、划痕注射等）。特殊接种途径的应描写接种的方法、全程免疫程序和剂量（包括免疫针次、每次免疫的剂量、时间间隔、加强免疫的时间及剂量）。每次免疫程序因不同年龄段而不同的，应当分别作出规定。冻干制品应当规定复溶量及复溶所用的溶媒。

3）药物过量：该项为化学药品和生物制品特有。指过量应用该药品可能发生的毒性反应、剂量及处理方法。

（8）不良反应、禁忌和注意事项

1）不良反应：应当实事求是地详细列出该药品的不良反应、禁止应用的人群或疾病情况。按不良反应的严重程度、发生频率或症状的系统性列出。

2）禁忌和注意事项：包括需要慎用的情况（如肝、肾功能的问题），影响药物疗效的因素（如食物、烟、酒），用药过程中需观察的情况（如过敏反应，定期检查血象、肝功能、肾功能）及用药对于临床检验的影响等。滥用或者药物依赖性内容可以在该项目下列出。

（9）孕妇及哺乳期妇女用药、儿童用药、老年用药、药物相互作用、临床试验、药理毒理、药代动力学

1）孕妇及哺乳期妇女用药：着重说明该药品对妊娠、分娩及哺乳期母婴的影响。

2）儿童用药：主要包括儿童由于生长发育的关系而对于该药品在药理、毒理或药代动力学方面与成人的差异。

3）老年用药：主要包括老年人由于机体各种功能衰退的关系而对于该药品在药理、毒理或药代动力学方面与成人的差异。

4）药物相互作用：列出与该药产生相互作用的药品或类别，并说明相互作用的结果、注意事项等。

5）临床试验：概述临床试验的给药方法、研究对象、主要观察指标、结果（包括不良反应）等。

6）药理毒理：药理作用为临床药理中药物对人体作用的有关信息，复方制剂可以为每一组成成分的药理作用。毒理研究指有助于判断药物临床安全性的非临床毒理研究结果，应当描述动物种属类型，给药方法（剂量、给药周期、给药途径）和主要毒性表现等重要信息。

7）药代动力学：应包括药物在体内吸收、分布、代谢和排泄的全过程及主要的药代动力学参数，及特殊人群的药代动力学参数或特征。说明药物是否通过乳汁分泌、是否通过胎盘屏障及血脑屏障等。

（10）贮藏、包装、有效期、执行标准、批准文号、生产企业等

1）贮藏：表示方法按《中国药典》要求书写，注明具体温度，如阴凉处（不超过 20℃）保存。生物制品应当同时注明制品保存和运输的环境条件，特别应明确具体温度。

2）包装：包括直接接触药品的包装材料、容器及包装规格，按顺序表述。

3）有效期：以月为单位表述。

4）执行标准：应列出名称、版本或药品标准编号，如《中国药典》2020 年版二部、国家药品标

准 WS-10001(HD-0001)-2002。

5）批准文号：是指该药品的药品批准文号、进口药品注册证号或医药产品注册证号。

6）生产企业：药品的生产企业应当与《药品生产许可证》载明的一致，进口药品应当与提供的证明文件一致。必须标注“如有问题可与生产企业联系”，并采用加重字体印刷在“生产企业”项后。

7）药品上市持有人：药品上市持有人有关信息。

8）境内联系机构：对于境外进口药品，根据情况增加境内机构的信息。

3. 中药、天然药物处方药说明书

（1）药品名称：按通用名称、汉语拼音顺序列出，应与国家药品标准一致。

（2）成分

1）应列出处方中所有的药味或有效部位、有效成分等。注射剂应列出所用的全部辅料名称；处方中含有可能引起严重不良反应的辅料，应在该项下列出该辅料名称。

2）成分排序应与国家批准的该品种药品标准一致，辅料列于成分之后。

3）处方已列入国家秘密技术项目的品种，以及获得中药一级保护的品种，可不列此项。

（3）功能主治、适应证：应与国家批准的该品种药品标准中的功能主治或适应证一致。在我国传统医药理论指导下研究和使用的药品，用“功能主治”表述；在现代医药理论指导下研究和使用的药品，用“适应证”表述。

中药药品，其主治中一般应有相应的中医证候或中医病机的表述，有明确的中西医病名者，应根据临床试验的结果确定其合理表述。应注意中医病名、西医病名、中医证候、中西医临床症状和体征的规范表述，注意用于疾病治疗、证候治疗和症状治疗在表述上的区别，注意区分疾病治疗、缓解或减轻症状、辅助治疗、联合用药的不同。注意药品作用特点的说明，如用于缓解急性发作或降低发作频率等。

（4）性状、规格、用法、用量：上述几项应与国家批准的该品种药品标准中的内容一致。

1）性状：包括药品的外观、气、味等，根据《中国药典》，按颜色、外形、气、味依次规范描述。

2）规格：同一药品生产企业生产的同一品种，如规格或包装规格不同，应使用不同说明书。

3）用法：应明确、详细地列出该药品的临床使用方法。具体包括以下几方面：①给药途径，如口服、外用、肌内注射等；②给药方式，如开水冲服，开水泡服，含服等；③给药时间，如饭前、饭后、睡前等；④药引，如需要药引，应予以说明；⑤给药前的药品处理，需要根据临床实际详细描述，尤其不太常用的方法、注射液、外用药及其他特殊制剂，如临床应用前的稀释、配制、分剂量等步骤和方法应详细说明；⑥穴位给药：需要说明具体的选穴原则和具体操作方法；⑦需要由医护人员甚至专科医师才能实施的药品的用法，应特别予以说明；⑧使用前需加入溶剂稀释才能应用的静脉注射或滴注用的注射剂，应包含稀释、配制溶剂、配制方法、配制浓度、溶剂用量、维持药品或所配溶液的稳定性所需的贮存条件及使用中注射、滴注的速度等内容的说明。

给药途径、给药方式和给药前的药物处理方法可在一起表述，如舌下含服。同一药物不同适应证、不同年龄段的用法，需要分别说明。

4）用量：提供临床推荐使用的剂量或常用的剂量范围、给药间隔及疗程，特殊患者人群的剂量调整。

应准确地列出用药的剂量、计量方法、用药次数，并应特别注意用药剂量与制剂规格的关系。

用量一般以“一次 ××（或者 ××～××）片（粒、支、袋等），一日 ×（或者 ×～×）次”来表示。不采用“××（或者 ××～××）片（粒、支、袋等）/ 次，× 次（或者 ×～× 次）/ 日”的表示方法，也不以英文字母代替“日”。用法特殊的应如实说明。其中的 ×× 需要用阿拉伯数字表示。

除在用量之前加入规格外，还应在每次片（粒、支、袋等）计数之后的括号中加入质量或容量单位（如 g、mg、mL 等国际计量单位）。如每个剂量单位的用药剂量是以有效部位或指标性成分等计量者，也可以此成分的含量来计，如三七总皂苷，表示方法可以在规格之后的括号中表述。

如该药品为注射液、注射用冻干粉针、口服液、有效成分制成的制剂、其他以计量单位表述更清楚者，则须用质量或容量等计量单位，如：一次 ××（或者 ××～××）（如 g、mg、mL 等国际计量单位）。为了便于理解和掌握，必要时可在其质量或容量单位之后的括号中加入规格，例如 ×× 支、片等，表示方法可以在质量或容量单位之后的括号中表述。

有些药品的剂量分为负荷量及维持量；或者用药时从小剂量开始逐渐增量，以便得到适合于患者的剂量；或者需要按一定的时间间隔用药者，应详细说明。

凡是疗程用药或规定用药期限者，则必须注明疗程、期限和用法。如药品的剂量需按体重或体表面积计算时，以“按体重一次 ××/kg（或者 ××～××/kg），一日 × 次（或者 ×～× 次）”或者“以按体表面积一次 ××/m^2（或者 ××～××/m^2），一日 × 次（或者 ×～× 次）”来表述。

（5）注意事项

1）与“化学药品和生物制品说明书”相同的注意事项：①需要慎用的情况（如肝、肾功能的问题）；②影响药物疗效的因素（如食物、烟、酒）；③用药过程中需观察的情况（如过敏反应，定期检查血象、肝功能、肾功能）；④用药对于临床检验的影响；⑤滥用或者药物依赖性内容可以在该项目下列出。

2）与“化学药品和生物制品说明书”相比，中药、天然药物增加以下“应在项下列出”的内容：①有与中医理论有关的证候、配伍、妊娠、饮食等注意事项；②处方中如含有可能引起严重不良反应的成分或辅料；③注射剂如需进行皮内敏感试验的；④中药和化学药品组成的复方制剂，必须列出成分中化学药品的相关内容及注意事项；⑤尚不清楚有无注意事项的，可在该项下以“尚不明确”来表述。

（6）临床试验：对于批准注册的中药、天然药物，如申请药品注册时，经国家药品监督管理部门批准进行过临床试验的，应描述该药品临床试验的概况，包括研究对象、给药方法、主要观察指标、有效性和安全性结果等。该项基本同于“化学药品和生物制品说明书的相关内容”。

未按规定进行过临床试验的，可不列此项。

（7）其他：不良反应、禁忌证、孕妇及哺乳期妇女用药、儿童用药、老年用药、药物相互作用、药理毒理、药代动力学、贮藏、包装、有效期、执行标准、批准文号、生产企业等项目基本同于“化学药品和生物制品说明书”的相关内容。

（三）非处方药说明书内容

非处方药说明书主要包括化学药品非处方药说明书、中成药非处方药说明书。

非处方药说明书如列“药理作用”项，应按国家药品监督管理部门公布的非处方药说明书范本“药理作用”项内容表述。非处方药说明书中相关项目如目前尚无内容，除“不良反应”和“禁忌”项应保留并在该项下以“尚不明确”表述外，其他项目可不保留。

1. 非处方药说明书的一般要求

（1）非处方药、外用药品标识：非处方药、外用药品标识在说明书首页右上角标注。外用药品专用标识为红色方框底色内标注白色“外”字。药品说明书如采用单色印刷，其说明书中外用药品专用标识亦可采用单色印刷。非处方药专有标识按《关于公布非处方药专有标识及管理规定的通知》规定使用。

（2）说明书标题：“××× 说明书”中的“×××”是指该药品的通用名称。“请仔细阅读说明书并按说明使用或在药师指导下购买和使用”，该忠告语必须标注，采用加重字体印刷。

（3）警示语：是指须特别提醒用药人在用药安全方面须特别注意的事项。有该方面内容，应当在说明书标题下以醒目的黑体字注明。无该方面内容的，不列该项。

2. 化学药品非处方药说明书

（1）药品名称：按通用名称、商品名称、英文名称、汉语拼音顺序列出。

（2）成分：处方组成及各成分含量应与该药品注册批准证明文件一致。成分含量按每一个制剂单位（如每片、粒、包、支、瓶等）计。

单一成分的制剂须写明成分通用名称及含量，并注明所有辅料成分。表达为“本品每 × 含 ×××××××。辅料为：×××××××。”

复方制剂须写明全部活性成分组成及各成分含量，并注明所有辅料成分。表达为“本品为复方制剂，每 × 含 ×××××××。辅料为：×××××××。”

（3）作用类别、适应证：此两项为化学药特有。按照国家药品监督管理部门公布的内容书写，不得超出范围。作用类别如“解热镇痛类”。

（4）性状、规格、用法用量

1）性状：包括药品的外观（颜色、外形）、气、味等，依次规范描述。

2）规格：指每支、每片或其他每一单位制剂中含有主药的质量、含量或装量。生物制品应标明每支（瓶）有效成分效价（或含量）及装量（或冻干制剂的复溶体积）。计量单位必须以中文表示。每一份说明书只能写一种规格。

3）用法用量：按照国家药品监督管理部门公布的要求书写。用法不能对用药人有其他方面的误导或暗示。数字以阿拉伯数字表示，所有质量或容量单位必须以汉字表示。

须提示患者注意的特殊用法用量应当在注意事项中说明。老年人或儿童等特殊人群的用法用量不得使用“儿童酌减”或“老年人酌减”等表述方法，可在“注意事项”中注明“儿童用量（或老年人用量）应咨询医师或药师”。

（5）不良反应、禁忌证、药物相互作用

1）不良反应：国家药品监督管理部门公布的该药品不良反应、禁忌证内容不得删减。

2）禁忌证：内容应采用加重字体印刷。应实事求是地详细列出该药品已知的或者可能发生的不良反应，以及禁止应用该药品的人群或疾病等情况。

3）药物相互作用：未进行药物相互作用试验且无可靠参考文献的，应当在该项下予以说明。必须注明“如与其他药物同时使用可能会发生药物相互作用，详情请咨询医师或药师。”

（6）注意事项：包括需要慎用的情况（如肝、肾功能的问题），影响药物疗效的因素（如食物、烟、酒等），孕妇、哺乳期妇女、儿童、老年人等特殊人群用药，用药对于临床检验的影响，滥用或药物依赖情况，以及其他保障用药人自我药疗安全用药的有关内容。

必须注明"对本品过敏者禁用,过敏体质者慎用""本品性状发生改变时禁止使用""如正在使用其他药品,使用本品前请咨询医师或药师""请将本品放在儿童不能接触的地方"。

对于可用于儿童的药品必须注明"儿童必须在成人监护下使用"。处方中含兴奋剂的品种应注明"运动员应在医师指导下使用"。对于是否适用于孕妇、哺乳期妇女、儿童、老年人等特殊人群尚不明确的,必须注明相应人群应在医师指导下使用。

(7)说明书修订日期:该项内容为非处方药特有。

(8)贮藏、包装、有效期、执行标准、批准文号、生产企业:基本同"化学药处方药"相关内容。

3. 中成药非处方药说明书

(1)药品名称:按通用名称、汉语拼音顺序列出。通用名称同"化学药非处方药"。无商品名称、英文名称。

(2)成分:除《中药品种保护条例》第十三条规定的中药一级保护品种外,必须列出全部处方组成和辅料,处方所含成分及药味排序应与药品标准一致。处方中所列药味其本身为多种药材制成的饮片,且该饮片为国家药品标准收载的,只需写出该饮片名称。

(3)功能主治:为中成药特有。按照国家药品监督管理部门公布的内容书写,不得超出范围。

(4)规格、用法用量

1)规格:应与药品标准一致。数字以阿拉伯数字表示,计量单位必须以汉字表示。每一份说明书只能写一种规格。

2)用法用量:基本同"化学药非处方药"的相关内容。

(5)其他:不良反应、禁忌证、药物相互作用、注意事项、性状、贮藏、包装、有效期、执行标准、批准文号、说明书修订日期、生产企业基本同"化学药非处方药"相关内容。

三、药品说明书和标签的管理规定

药品标签和说明书作为传达自身信息的最直接方式,是广大群众和医护人员提供购买、使用药品的依据,错误或者不清晰的信息会导致严重的后果。而超说明书范围用药、不良反应事件及药疗纠纷、事故等问题的频繁出现,使得明确规范药品标签和说明书十分必要和重要。《药品说明书和标签管理规定》对在中国境内上市销售的药品的说明书、标签做出了明确规定。

(一)说明书、标签的基本要求

1. 内容的核准

药品说明书和标签由国家药品监督管理部门予以核准,不得擅自增加或删改原批准内容。药品的标签应当以说明书为依据,其内容不得超出说明书的范围,不得印有暗示疗效、误导使用和不适当宣传产品的文字和标识。药品包装必须按照规定印有或者贴有标签,不得夹带其他任何介绍或者宣传产品、企业的文字、音像及其他资料。

2. 文字要规范

药品说明书和标签应当使用国家语言文字工作委员会公布的规范化汉字,增加其他文字对照的,应当以汉字表述为准。

3. 表述要科学

药品说明书和标签的文字表述应当科学、规范、准确。药品说明书对疾病名称、药学专业名词、药品名称、临床检验名称和结果的表述,应当采用国家统一颁布或规范的专用词汇,度量衡单位应当符合国家标准的规定。非处方药说明书还应当使用容易理解的文字表述，以便患者自行判断、选择和使用。

4. 标识要清晰

药品说明书和标签中的文字应当清晰易辨，标识应当清楚醒目，不得有印字脱落或者粘贴不牢等现象，不得以粘贴、剪切、涂改等方式进行修改或者补充。麻醉药品、精神药品、医疗用毒性药品、放射性药品、外用药品和非处方药的说明书和标签，必须印有规定的标识。

5. 加注警示语

为保护公众健康和指导正确合理用药，药品生产企业可主动提出在药品说明书或标签上加注警示语，国家药品监督管理部门也可以要求药品生产企业在说明书或标签上加注警示语。

（二）说明书、标签中的药品名称使用规定

药品说明书和标签中标注的药品名称必须符合国家药品监督管理部门公布的药品通用名称和商品名称的命名原则，并与药品批准证明文件的相应内容一致。

1. 药品通用名称

药品通用名称应当显著、突出，其字体、字号和颜色必须一致。

（1）位置要显著：对于横版标签，必须在上 1/3 范围内显著位置标出；对于竖版标签，必须在右 1/3 范围内显著位置标出；除因包装尺寸的限制而无法同行书写的，不得分行书写。

（2）字体要易识：不得选用草书、篆书等不易识别的字体，不得使用斜体、中空、阴影等形式对字体进行修饰。

（3）颜色要反差：字体颜色应当使用黑色或者白色，与相应的浅色或深色背景形成强烈反差。

2. 药品商品名称

与药品通用名称相比，其商品名称的位置、字体、颜色等均不得更为突出和显著。

（1）位置忌同行：药品商品名称不得与通用名称同行书写。

（2）字体 1/2：药用商品名称的字体不得比通用名称更突出和显著，其字体以单字面积计不得大于通用名称所用字体的 1/2。

（3）颜色忌突出：药用商品名称的颜色不得比通用名称更突出和显著。

（三）说明书、标签中的商标使用规定

药品说明书和标签中禁止使用未经注册的商标及其他未经国家药品监督管理部门批准的药品名称。

1. 位置在边角

药品标签使用注册商标的，应当印刷在药品标签的边角。

2. 字体 1/4

含文字的，其字体以单字面积计不得大于通用名称所用字体的 1/4。

（四）药品标签的管理

药品标签必须由国家药品监督管理部门予以核准，内容应以说明书为依据，不得超出说明书的范围。

1. 药品标签分类

药品标签分为内标签和外标签。

（1）内标签：药品的内标签应当包含药品的通用名称、适应证或功能主治、规格、用法用量、生产日期、产品批号、有效期、生产企业等内容。包装尺寸过小无法全部标明上述内容的，至少应当标注药品的通用名称、规格、产品批号、有效期等内容。

（2）外标签：药品外标签应当注明药品的通用名称、成分、性状、适应证或功能主治、规格、用法用量、不良反应、禁忌证、注意事项、贮藏、生产日期、产品批号、有效期、批准文号、生产企业等内容。适应证或功能主治、用法用量、不良反应、禁忌证、注意事项不能全部注明的，应当标出主要内容并注明“详见说明书”字样。

（3）原料药标签：原料药的标签应当注明药品名称、贮藏、生产日期、产品批号、有效期、执行标准、批准文号、生产企业，同时还需注明包装数量及运输注意事项等必要内容。

（4）中药饮片的标签：中药饮片的标签必须注明药品名称、规格、产地、生产企业、产品批号、生产日期，实施批准文号管理的中药饮片还必须注明药品批准文号。

（5）其他标签：用于运输、储藏的包装的标签，至少应当注明药品的通用名称、规格、贮藏、生产日期、产品批号、有效期、批准文号、生产企业，也可以根据需要注明包装数量、运输注意事项或者其他标记等必要内容。

2. 规格

同一药品生产企业生产的同一药品，药品规格和包装规格均相同的，其标签的内容、格式及颜色必须一致，并不得使用不同的商标；药品规格或者包装规格不同的，其最小销售单元的包装、标签应当有明显区别或者规格项明显标注。

同一药品生产企业生产的同一药品，分别按处方药与非处方药管理的，两者的包装颜色应当明显区别。

3. 有效期

药品标签中的有效期应当按照年、月、日的顺序标注，年份用四位数字表示，月、日用两位数表示。其具体标注格式为“有效期至 ×××× 年 ×× 月”或者“有效期至 ×××× 年 ×× 月 ×× 日”；也可以用数字和其他符号表示为“有效期至 ××××.××.”或者“有效期至 ××××/××/××”等。

预防用生物制品有效期的标注按照国家药品监督管理部门批准的注册标准执行，治疗用生物制品有效期的标注自分装日期计算，其他药品有效期的标注自生产日期计算。

有效期若标注到日，应当为起算日期对应年月日的前一天，若标注到月，应当为起算月份对应年月的前一个月。

4. 特殊规定

（1）特殊标识：麻醉药品、精神药品、医疗用毒性药品、放射性药品、外用药品和非处方药品等国家规定有专用标识的，其标签必须印有规定的标识，见图 10–1。

（2）国家对药品标签有特殊规定的，从其规定。

（3）对贮藏有特殊要求的药品，应当在标签的醒目位置注明。

（五）药品说明书的修订

药品说明书由生产企业依照国家要求的格式及批准的内容印制，上市销售的每个最小药品包装中应有一份适用的说明书，供医务工作者和患者使用。

现行的药品说明书、标签法规特别关注说明书的修改，药品说明书和标签应是动态的、及时

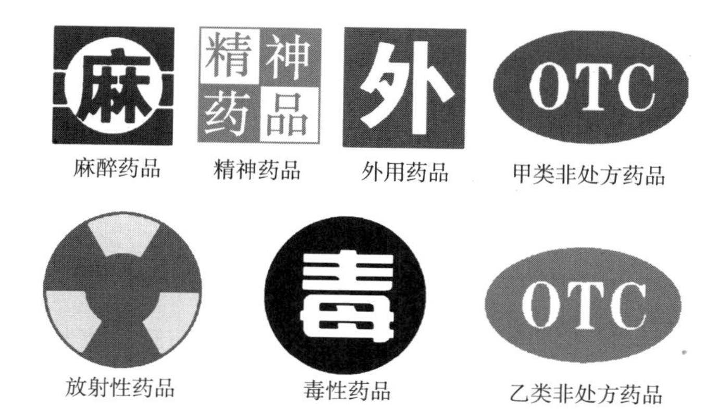

图 10-1 麻醉药品、精神药品、毒性药品、放射性药品、外用药品和非处方药品标识

更新的，不是一成不变的。药品生产企业应对说明书内容的真实性、准确性和完整性负责，并密切关注药品使用的安全性问题，及时完善安全性信息。修订说明书应当经国家药品监督管理局的核准，方能使用。说明书的修订一般有以下要求。

1. 列出活性成分或辅料

药品说明书应列出全部活性成分或者组方中的全部中药药味；注射剂和非处方药还应列出所用的全部辅料名称；药品处方中含有可能引起严重不良反应的成分或者辅料的，应当予以说明。

2. 跟踪并及时提出修改

药品生产企业应当主动跟踪药品上市后的安全性、有效性情况，需要对药品说明书进行修改的，应当及时提出申请。根据药品不良反应监测、药品再评价结果等信息，国家药品监督管理部门也可以要求药品生产企业修改药品说明书。

3. 修改并及时使用新版

药品说明书获准修改后，生产企业应当将修改的内容立即通知相关药品经营企业、使用单位及其他部门，并按要求及时使用修改后的说明书和标签。

4. 不良反应说明要充分

药品说明书应当充分包含药品不良反应信息，详细注明药品不良反应。药品生产企业未根据药品上市后的安全性、有效性情况及时修改说明书或者未将药品不良反应在说明书中充分说明的，由此引起的不良后果由该生产企业承担。

5. 完善、修订要经常

药品说明书的完善、修订及维护是经常性的工作，核准日期和修改日期应当在说明书中醒目标示。

第二节 药品广告管理

真实、合法的药品广告对药品的普及上市和推广应用可起到积极作用，虚假、违法的药品广告可造成对消费者的误导，轻者服药无效，蒙受经济损失，重者延误病情，损害健康甚至生命。

一、药品广告的管理规定

药品广告既有积极的一面，也有消极的一面。积极的一面是它能向消费者传递信息，消极的一面是广告可能会影响患者的用药选择，一旦遇到不科学的虚假广告，带来的危害和损失是难以预测和计算的。如何规范现今的药品广告市场，是药品监管部门亟须解决的问题。

（一）药品广告的范围

下列药品不得发布广告。

（1）麻醉药品、精神药品、医疗用毒性药品、放射性药品、药品类易制毒化学品，以及戒毒治疗的药品、医疗器械。

（2）军队特需药品、军队医疗机构配制的制剂。

（3）医疗机构配制的制剂。

（4）依法停止或者禁止生产、销售或者使用的药品、医疗器械、保健食品和特殊医学用途配方食品。

（5）法律、行政法规禁止发布广告的情形。

（二）药品广告的内容要求

药品广告应当真实、合法，不得含有虚假或者引人误解的内容。广告主应当对药品广告内容的真实性和合法性负责。

药品广告的内容应当以国务院药品监督管理部门核准的说明书为准。药品广告涉及药品名称、药品适应证或者功能主治、药理作用等内容的，不得超出说明书范围。

1. 关于广告不得有的情形

药品作为一种特殊商品，其广告应遵循《广告法》的一些基本准则。《广告法》第 16 条规定，医疗、药品、医疗器械广告不得含有下列内容。

（1）表示功效、安全性的断言或者保证。

（2）说明治愈率或有效率。

（3）与其他药品、医疗器械的功效和安全性或其他医疗机构比较。

（4）利用广告代言人作推荐、证明。

（5）法律、行政法规规定禁止的其他内容。

2. 关于药品名称、商标、忠告语等的规定

（1）药品名称、商标规定：《药品、医疗器械、保健食品、特殊医学用途配方食品广告审查管理暂行办法》规定，药品广告应当显著标明广告批准文号。药品广告中应当显著标明的内容，其字体和颜色必须清晰可见、易于辨认，在视频广告中应当持续显示。

1）不得利用处方药的名称为各种活动冠名进行广告宣传。

2）不得使用与处方药名称相同的商标、企业字号在医学、药学专业刊物以外的媒介变相发布广告，也不得利用该商标、企业字号为各种活动冠名进行广告宣传。

（2）企业名称、忠告语、专用标识、广告批准文号的规定

1）忠告语：处方药广告的忠告语是“本广告仅供医学药学专业人士阅读”。非处方药广告的忠告语是“请按药品说明书或者在药师指导下购买和使用”。

2）专用标识：非处方药广告还应当显著标明非处方药标识（OTC）。

3. 药品疗效内容的规定

根据《药品管理法》第九十条，药品广告的内容必须真实、合法，以国务院药品监督管理部门核准的说明书为准，不得有虚假的内容。《药品、医疗器械、保健食品、特殊医学用途配方食品广告审查管理暂行办法》规定药品广告内容不得包含：①违反科学规律，明示或者暗示可以治疗所有疾病、适应所有症状、适应所有人群，或者正常生活和治疗病症所必需等内容。②引起公众对所处健康状况和所患疾病产生不必要的担忧和恐惧，或者使公众误解不使用该产品会患某种疾病或者加重病情的内容。③含有“安全”“安全无毒副作用”“毒副作用小”；明示或者暗示成分为“天然”，因而安全性有保证等内容。

4. 药品广告者的形象规定

《药品管理法》规定，不得利用国家机关、科研单位、学术机构、行业协会或者专家、学者、医师、药师、患者等的名义或者形象作推荐、证明。

《药品、医疗器械、保健食品、特殊医学用途配方食品广告审查管理暂行办法》第 11 条，对此做出明确规定：①药品广告不得使用或者变相使用国家机关、国家机关工作人员、军队单位或者军队人员的名义或者形象，或者利用军队装备、设施等从事广告宣传；②不得使用科研单位、学术机构、行业协会或者专家、学者、医师、药师、临床营养师、患者等的名义或形象作推荐、证明。

5. 药品广告媒体宣传的规定

《药品、医疗器械、保健食品、特殊医学用途配方食品广告审查管理暂行办法》规定：①处方药广告只能在国务院卫生行政部门和国务院药品监督管理部门共同指定的医学、药学专业刊物上发布。②不得利用处方药的名称为各种活动冠名进行广告宣传。③不得使用与处方药名称相同的商标、企业字号在医学、药学专业刊物以外的媒介变相发布广告，也不得利用该商标、企业字号为各种活动冠名进行广告宣传。④药品广告不得含有医疗机构的名称、地址、联系方式、诊疗项目、诊疗方法以及有关义诊、医疗咨询电话、开设特约门诊等医疗服务的内容。⑤不得含有“热销、抢购、试用”“家庭必备、免费治疗、免费赠送”等诱导性内容，不得使用“评比、排序、推荐、指定、选用、获奖”等综合性评价内容，“无效退款、保险公司保险”等保证性内容，怂恿消费者任意、过量使用药品、保健食品和特殊医学用途配方食品的内容。

（三）药品广告的审批

1. 药品广告的审查机关

《药品管理法》规定：“药品广告应当经广告主所在地省、自治区、直辖市人民政府确定的广告审查机关批准；未经批准的，不得发布。”这是我国对药品广告审批机关的法律规定。《药品、医疗器械、保健食品、特殊医学用途配方食品广告审查管理暂行办法》还规定，国家市场监督管理总局负责组织指导药品广告审查工作。各省、自治区、直辖市市场监督管理部门、药品监督管理部门负责药品广告审查，依法可以委托其他行政机关具体实施广告审查。

2. 药品广告的申请、审批与备案

（1）药品广告批准文号的申请：根据《药品管理法实施条例》《药品、医疗器械、保健食品、特殊医学用途配方食品广告审查管理暂行办法》规定，申请药品广告批准文号，应当向药品生产企业所在地的药品广告审查机关提出。申请进口药品广告批准文号，应当向进口代理人所在地的药品广告审查机关提出。

（2）药品广告的受理：广告审查机关收到申请人提交的申请后，应当在 5 个工作日内做出受理或者不予受理的决定。申请材料齐全、符合法定形式的,应当予以受理,出具《广告审查受理通知书》。申请材料不齐全、不符合法定形式的,应当一次性告知申请人需要补正的全部内容。

(3) 药品广告的审查:药品广告实行事先审查制度,它是保证药品广告真实性,维护消费者安全的有效途径之一。广告审查机关应当对申请人提交的材料进行审查,自受理之日起10个工作日内完成审查工作。经审查,对符合法律、行政法规和广告审查管理暂行办法规定的广告,应当做出审查批准的决定,编发广告批准文号。对不符合法律、行政法规和广告审查管理暂行办法规定的广告,应当做出不予批准的决定,送达申请人并说明理由,同时告知其享有依法申请行政复议或者提起行政诉讼的权利。

广告主、广告经营者、广告发布者应当严格按照审查通过的内容发布药品广告,不得进行剪辑、拼接、修改。已经审查通过的广告内容需要改动的,应当重新申请广告审查。药品广告批准文号的有效期与产品注册证明文件、备案凭证或生产许可文件最短的有效期一致。产品注册证明文件、备案凭证或生产许可文件未规定有效期的,广告批准文号有效期为两年。

如,×药广审(视/声/文)第000000-00000号。×为省(自治区、直辖市)简称,数字前6位是有效期截止日(年份的后两位+月份+日期),后5位是省(自治区、直辖市)广告审查机关当年的广告文号流水号。

(4) 申请人有下列情形的,不得继续发布审查批准的广告,并应当主动申请注销药品、广告批准文号:①主体资格证照被吊销、撤销、注销的;②产品注册证明文件、备案凭证或者生产许可文件被撤销、注销的;③法律、行政法规规定应当注销的其他情形。

二、药品广告的监督

针对涉及药品广告发布的各种违法情形,《广告法》《反不正当竞争法》和《药品管理法》明确了法律监督与处罚的标准。

1. 违法发布药品广告的法律处罚

由广告监督管理机关依照《广告法》的规定处罚。例如,发布处方药广告、药品类易制毒化学品广告、戒毒治疗的医疗器械和治疗方法广告违法的,给予的处罚是:①责令停止发布广告;②对广告主处20万元以上100万元以下的罚款,情节严重的,并可以吊销营业执照,由广告审查机关撤销广告审查批准文件、1年内不受理其广告审查申请;③对广告经营者、广告发布者,没收广告费用,处20万元以上100万元以下的罚款,情节严重的,并可以吊销营业执照、吊销广告发布登记证件。

例如,在广告中涉及疾病治疗功能,以及使用医疗用语或者易使推销的商品与药品、医疗器械相混淆的用语的;未经审查发布广告的,给予的处罚是:①责令停止发布广告;②责令广告主在相应范围内消除影响,处广告费用1倍以上3倍以下的罚款,广告费用无法计算或者明显偏低的,处10万元以上20万元以下的罚款;③情节严重的,处广告费用3倍以上5倍以下的罚款,广告费用无法计算或者明显偏低的,处20万元以上100万元以下的罚款,可以吊销营业执照,并由广告审查机关撤销广告审查批准文件、1年内不受理其广告审查申请。

2. 虚假广告宣传的法律处罚

构成虚假广告或者引人误解的虚假宣传的,给予的处罚是:①责令停止发布广告,责令广告主在相应范围内消除影响,处广告费用3倍以上5倍以下的罚款,广告费用无法计算或者明显偏低的,处20万元以上100万元以下的罚款;②两年内有3次以上违法行为或者有其他严重情节的,处广告费用5倍以上10倍以下的罚款,广告费用无法计算或者明显偏低的,处100万元以上200万元以下的罚款,可以吊销营业执照,并由广告审查机关撤销广告审查批准文件、1年内不受理其广告审查申请;③构成犯罪的,依法追究刑事责任。

此外,违反《药品管理法》有关药品广告管理规定的,由省级药品监督管理部门依照《广告法》的规定处罚,并由发给广告批准文号的药品监督管理部门撤销广告批准文号,1年内不受理该品种的广告审查申请;构成犯罪的,依法追究刑事责任。

第三节　互联网药品信息服务管理

为加强药品监督管理,规范互联网药品信息服务活动,保证互联网药品信息的真实、准确,根据《药品管理法》《互联网信息服务管理办法》,国家食品药品监督管理总局于2017年11月修订发布《互联网药品信息服务管理办法》。

一、互联网药品信息服务的定义和分类

互联网药品信息服务,是指通过互联网向上网用户提供药品(含医疗器械)信息的服务活动。互联网药品信息服务分为经营性和非经营性两类。经营性互联网药品信息服务是指通过互联网向上网用户有偿提供药品信息等服务的活动。非经营性互联网药品信息服务是指通过互联网向上网用户无偿提供公开的、共享性药品信息等服务的活动。

二、互联网药品信息服务主体的审批

(一)互联网药品信息服务管理机构

国家食品药品监督管理总局对全国提供互联网药品信息服务活动的网站实施监督管理。省、自治区、直辖市食品药品监督管理部门对本行政区域内提供互联网药品信息服务活动的网站实施监督管理。

(二)提供互联网药品信息服务的条件

申请提供互联网药品信息服务,除应当符合《互联网信息服务管理办法》规定的要求外,还应当具备下列条件。

(1)互联网药品信息服务的提供者应当为依法设立的企事业单位或者其他组织。

(2)具有与开展互联网药品信息服务活动相适应的专业人员、设施及相关制度。

(3)有两名以上熟悉药品、医疗器械管理法律、法规和药品、医疗器械专业知识,或者依法经资格认定的药学、医疗器械技术人员。

(三)提供互联网药品信息服务应提交的材料

申请提供互联网药品信息服务,应当填写国家食品药品监督管理总局统一制发的互联网药品信息服务申请表,向网站主办单位所在地省、自治区、直辖市食品药品监督管理部门提出申请,同时提交以下材料。

(1)企业营业执照复印件。

(2)网站域名注册的相关证书或者证明文件。从事互联网药品信息服务网站的中文名称,

除与主办单位名称相同的以外，不得以“中国”“中华”“全国”等冠名；除取得药品招标代理机构资格证书的单位开办的互联网站外，其他提供互联网药品信息服务的网站名称中不得出现“电子商务”“药品招商”“药品招标”等内容。

(3) 网站栏目设置说明（申请经营性互联网药品信息服务的网站需提供收费栏目及收费方式的说明）。

(4) 网站对历史发布信息进行备份和查阅的相关管理制度及执行情况说明。

(5) 食品药品监督管理部门在线浏览网站上所有栏目、内容的方法及操作说明。

(6) 药品及医疗器械相关专业技术人员学历证明或者其专业技术资格证书复印件、网站负责人身份证复印件及简历。

(7) 健全的网络与信息安全保障措施，包括网站安全保障措施、信息安全保密管理制度、用户信息安全管理制度。

(8) 保证药品信息来源合法、真实、安全的管理措施、情况说明及相关证明。

（四）审批程序

省、自治区、直辖市食品药品监督管理部门在收到申请材料之日起 5 日内做出受理与否的决定，受理的，发给受理通知书；不受理的，书面通知申请人并说明理由，同时告知申请人享有依法申请行政复议或者提起行政诉讼的权利。

对于申请材料不规范、不完整的，省、自治区、直辖市食品药品监督管理部门自申请之日起 5 日内一次告知申请人需要补正的全部内容；逾期不告知的，自收到材料之日起即为受理。省、自治区、直辖市食品药品监督管理部门自受理之日起 20 日内对申请提供互联网药品信息服务的材料进行审核，并做出同意或者不同意的决定。同意的，由省、自治区、直辖市食品药品监督管理部门核发互联网药品信息服务资格证书，同时报国家食品药品监督管理总局备案并发布公告；不同意的，应当书面通知申请人并说明理由，同时告知申请人享有依法申请行政复议或者提起行政诉讼的权利。

国家食品药品监督管理总局对各省、自治区、直辖市食品药品监督管理部门的审核工作进行监督。

（五）互联网药品信息服务资格证书

1. 换发

互联网药品信息服务资格证书有效期为 5 年。有效期满，需要继续提供互联网药品信息服务的，持证单位应当在有效期满前 6 个月内，向原发证机关申请换发互联网药品信息服务资格证书。原发证机关进行审核后，认为符合条件的，予以换发新证；认为不符合条件的，发给不予换发新证的通知并说明理由，原互联网药品信息服务资格证书由原发证机关收回并公告注销。

2. 收回

互联网药品信息服务资格证书可以根据互联网药品信息服务提供者的书面申请，由原发证机关收回，原发证机关应当报国家食品药品监督管理总局备案并发布公告。被收回互联网药品信息服务资格证书的网站不得继续从事互联网药品信息服务。

3. 项目变更

互联网药品信息服务提供者变更下列事项之一的，应当向原发证机关申请办理变更手续，填写互联网药品信息服务项目变更申请表，同时提供相关证明文件。

(1) 互联网药品信息服务资格证书中审核批准的项目（互联网药品信息服务提供者单位名

称、网站名称、IP 地址等)。

(2) 互联网药品信息服务提供者的基本项目(地址、法定代表人、企业负责人等)。

(3) 网站提供互联网药品信息服务的基本情况(服务方式、服务项目等)。

省、自治区、直辖市食品药品监督管理部门自受理变更申请之日起 20 个工作日内做出是否同意变更的审核决定。同意变更的,将变更结果予以公告并报国家食品药品监督管理总局备案;不同意变更的,以书面形式通知申请人并说明理由。

三、互联网药品信息服务的管理规定

(1) 提供互联网药品信息服务的网站,应当在其网站主页显著位置标注互联网药品信息服务资格证书的证书编号。

(2) 提供互联网药品信息服务网站所登载的药品信息必须科学、准确,必须符合国家的法律、法规和国家有关药品、医疗器械管理的相关规定。提供互联网药品信息服务的网站不得发布麻醉药品、精神药品、医疗用毒性药品、放射性药品、戒毒药品和医疗机构制剂的产品信息。

(3) 提供互联网药品信息服务的网站发布的药品(含医疗器械)广告,必须经过食品药品监督管理部门审查批准。提供互联网药品信息服务的网站发布的药品(含医疗器械)广告要注明广告审查批准文号。

(4) 处罚规定

1) 未取得或者超出有效期使用互联网药品信息服务资格证书从事互联网药品信息服务的,由国家食品药品监督管理总局或省、自治区、直辖市食品药品监督管理部门给予警告,并责令其停止从事互联网药品信息服务;情节严重的,移送相关部门,依照有关法律、法规给予处罚。

2) 提供互联网药品信息服务的网站,不在其网站主页的显著位置标注互联网药品信息服务资格证书的证书编号的,国家食品药品监督管理总局或者省、自治区、直辖市食品药品监督管理部门给予警告,责令限期改正;在限定期限内拒不改正的,对提供非经营性互联网药品信息服务的网站处以 500 元以下罚款,对提供经营性互联网药品信息服务的网站处以 5 000 元以上 1 万元以下罚款。

3) 互联网药品信息服务提供者违反本办法,有下列情形之一的,由国家食品药品监督管理总局或者省、自治区、直辖市食品药品监督管理部门给予警告,责令限期改正;情节严重的,对提供非经营性互联网药品信息服务的网站处以 1 000 元以下罚款,对提供经营性互联网药品信息服务的网站处以 1 万元以上 3 万元以下罚款;构成犯罪的,移送司法部门追究刑事责任:①已经获得互联网药品信息服务资格证书,但提供的药品信息直接撮合药品网上交易的;②已经获得互联网药品信息服务资格证书,但超出审核同意的范围提供互联网药品信息服务的;③提供不真实互联网药品信息服务并造成不良社会影响的;④擅自变更互联网药品信息服务项目的。

(王 萌)

数字课程学习……

思维导图 学习目标 导学案例 复习思考题 教学 PPT

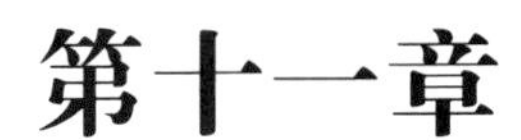

第十一章

特殊药品管理

《药品管理法》第六十一条规定，疫苗、血液制品、麻醉药品、精神药品、医疗用毒性药品、放射性药品、药品类易制毒化学品等国家实行特殊管理的药品不得在网络上销售。同时规定，血液制品、麻醉药品、精神药品、医疗用毒性药品、药品类易制毒化学品不得委托生产，但是，国务院药品监督管理部门另有规定的除外；麻醉药品、精神药品、医疗用毒性药品、放射性药品、外用药品和非处方药的标签、说明书，应当印有规定的标识。所以疫苗、血液制品、麻醉药品、精神药品、医疗用毒性药品、放射性药品、药品类易制毒化学品不同于一般药品，具有一定的特殊性，若管理、使用不当，极易危害人体的健康，甚至危害社会经济安全，因此，国家对它们的研制、生产、经营、使用、运输、进出口等各个环节实行严格审批制度和管理制度，严格控制使用，防止滥用和流入非法渠道。

第一节　生物制品批签发的管理

疫苗、血液制品都属于生物制品，由于生物制品本身的特定性质，使得它从研制到使用的各个环节以及监督管理方面都有明显区别于其他药品的不同之处，因此必须加强对生物制品有关法律法规建设及监督管理，以保障人民群众在使用生物制品方面的安全有效。生物制品（biological product）系指以微生物、动物毒素、生物组织作为起始材料，采用生物学工艺或分离纯化技术制备，并以生物学技术和分析技术控制中间产物和成品质量而制成的生物活性制剂，包括菌苗、疫苗、类毒素、免疫血清、血液制品、免疫球蛋白、抗原、变态反应原、细胞因子、激素、酶、发酵产品、单克隆抗体、DNA 重组产品、体外免疫诊断制品等。《药品管理法》及其实施条例规定：疫苗类制品、血液制品、用于血源筛查的体外诊断试剂以及国家药品监督管理局规定的其他生物制品，在每批产品上市销售前或进口时，都应当通过批签发审核检验。未经检验或者检验不合格的，不得上市销售或者进口。

为了加强生物制品监督管理，规范生物制品批签发行为，保证生物制品安全、有效，国家市场监督管理总局于 2020 年 12 月 11 日公布了《生物制品批签发管理办法》（国家市场监督管理总局令第 33 号）（以下简称“办法”），并于 2021 年 3 月 1 日起施行。

一、批签发概念及实施批签发的产品

1. 批签发概念

批签发是国家药品监督部门为确保疫苗等生物制品的安全、有效，在每批产品上市前由指定的药品检验机构对其进行审核、检验及签发的监督管理行为。

2. 实施批签发的产品

按照国家批签发生物制品品种目录，需要进行批签发管理的生物制品品种包括：①疫苗制品共49个品种，其中细菌类疫苗18个品种，病毒类疫苗31个品种；②血液制品4个品种；③体外诊断试剂9个品种。品种目录详见国家药品监督管理局官网《关于进一步加强生物制品批签发管理工作有关事项的通告》附件。

二、批签发的监督管理

国家药品监督管理局主管全国生物制品批签发工作，负责规定批签发品种范围，指定批签发机构，明确批签发工作要求，指导批签发工作的实施；对批签发产品建立基于风险的监督管理体系。必要时，可以通过现场核实验证批签发申请资料的真实性、可靠性。

中国食品药品检定研究院组织制定批签发技术要求和技术考核细则，对拟承担批签发工作或者扩大批签发品种范围的药品检验机构进行能力评估和考核，对其他批签发机构进行业务指导、技术培训和考核评估；组织协调批签发机构批签发工作的实施。

国家药品监督管理局食品药品审核查验中心承担批签发过程中的境外现场检查等工作。

国家药品监督管理局指定的批签发机构负责批签发的受理、资料审核、样品检验等工作，并依法作出批签发决定。

省级药品监管部门负责本行政区域内的生物制品批签发监督管理，承担生物制品批签发产品的现场检查，负责组织本行政区域生产或者进口的批签发产品的抽样工作，负责批签发过程质量风险和违法违规行为的调查处理，协助批签发机构开展相关工作。

三、《生物制品批签发管理办法》的要点

1. 批签发申请的主体及责任

批签发申请人（以下简称“申请人”）应当是持有药品批准证明文件的境内外制药企业。境外制药企业应当授权其驻我国境内办事机构或企业法人作为代理人办理批签发。每批产品上市前，申请人均应主动提出批签发申请，依法履行批签发活动中的法定义务，保证申报批签发的产品质量可靠以及批签发申报资料、过程记录、试验数据和样品的真实性。

2. 批签发检验机构和其工作时限

（1）批签发检验机构：批签发机构及其所负责的批签发品种由国家药品监督管理局根据批签发工作需要和对检验机构的评估情况确定。目前，国内的批签发检验机构有中国食品药品检定研究院（以下简称“中检院”）和北京市药品检验研究院、上海市食品药品检验研究院、广东省药品检验所、湖北省药品监督检验研究院、四川省药品检验研究院、吉林省药品检验研究院以及甘肃省药品检验研究院。

（2）批签发检验机构工作时限：疫苗类产品在60日内完成批签发，对血液制品和用于血源

筛查的体外诊断试剂在 35 日内完成批签发。需要复试的，批签发工作时限可延长该检验项目的两个检验周期，并告知批签发申请人。因品种特性及检验项目原因确需延长批签发时限的，经中检院审核确定后并公开。

申请人补正资料的时间，现场核实、现场检查和技术评估时间不计入批签发工作时限。

3. 生物制品批签发操作流程

申请生物制品批签发操作流程，见图 11–1。

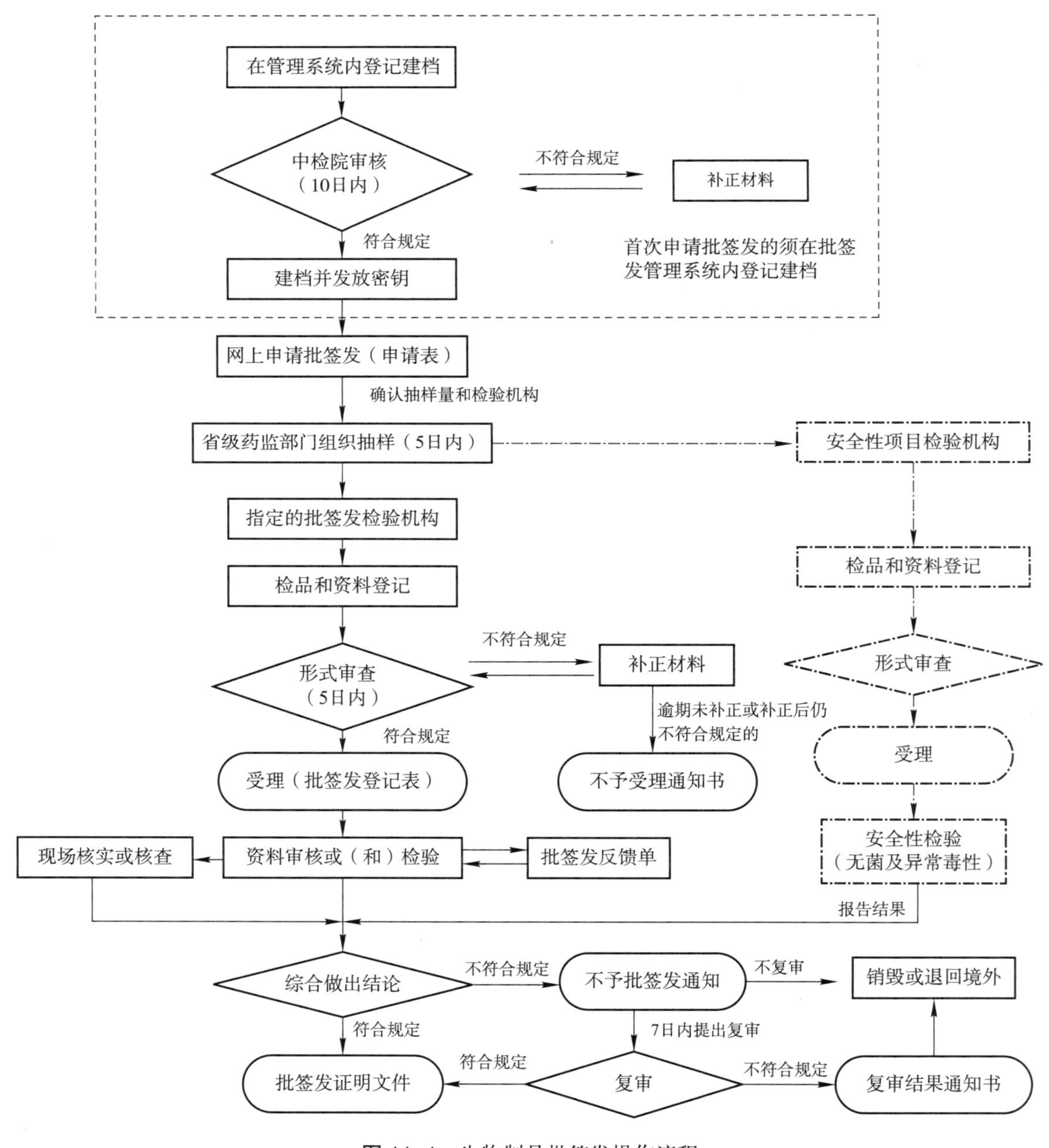

图 11–1 生物制品批签发操作流程

申请疫苗批签发的，应当提交疫苗的生产工艺偏差、质量差异、生产过程中的故障和事故以及采取措施的记录清单和对疫苗质量影响的评估结论；可能影响疫苗质量的，还应当提交偏差报告，包括偏差描述、处理措施、风险评估结论、已采取或计划采取的纠正和预防措施等。对可能影响质量的重大偏差，应当提供所在地省（自治区、直辖市）药品监督管理部门的审核评估报告。

进口疫苗类制品和血液制品应当同时提交生产企业所在国家或地区的原产地证明以及药品管理当局出具的批签发证明文件。进口产品在本国免予批签发的，应当提供免予批签发的证明性文件。相关证明性文件应当同时提供经公证的中文译本。相关证明性文件为复印件的，应当加盖企业公章。

对于国家疾病防控应急需要的生物制品，经国家药品监督管理局批准，企业在完成生产后即可向批签发机构申请同步批签发。

预防、控制传染病疫情或者应对突发事件急需的疫苗，经国家药品监督管理局批准，免予批签发。

4. 信息公开

批签发机构应当在本机构每一批产品批签发决定做出后7日内公开批签发结论等信息。公众可根据疫苗名称、批号和生产企业名称在批签发机构网站上查询该批次产品是否合格。对于批签发未通过的批次信息，批签发机构也将予以公开。

5. 法律责任

药品监督管理部门、批签发机构、核查中心及其工作人员在批签发工作中存在违规违法行为的，依法对直接负责的主管人员和其他直接责任人员给予处分；构成犯罪的，依法追究刑事责任。

第二节　疫苗的管理

疫苗是特殊的药品，也是现代医学预防和控制传染病最经济、最有效的公共卫生干预措施，其不同于一般药品，有如下特点：①疫苗涉及公共安全和国家安全，是国家战略性、公益性产品；②疫苗是预防性产品，主要供健康人使用，且以婴幼儿使用为主；③作为生物制品，生产工艺更为复杂，对安全有效、质量可控的要求更高，所以对疫苗实行最严格的监管。2005年3月国务院公布了《疫苗流通和预防接种管理条例》，并于2016年4月进行了修订。为了加强疫苗管理，保证疫苗质量、供应和规范接种，促进疫苗行业发展，保障公众健康，维护公共卫生安全，全国人民代表大会常务委员会于2019年6月29日通过《疫苗管理法》(以下简称《疫苗法》)，于2019年12月1日开始实施。《疫苗法》共11章节，内容覆盖疫苗的研制和上市许可、生产和批签发、上市后研究和管理、疫苗流通、预防接种、异常反应监测与补偿、保障措施、监督管理、法律责任等各个环节，要求所有从事疫苗研制、生产、流通和预防接种活动的单位和个人必须遵守，同时做到全过程信息真实、准确、完整和可追溯，依法承担责任，接受社会监督。2022年7月8日，国家药品监督部门组织制定了《疫苗生产流通管理规定》，对疫苗的生产、流通管理活动进行规范。

一、疫苗定义和管理制度

1. 定义

疫苗（vaccine）是指为预防、控制疾病的发生、流行，用于人体免疫接种的预防性生物制品，包括免疫规划疫苗和非免疫规划疫苗。免疫规划疫苗，是指居民应当按照政府的规定接种的疫苗，包括国家免疫规划确定的疫苗，省、自治区、直辖市人民政府在执行国家免疫规划时增加的疫苗，以及县级以上人民政府或其卫生健康主管部门组织的应急接种或群体性预防接种所使用的疫苗。非免疫规划疫苗，是指由居民自愿接种的其他疫苗。

2. 管理制度

国家坚持疫苗产品的战略性和公益性。国家对疫苗实行最严格的管理制度，坚持安全第一、风险管理、全程管控、科学监管、社会共治。《疫苗法》明确规定由国家建立或实行的重要制度有：①国家实行免疫规划制度；②国家实行疫苗全程电子追溯制度；③疫苗生产实行严格准入制度；④国家实行疫苗批签发制度；⑤国家对儿童实行预防接种证制度；⑥国家实行预防接种异常反应补偿制度；⑦国家实行疫苗责任强制保险制度；⑧国家实行疫苗安全信息统一公布制度；⑨建立健全生物安全管理制度；⑩建立健全疫苗监督管理工作机制。

二、疫苗管理部门及职责

国家药品监督部门负责全国疫苗监督管理工作。国家卫生健康主管部门负责全国预防接种监督管理工作。国务院其他有关部门在各自职责范围内负责与疫苗有关的监督管理工作。

省级药品监督管理部门负责本行政区域疫苗监督管理工作。设区的市级、县级药品监督管理职责部门负责本行政区域疫苗监督管理工作。县级以上卫生健康主管部门负责本行政区域预防接种监督管理工作。县级以上地方人民政府其他有关部门在各自职责范围内负责与疫苗有关的监督管理工作。

三、疫苗的管理要点

1. 疫苗研制和注册

国家根据疾病流行情况、人群免疫状况等因素，制订相关研制规划，安排必要资金，支持多联多价等新型疫苗的研制。国家组织疫苗上市许可持有人、科研单位、医疗卫生机构联合攻关，研制疾病预防、控制急需的疫苗。

开展疫苗临床试验，应当经国家药品监督部门依法批准。疫苗临床试验应当由符合国家药品监督部门和国家卫生健康主管部门规定条件的三级医疗机构或省级以上疾病预防控制机构实施或者组织实施。开展疫苗临床试验，应当取得受试者的书面知情同意；受试者为无民事行为能力人的，应当取得其监护人的书面知情同意；受试者为限制民事行为能力人的，应当取得本人及其监护人的书面知情同意。

在中国境内上市的疫苗应当经国家药品监督部门批准，取得药品注册证书；申请疫苗注册，应当提供真实、充分、可靠的数据、资料和样品。对疾病预防、控制急需的疫苗和创新疫苗，国家药品监督部门应当予以优先审评审批。

国家药品监督部门在批准疫苗注册申请时，对疫苗的生产工艺、质量控制标准和说明书、标签予以核准；应当在其网站上及时公布疫苗说明书、标签内容。

应对重大突发公共卫生事件急需的疫苗或者国务院卫生健康主管部门认定急需的其他疫苗，经评估获益大于风险的，国家药品监督部门可以附条件批准疫苗注册申请。

出现特别重大突发公共卫生事件或者其他严重威胁公众健康的紧急事件，国务院卫生健康主管部门根据传染病预防、控制需要提出紧急使用疫苗的建议，经国家药品监督部门组织论证同意后可以在一定范围和期限内紧急使用。

2. 疫苗生产

国家对疫苗生产实行严格准入制度。从事疫苗生产活动，应当经省级以上药品监督管理部门批准，取得药品生产许可证，除符合《药品管理法》规定的从事药品生产活动的条件外，并具备以下条件：①具备适度规模和足够的产能储备；②具有保证生物安全的制度和设施、设备；③符合疾病预防、控制需要。

疫苗上市许可持有人的法定代表人、主要负责人应当具有良好的信用记录，生产管理负责人、质量管理负责人、质量受权人等关键岗位人员应当具有相关专业背景和从业经历。持有人应当加强对有关人员的培训和考核，及时将其任职和变更情况向省、自治区、直辖市人民政府药品监督管理部门报告。

疫苗上市许可持有人应当具备疫苗生产能力，从事疫苗生产活动时，应当按照《药品管理法》《疫苗管理法》及《药品生产监督管理办法》等规定的条件，按照药品生产许可管理规定程序，向生产场地所在地省级药品监督管理部门提交药品生产许可申请材料。

持有人超出疫苗生产能力确需委托生产的，应当经国家药品监督部门批准，接受委托生产的，应当遵守《疫苗法》规定和国家有关规定，保证疫苗质量。

持有人应当严格按照经核准的生产工艺和质量控制标准组织生产，生产全过程应当符合药品生产质量管理规范的要求；应当按照规定对疫苗生产全过程和疫苗质量进行审核、检验；应当建立完整的生产质量管理体系，持续加强偏差管理，采用信息化手段如实记录生产、检验过程中形成的所有数据，确保生产全过程持续符合法定要求；应当建立年度报告制度，在每年 4 月底前通过国家药品智慧监管平台的药品业务管理系统上传上年度的质量年度报告。

国家实行疫苗批签发制度，具体内容见本章第一节。

3. 疫苗供应与配送

国家免疫规划疫苗由国务院卫生健康主管部门会同国务院财政部门等组织集中招标或者统一谈判，形成并公布中标价格或者成交价格，各省、自治区、直辖市实行统一采购。国家免疫规划疫苗以外的其他免疫规划疫苗、非免疫规划疫苗由各省、自治区、直辖市通过省级公共资源交易平台组织采购。

疫苗由上市许可持有人按照采购合同约定向疾病预防控制机构供应，疾病预防控制机构向接种单位供应。疾病预防控制机构以外的单位和个人不得向接种单位供应疫苗，接种单位不得接收该疫苗。

持有人在销售疫苗时，应当同时提供加盖其印章的批签发证明复印件或电子文件；销售进口疫苗的，还应当提供加盖其印章的进口药品通关单复印件或者电子文件。疾病预防控制机构、接种单位在接收或者购进疫苗时，应当索取加盖其印章的批签发证明复印件或者电子文件，并保存至疫苗有效期满后不少于 5 年备查。各单位建立真实准确、完整的购销、储存、配送记录。记录应当至少包含产品通用名称、批准文号、批号、规格、有效期、购货单位、销售数量、单价、金额、销售日期和持有人信息等，委托储存、运输的，还应当包括受托储存、运输企业信息，各项记录应保存至疫苗有效期满后不少于 5 年备查。

持有人可委托符合药品经营质量管理规范冷藏冷冻药品运输、储存条件的企业配送、区域仓储疫苗。持有人应当对疫苗配送企业的配送能力进行评估，严格控制配送企业数量，保证配送过程持续符合法定要求。持有人在同一省级行政区域内选取疫苗区域配送企业原则上不得超过两家。

持有人委托配送疫苗的，应当及时将委托配送疫苗品种信息及受托储存、运输单位配送条件、配送能力及信息化追溯能力等评估情况分别向持有人所在地和接收疫苗所在地省级药品监督管理部门报告，省级药品监督管理部门应当及时进行公告。疾病预防控制机构委托配送企业配送疫苗的，应当向同级药品监督管理部门和卫生健康主管部门报告。接受委托配送的企业不得再次委托。疫苗配送单位应当按持有人要求，真实、完整地记录储存、运输环节信息。

疫苗上市许可持有人、疾病预防控制机构、接种单位、疫苗配送单位应遵守疫苗冷链储存、运输条件，并能定时监测、记录温度，确保疫苗储存和运输管理符合规范，保证疫苗质量。疾病预防控制机构、接种单位在接收或购进疫苗时，应当索取本次运输、储存全过程温度监测记录，建立并保存真实、完整的接收、购进记录，做到票、账、货款一致。不符合要求的，不得接收或购进，并应当立即向县级以上地方人民政府药品监督管理部门、卫生健康主管部门报告。

持有人、疾病预防控制机构和接种单位、受托储存运输企业相关方应当按照国家疫苗全程电子追溯制度要求，如实记录疫苗销售、储存、运输、使用信息，实现最小包装单位从生产到使用的全过程可追溯。

4. 异常反应监测和处理

预防接种异常反应，是指合格的疫苗在实施规范接种过程中或者实施规范接种后造成受种者机体组织器官、功能损害，相关各方均无过错的药品不良反应。

国家加强预防接种异常反应监测。接种单位、医疗机构等发现疑似预防接种异常反应的，应当按照规定向疾病预防控制机构报告。疫苗上市许可持有人应当设立专门机构，配备专职人员，主动收集、跟踪分析疑似预防接种异常反应，及时采取风险控制措施，将疑似预防接种异常反应向疾病预防控制机构报告，将质量分析报告提交省级药品监督管理部门。

国家实行预防接种异常反应补偿制度。实施接种过程中或者实施接种后出现受种者死亡、严重残疾、器官组织损伤等损害，属于预防接种异常反应或者不能排除的，应当给予补偿。补偿范围实行目录管理，并根据实际情况进行动态调整。

接种免疫规划疫苗所需的补偿费用，由省、自治区、直辖市人民政府财政部门在预防接种经费中安排；接种非免疫规划疫苗所需的补偿费用，由相关疫苗上市许可持有人承担。国家鼓励通过商业保险等多种形式对预防接种异常反应受种者予以补偿。

5. 疫苗上市许可持有人主体责任

疫苗上市许可持有人应当加强疫苗全生命周期质量管理，对疫苗的安全性、有效性和质量可控性负责。从事疫苗研制、生产、流通和预防接种活动的单位和个人，应当遵守法律、法规、规章、标准和规范，保证全过程信息真实、准确、完整和可追溯，依法承担责任，接受社会监督。

疫苗上市许可持有人应当建立健全疫苗全生命周期质量管理体系，制定并实施疫苗上市后风险管理计划，开展疫苗上市后研究，对疫苗的安全性、有效性和质量可控性进行进一步确证。

对批准疫苗注册申请时提出进一步研究要求的疫苗，疫苗上市许可持有人应当在规定期限内完成研究；逾期未完成研究或者不能证明其获益大于风险的，国务院药品监督管理部门应当依法处理，直至注销该疫苗的药品注册证书。

疫苗上市许可持有人应当对疫苗进行质量跟踪分析，持续提升质量控制标准，改进生产工艺，提高生产工艺稳定性；生产工艺、生产场地、关键设备等发生变更的，应当进行评估、验证，按照国务院药品监督管理部门有关变更管理的规定备案或报告；变更可能影响疫苗安全性、有效性和质量可控性的，应当经国务院药品监督管理部门批准。

疫苗上市许可持有人应当建立疫苗质量回顾分析和风险报告制度，每年将疫苗生产流通、上市后研究、风险管理等情况按照规定如实向国家药品监督部门报告。

国家药品监督部门可以根据实际情况，责令疫苗上市许可持有人开展上市后评价或者直接组织开展上市后评价。

国家卫生健康主管部门根据各省、自治区、直辖市疫苗使用计划，向疫苗上市许可持有人提供国家免疫规划疫苗需求信息，疫苗上市许可持有人根据疫苗需求信息合理安排生产。疫苗上市许可持有人应当依法组织生产，保障疫苗供应；疫苗上市许可持有人停止疫苗生产的，应当及时向国家药品监督部门或者省、自治区、直辖市人民政府药品监督管理部门报告。

国家实行疫苗责任强制保险制度。疫苗上市许可持有人应当按照规定投保疫苗责任强制保险。因疫苗质量问题造成受种者损害的，保险公司在承保的责任限额内予以赔付。疫苗责任强制保险制度的具体实施办法，由国务院药品监督管理部门会同国务院卫生健康主管部门、保险监督管理机构等制定。

6. 监督管理

药品监督管理部门依法对疫苗研制、生产、储存、运输及预防接种中的疫苗质量进行监督检查。卫生健康主管部门依法对免疫规划制度的实施、预防接种活动进行监督检查。

药品监督管理部门应当加强对疫苗上市许可持有人的现场检查；必要时，可以对为疫苗研制、生产、流通等活动提供产品或者服务的单位和个人进行延伸检查，有关单位和个人应当予以配合，不得拒绝和隐瞒。

药品监管部门应建立疫苗上市许可持有人及其相关人员信用记录制度，纳入全国信用信息共享平台，按规定公示其严重失信信息，实施联合惩戒。

疫苗存在或疑似存在质量问题的，疫苗上市许可持有人、疾病预防控制机构、接种单位应立即停止销售、配送、使用，必要时立即停止生产，按规定向县级以上药品监管部门、卫生健康主管部门报告。卫生健康主管部门应立即组织疾病预防控制机构和接种单位采取必要的应急处置措施，同时向上级卫生健康主管部门报告。药品监管部门应当依法采取查封、扣押等措施。

国家实行疫苗安全信息统一公布制度。国家药品监督部门会同国家卫生健康主管部门等建立疫苗质量预防接种等信息共享机制。

7. 法律责任

根据《疫苗法》，违反本法规定，构成犯罪的，依法从重追究刑事责任。相关责任人若有违法行为，应承担相应的行政处罚（表 11-1 至表 11-3）。

表 11-1 生产、销售疫苗违法行为的行政处罚

<table>
<tr><th>行为主体违法行为</th><th colspan="2">行政处罚（由省级药品监督管理部门执行）</th></tr>
<tr><td>生产、销售的疫苗属于假药的</td><td>没收违法所得和违法生产、销售的疫苗以及专门用于违法生产疫苗的原料、辅料、包装材料、设备等物品，责令停产停业整顿，吊销药品注册证书，直至吊销药品生产许可证等，并处违法生产、销售疫苗货值金额 15 倍以上 50 倍以下的罚款</td><td rowspan="2">货值金额不足 50 万元的，按 50 万元计算</td></tr>
<tr><td>生产、销售的疫苗属于劣药的</td><td>① 没收违法所得和违法生产、销售的疫苗以及专门用于违法生产疫苗的原料、辅料、包装材料、设备等物品，责令停产停业整顿，并处违法生产、销售疫苗货值金额 10 倍以上 30 倍以下的罚款
② 情节严重的，吊销药品注册证书，直至吊销药品生产许可证等</td></tr>
<tr><td>生产、销售的疫苗属于假药或属于劣药且情节严重的，对法定代表人、主要负责人、直接负责的主管人员和关键岗位人员以及其他责任人员</td><td colspan="2">① 没收违法行为发生期间自本单位所获收入，并处所获收入 1 倍以上 10 倍以下的罚款
② 终身禁止从事药品生产经营活动
③ 由公安机关处 5 日以上 15 日以下拘留</td></tr>
</table>

表 11-2 有下列情形之一违法行为的行政处罚

行为主体违法行为	行政处罚（由省级药品监督管理部门执行）
① 申请疫苗临床试验、注册、批签发提供虚假数据、资料、样品或者有其他欺骗行为 ② 编造生产、检验记录或者更改产品批号 ③ 疾病预防控制机构以外的单位或者个人向接种单位供应疫苗 ④ 委托生产疫苗未经批准 ⑤ 生产工艺、生产场地、关键设备等发生变更按照规定应当经批准而未经批准 ⑥ 更新疫苗说明书、标签按照规定应当经核准而未经核准	① 没收违法所得和违法生产、销售的疫苗及专门用于违法生产疫苗的原料、辅料、包装材料、设备等物品，责令停产停业整顿，并处违法生产、销售疫苗货值金额 15 倍以上 50 倍以下的罚款，货值金额不足 50 万元的，按 50 万元计算 ② 情节严重的，吊销药品相关批准证明文件，直至吊销药品生产许可证等，对法定代表人、主要负责人、直接负责的主管人员和关键岗位人员以及其他责任人员，没收违法行为发生期间自本单位所获收入，并处所获收入 50% 以上 10 倍以下的罚款，10 年内直至终身禁止从事药品生产经营活动，由公安机关处 5 日以上 15 日以下拘留
疫苗上市许可持有人 ① 未按照规定建立疫苗电子追溯系统 ② 法定代表人、主要负责人和生产管理负责人、质量管理负责人、质量受权人等关键岗位人员不符合规定条件或未按照规定对其进行培训、考核 ③ 未按照规定报告或备案 ④ 未按照规定开展上市后研究，或未按照规定设立机构、配备人员主动收集、跟踪分析疑似预防接种异常反应 ⑤ 未按照规定投保疫苗责任强制保险 ⑥ 未按照规定建立信息公开制度	① 责令改正，给予警告 ② 拒不改正的，处 20 万元以上 50 万元以下的罚款 ③ 情节严重的，责令停产停业整顿，并处 50 万元以上 200 万元以下的罚款

表 11-3　疫苗上市许可持有人或其他单位违法行为的行政处罚

行为主体违法行为	行政处罚（由县级以上药品监督管理部门执行）
疫苗上市许可持有人或者其他单位违反药品相关质量管理规范的	① 责令改正，给予警告 ② 拒不改正的，处 20 万元以上 50 万元以下的罚款 ③ 情节严重的，处 50 万元以上 300 万元以下的罚款，责令停产停业整顿，直至吊销药品相关批准证明文件、药品生产许可证等，对法定代表人、主要负责人、直接负责的主管人员和关键岗位人员以及其他责任人员，没收违法行为发生期间自本单位所获收入，并处所获收入 50% 以上 5 倍以下的罚款，10 年内直至终身禁止从事药品生产经营活动
疾病预防控制机构、接种单位、疫苗上市许可持有人、疫苗配送单位违反疫苗储存、运输管理规范有关冷链储存、运输要求的	① 责令改正，给予警告，对违法储存、运输的疫苗予以销毁，没收违法所得 ② 拒不改正的，对接种单位、疫苗上市许可持有人、疫苗配送单位处 20 万元以上 100 万元以下的罚款 ③ 情节严重的，对接种单位、疫苗上市许可持有人、疫苗配送单位处违法储存、运输疫苗货值金额 10 倍以上 30 倍以下的罚款，货值金额不足 10 万元的，按 10 万元计算，责令疫苗上市许可持有人、疫苗配送单位停产停业整顿，直至吊销药品相关批准证明文件、药品生产许可证等，对疫苗上市许可持有人、疫苗配送单位的法定代表人、主要负责人、直接负责的主管人员和关键岗位人员以及其他责任人员依照《疫苗法》第八十二条规定给予处罚
疾病预防控制机构、接种单位、疫苗上市许可持有人、疫苗配送单位有前款规定以外的违反疫苗储存、运输管理规范行为的	① 责令改正，给予警告，没收违法所得 ② 拒不改正的，对接种单位、疫苗上市许可持有人、疫苗配送单位处 10 万元以上 30 万元以下的罚款 ③ 情节严重的，对接种单位、疫苗上市许可持有人、疫苗配送单位处违法储存、运输疫苗货值金额 3 倍以上 10 倍以下的罚款，货值金额不足 10 万元的，按 10 万元计算

第三节　麻醉药品和精神药品的管理

一、药物滥用和毒品的危害

（一）药物滥用

药物滥用是指人们反复、大量地使用与医疗目的无关的具有依赖性潜力的药物。其并非错误或不正当使用，也不是指社交性或境遇性使用，而是强迫性有害性使用方式，是一种悖于社会常规的非医疗用药。国际禁毒公约把毒品分为麻醉药品和精神药品两大类，其滥用被习惯性称为药物滥用，也称“吸毒”。目前，被禁止和限制使用的麻醉药品有 128 种，精神类药品有 104 种，共计 232 种。

（二）毒品的危害

据估计，全世界约有 5 000 万人采用注射吸毒，另以吞、吸、饮、嚼方式吸毒的人数更多，由于毒品庞大的市场需求和巨额的利润，非法生产、贩运成为一个毒瘤，给个人、家庭和社会带来巨大的危害。

1. 对个人的危害

滥用麻醉药物和精神药品，不仅会摧毁使用者身体的功能，破坏使用者的生理健康，使滥用者丧失人格，道德沦陷，违法犯罪。

2. 对家庭的危害

滥用者为满足个人解瘾需要，不惜花费大量金钱购用药品，造成家庭衰败乃至破裂。

3. 对社会的危害

滥用者常常为获取毒品而不择手段，导致人格缺失、自尊心丧失、道德沦丧，出现反社会行为和暴力行为，继而促成抢劫、偷盗、卖淫杀人等犯罪活动，带来了严重的社会问题。事实也证明，全球性的吸毒现状已经严重威胁到所有国家和社会阶层，吸毒已经成为经济、刑事犯罪的温床，对国民经济和社会治安产生严重影响。

二、我国对麻醉药品和精神药品的管理概况

中华人民共和国成立后，我国政府出台了一系列有关麻醉药品、精神药品和禁毒的法律法规。

1950 年，卫生部发布了《管理麻醉药品暂行条例》及实施细则，对麻醉药品的品种范围、生产、供应和使用统一由卫生部指定专门机构负责，其他任何单位和个人，均不得私自种植、制造和贩卖。

1978 年，经国务院修订颁布了《麻醉药品管理条例》，1979 年卫生部发布了实施细则，要求麻醉药品生产（含种植）、供应、使用单位认真贯彻执行，如发现私种、吸食和擅自生产麻醉药品等违法犯罪活动者，根据情节轻重，依法惩处。

1984 年 9 月 20 日颁布的《药品管理法》是我国第一部较为完整的药品管理法律，其明确规定："国家对麻醉药品、精神药品、毒性药品、放射药品实行特殊管理"。

1985 年 6 月 18 日我国加入了国际《1961 年麻醉药品单一公约》和《1971 年精神药物公约》。次年，通过竞选成为联合国麻醉药品委员会 40 个成员之一。之后，我国每年都要派出由卫生、公安、外交、海关等部门官员组成的代表团出席联合国麻醉药品委员会。

1987 年和 1988 年国务院分别发布了《麻醉药品管理办法》《精神药品管理办法》，对其生产、供应、使用、运输和进出口的管理均做了明确的规定，并要求严格执行，违者追究法律责任。

1989 年 9 月，我国加入《联合国禁止非法贩运麻醉药品和精神药物公约》，成为最早加入该公约的成员国之一。

1998 年 10 月，国家药品监督管理局制定发布《罂粟壳管理暂行规定》；1999 年 4 月，又制定发布了《麻黄素管理办法（试行）》；1999 年 8 月，颁布经重新修订的《戒毒药品管理办法》；2000 年 2 月，国家药品监督管理局会同卫生部发布了《医疗机构麻醉药品、第一类精神药品供应管理办法》；2001 年 2 月，国家药品监督管理局制定发布《咖啡因管理规定》。

2001 年全国人大颁布了《药品管理法》，确定对麻醉药品、精神药品、医疗用毒性药品、放射性药品实行特殊管理。

2005 年 8 月，我国政府将《麻醉药品管理办法》和《精神药品管理办法》进行了合并、调整、修改和补充，颁布了《麻醉药品和精神药品管理条例》。

2013年12月7日、2016年2月6日国务院对《麻醉药品和精神药品管理条例》进行两次修订。

2019年8月修订了《药品管理法》,对特殊管理药品重新定义。

这些管理办法、条例及法的制定、修订和实施,进一步加强了特殊药品的规范性管理,保障了人们身心健康和社会公共秩序的稳定。

三、麻醉药品和精神药品的管理要点

为了加强麻醉药品和精神药品的管理,保证其合法、安全、合理使用,防止流入非法渠道,2005年7月26日国务院第100次常务会议通过了《麻醉药品和精神药品管理条例》(以下简称《麻精条例》),后于2013年12月7日、2016年2月6日进行了两次修订,《麻精条例》(2016修正)为现行有效行政法规,共9章89条。

(一)麻醉药品和精神药品的定义和品种

1. 定义

根据《麻精条例》第三条规定,麻醉药品和精神药品,是指列入麻醉药品目录、精神药品目录的药品和其他物质。精神药品分为第一类精神药品和第二类精神药品。目录由国家药品监管部门会同公安部门、国家卫生主管部门制定、调整并公布。

对麻醉药品目录和精神药品目录国家实行动态管理。上市销售但尚未列入目录的药品和其他物质或者第二类精神药品发生滥用,已经造成或者可能造成严重社会危害的,由国家药品监管部门会同公安部门、国家卫生主管部门应当及时将该药品和该物质列入目录或者将该第二类精神药品调整为第一类精神药品。

2. 麻醉药品和精神药品的品种

2013年,国家药品监督部门、公安部、国家卫生计划生育委员会联合公布《麻醉药品品种目录》和《精神药品品种目录》(食药监药化监〔2013〕230号),自2014年1月1日起施行。

(1)麻醉药品的品种:《麻醉药品品种目录(2013年版)》中,共列出麻醉药品121个品种,其中我国生产及使用的品种有22个,加上其复方制剂、提取物、提取物粉5个品种,一共有27个品种,具体为可卡因、罂粟浓缩物(包括罂粟果提取物、罂粟果提取物粉)、二氢埃托啡、地芬诺酯、芬太尼、氢可酮、氢吗啡酮、美沙酮、吗啡(包括吗啡阿托品注射液)、阿片(包括复方樟脑酊、阿桔片)、羟考酮、哌替啶、瑞芬太尼、舒芬太尼、蒂巴因、可待因、右丙氧芬、双氢可待因、乙基吗啡、福尔可定、布桂嗪、罂粟壳。

上述品种包括其可能存在的盐和单方制剂(除另有规定),也包括其可能存在的化学异构体、酯及醚(除另有规定)。

麻醉药品目录中的罂粟壳仅限于中药饮片和中成药的生产,以及医疗配方使用。

(2)精神药品的品种:《精神药品品种目录(2013年版)》中,共列出精神药品149个品种,其中第一类精神药品有68个品种,第二类精神药品有81个品种。其中我国生产及使用的第一类精神药品有7个品种,具体品种是哌甲酯、司可巴比妥、丁丙诺啡、γ-羟丁酸、氯胺酮、马吲哚、三唑仑;我国生产及使用的第二类精神药品有29个品种,具体品种是异戊巴比妥、格鲁米特、喷他佐辛、戊巴比妥、阿普唑仑、巴比妥、氯氮、氯硝西泮、地西泮、艾司唑仑、氟西泮、劳拉西泮、甲丙氨酯、咪达唑仑、硝西泮、奥沙西泮、匹莫林、苯巴比妥、唑吡坦、丁丙诺啡透皮贴剂、布托啡诺及其注射剂、咖啡因、安钠咖、地佐辛及其注射剂、麦角胺咖啡因片、氨酚氢可酮片、曲马朵、扎来普隆、佐匹克隆。

以上都包括其可能存在的盐和单方制剂（除另有规定），也包括其可能存在的化学异构体及酯、醚（除另有规定）。

2015年4月国家食品药品监督管理总局、公安部和国家卫生计划生育委员会联合发布了《关于将含可待因复方口服液体制剂列入第二类精神药品管理的公告》，自2015年5月1日起施行。

2019年8月国家药品监督管理局、公安部和国家卫生健康委员会联合发布了《关于将含羟考酮复方制剂等品种列入精神药品管理的公告》，自2019年9月1日起施行。

（二）麻醉药品和精神药品的管理部门及职责

根据《麻精条例》，麻醉药品和精神药品的管理部门及职责见表11–4，各级管理部门负责本行政区域内麻醉药品和精神药品的管理工作。

表11–4 麻醉药品和精神药品的管理部门及职责

管理部门	职责
国家药品监督部门	负责全国麻醉药品和精神药品的监督管理工作，并会同国务院农业主管部门对麻醉药品药用原植物实施监督管理
国务院农业主管部门	会同国家药品监督部门对麻醉药品药用原植物实施监督管理
国务院公安部门	负责对造成麻醉药品药用原植物、麻醉药品和精神药品流入非法渠道的行为进行查处
卫生部门	负责医疗机构特殊管理的药品合理使用的管理工作
国务院其他有关主管部门	在各自的职责范围内负责与麻醉药品和精神药品有关的管理工作
省级药品监督管理部门	负责本行政区域内麻醉药品和精神药品的监督管理工作
县级以上地方公安机关	负责对本行政区域内造成麻醉药品和精神药品流入非法渠道的行为进行查处
县级以上地方人民政府其他有关主管部门	在各自的职责范围内负责与麻醉药品和精神药品有关的管理工作

（三）麻醉药品和精神药品种植、实验研究和生产管理

1. 麻醉药品药用原植物的种植

国家药品监督部门根据麻醉药品和精神药品的需求总量制订年度生产计划。同时，与国务院农业主管部门根据麻醉药品年度生产计划，制订麻醉药品药用原植物年度种植计划。麻醉药品药用原植物种植企业按计划种植，并定期向国家药品监督部门和国务院农业主管部门报告种植情况，其他单位和个人不得种植麻醉药品药用原植物。

2. 麻醉药品和精神药品的实验研究

开展麻醉药品和精神药品实验研究活动应当经国家药品监督部门批准并具备以下条件：①以医疗、科学研究或者教学为目的；②有保证实验所需麻醉药品和精神药品安全的措施和管理制度；③单位及其工作人员2年内没有违反有关禁毒的法律、行政法规规定的行为。

（1）开展麻醉药品和精神药品实验研究必须事先提出立项申请，报所在地省级药监部门。省级药品监督管理部门对申请人实验研究条件进行现场检查，出具审查意见，连同申报资料报送国家药品监督部门。国家药品监督部门收到申报资料后，进行全面审查，全部资料符合规定的，

发给《麻醉药品和精神药品实验研究立项批件》。《麻醉药品和精神药品实验研究立项批件》不得转让。

（2）麻醉药品和第一类精神药品的临床试验，不得以健康人为受试对象。

（3）在普通药品的实验研究过程中，药品研究单位如果产生本管制品种，则应当立即停止实验研究活动，并向国家药品监督部门报告。由国家药品监督部门决定是否同意其继续进行实验研究。

3. 麻醉药品和精神药品的生产

国家对麻醉药品和精神药品的生产实行定点生产制度。国家药品监督部门根据麻醉药品和精神药品的需求总量，确定麻醉药品和精神药品定点生产企业的数量和布局，并根据年度需求总量对数量和布局进行调整、公布。

从事麻醉药品、精神药品生产的企业，应当经所在省级药品监督管理部门批准。

定点生产麻醉药品和精神药品企业除应具备《药品管理法》规定的开办条件外，还必须具备下列条件：①有《药品生产许可证》；②有麻醉药品和精神药品实验研究批准文件；③有符合规定的麻醉药品和精神药品生产设施、贮存条件和相应的安全管理设施；④有通过网络实施企业安全生产管理和向药品监督管理部门报告生产信息的能力；⑤有保证麻醉药品和精神药品安全生产的管理制度；⑥有与麻醉药品和精神药品安全生产要求相适应的管理水平和经营规模；⑦麻醉药品和精神药品生产管理、质量管理部门的人员应当熟悉麻醉药品和精神药品管理以及有关禁毒的法律、行政法规；⑧没有生产、销售假药、劣药或者违反有关禁毒的法律、行政法规规定的行为；⑨符合国家药品监督部门公布的麻醉药品和精神药品定点生产企业数量和布局的要求。

定点生产企业生产麻醉药品和精神药品，必须依照药品管理法的规定取得药品批准文号。未取得药品批准文号的，不得生产麻醉药品和精神药品。

定点生产企业必须严格按照麻醉药品和精神药品年度生产计划安排生产，并依照规定向所在地省级药监部门报告生产情况。

定点生产企业应将麻醉药品及精神药品销售给具有麻醉药品及精神药品经营资格的企业或经批准购用的其他单位。

麻醉药品和精神药品的标签应当印有国家药品监督部门规定的标志。

4. 麻醉药品和精神药品的经营

国家对麻醉药品和精神药品实行定点经营制度。国家药品监督部门根据麻醉药品和第一类精神药品全国需求总量，确定跨省从事麻醉药品和第一类精神药品批发业务的企业（以下称全国性批发企业）的布局、数量。根据各省对麻醉药品和第一类精神药品需求总量，确定在该行政区域内从事麻醉药品和第一类精神药品批发业务的企业（以下称区域性批发企业）的布局、数量。

定点经营企业除应当具备《药品管理法》规定的药品经营企业的开办条件外，还必须具备下列条件：①有符合本条例规定的麻醉药品和精神药品贮存条件；②有通过网络实施企业安全管理和向药品监督管理部门报告经营信息的能力；③单位及其工作人员两年内没有违反有关禁毒的法律、行政法规规定的行为；④符合国家药品监督部门公布的定点批发企业布局。

麻醉药品和精神药品定点经营企业分全国性批发企业和区域性批发企业两类：①全国性批发企业，是指跨省、自治区、直辖市从事麻醉药品和第一类精神药品批发业务的企业，经国家药品监督部门批准。全国性批发企业可以向区域性批发企业,或者经批准可以向取得麻醉药品和第一类精神药品使用资格的医疗机构以及依照本条例规定批准的其他单位销售麻醉药品和第一类精神药品。②区域性批发企业,是指在本省、自治区、直辖市行政区域内从事麻醉药品和第一类精神药品批发业务的企业,经所在地省级药品监督管理部门批准。区域性批发企业可以向本省、自治区、直辖市行政区域内取得麻醉药品和第一类精神药品使用资格的医疗机构销售麻醉药品和第一类精神药品。

全国性批发企业向取得麻醉药品和第一类精神药品使用资格的医疗机构销售麻醉药品和第一类精神药品,应当向医疗机构所在地省级药品监督管理部门批准。区域性批发企业由于特殊地理位置的原因,需要就近向其他省、自治区、直辖市行政区域内取得麻醉药品和第一类精神药品使用资格的医疗机构销售的,应当经省级药品监督管理部门批准。

药品经营企业不得经营麻醉药品原料药和第一类精神药品原料药。但是,供医疗、科学研究、教学使用的小包装的上述药品可以由国家药品监督部门规定的药品批发企业经营。

专门从事第二类精神药品批发业务的企业,应当经所在地省级药监部门批准。全国性批发企业和区域性批发企业可以从事第二类精神药品批发业务。第二类精神药品定点批发企业可以向医疗机构、定点批发企业和符合规定的药品零售企业销售第二类精神药品。

经所在地设区的市级药品监督管理部门批准,实行统一进货、统一配送、统一管理的药品零售连锁企业可以从事第二类精神药品零售业务。第二类精神药品零售企业应当凭执业医师出具的处方,按规定剂量销售第二类精神药品,并将处方保存两年备查;禁止超剂量或者无处方销售第二类精神药品;不得向未成年人销售第二类精神药品。麻醉药品和第一类精神药品不得零售。

企业,单位之间购销麻醉药品及精神药品禁止使用现金进行交易,但是个人合法购买麻醉药品和精神药品的除外。

全国性批发企业和区域性批发企业向医疗机构销售麻醉药品和第一类精神药品,应当将药品送至医疗机构。医疗机构不得自行提货。

麻醉药品目录中的罂粟壳只能用于中药饮片和中成药的生产以及医疗配方使用。

麻醉药品和精神药品实行政府定价,在制定出厂和批发价格的基础上,逐步实行全国统一零售价格。具体办法由国务院价格主管部门制定。

5. 麻醉药品和精神药品的使用管理

(1)《麻醉药品、第一类精神药品购用印鉴卡》管理:医疗机构需要使用麻醉药品和第一类精神药品,须经所在地设区的市级卫生主管部门批准后,取得《麻醉药品、第一类精神药品购用印鉴卡》(简称《印鉴卡》)。医疗机构凭《印鉴卡》向本省级行政区域内的定点批发企业购买麻醉药品和第一类精神药品。设区的市级卫生主管部门发给医疗机构《印鉴卡》的同时,将取得《印鉴卡》的医疗机构情况抄送所在地的市级药品监督管理部门,报省卫生主管部门备案;并将取得《印鉴卡》的医疗机构名单向本行政区域内的定点批发企业通报。印鉴卡有效期为 3 年,有效期期满前 3 个月,向市级卫生主管部门重新申请。

医疗机构取得印鉴卡应具备下列条件:①有专职的麻醉药品和第一类精神药品管理人员;②有获得麻醉药品和第一类精神药品处方资格的执业医师;③有保证麻醉药品和第一类精神药品安全贮存的设施和管理制度。

(2) 麻醉药品和精神药品处方权:医疗机构按照国务院卫生主管部门的规定,对本单位执业医师进行有关麻醉药品和精神药品使用知识的培训、考核,考核合格的,授予麻醉药品和第一类精神药品处方资格。执业医师取得麻醉药品和第一类精神药品的处方资格后,方可在本医疗机构开具麻醉药品和第一类精神药品处方,但不得为自己开具处方。开具麻醉药品、精神药品必须使用专用处方。具有处方权的医师在为患者首次开具麻醉药品、第一类精神药品处方时,应当亲自诊查患者,为其建立相应的病历,留存患者身份证明复印件,要求患者或其亲属签署《知情同意书》。病历由医疗机构保管。麻醉药品和精神药品处方限量规定详见第八章第二节。

(3) 配制麻醉药品、精神药品制剂的管理:对临床需要而市场无供应的麻醉药品和精神药品,持有医疗机构制剂许可证和印鉴卡的医疗机构需要配制制剂的,应经所在地省级药品监督管理部门批准。医疗机构配制的麻醉药品和精神药品制剂只能在本医疗机构使用,不得对外销售。

6. 麻醉药品和精神药品贮存与运输管理

(1) 贮存管理:麻醉药品药用原植物种植企业、定点生产企业、全国性批发企业和区域性批发企业以及国家设立的麻醉药品贮存单位,应当设置贮存麻醉药品和第一类精神药品的专库。专库应符合:①安装专用防盗门,实行双人双锁管理;②具有相应的防火设施;③具有监控设施和报警装置,报警装置应当与公安机关报警系统联网。

配备专人负责管理工作,建立专用账册,账册保存期限:药品有效期期满后5年。入库双人验收,出库双人复核,做到账物相符。麻醉药品定点生产企业应当将麻醉药品原料药和制剂分别存放。

(2) 运输管理:托运、承运和自行运输麻醉药品和精神药品必须采取安全保障措施,防止麻醉药品和精神药品在运输过程中被盗、被抢、丢失。托运或自行运输麻醉药品和第一类精神药品的单位向所在地省级药监部门申请领取运输证明。运输证明有效期为1年。运输证明应当由专人保管,不得涂改、转让、转借。托运人办理麻醉药品和第一类精神药品运输手续后,将运输证明副本交付承运人。承运人以此查验、收存运输证明副本,并检查货物包装。

需要邮寄麻醉药品和精神药品时,寄件人需要提交所在地省级药监部门出具的准予邮寄证明。邮政营业机构在查验、收存准予邮寄证明后,给予收寄。省级邮政主管部门指定符合安全保障条件的邮政营业机构负责收寄麻醉药品和精神药品。邮政营业机构收寄麻醉药品和精神药品,可以依法对收寄的麻醉药品和精神药品予以查验。

定点生产企业、全国性批发企业和区域性批发企业之间运输麻醉药品、第一类精神药品,发货人在发货前应当向所在地省级药品监督管理部门报送本次运输的相关信息。

7. 监督管理

药品监督管理部门应当根据规定的职责权限,对麻醉药品药用原植物的种植以及麻醉药品和精神药品的实验研究、生产、经营、使用、储存、运输活动进行监督检查。

(1) 建立监控信息网络:省级以上药品监督管理部门根据实际情况建立监控信息网络,对定点生产企业、定点批发企业和使用单位的麻醉药品和精神药品生产、进货、销售、库存、使用的数量以及流向实行实时监控,并与同级公安机关做到信息共享。

尚未连接监控信息网络的麻醉药品和精神药品定点生产企业、定点批发企业和使用单位,应当每月通过电子信息、传真、书面等方式,将本单位麻醉药品和精神药品生产、进货、销售、库存、使用的数量以及流向,报所在地设区的市级药品监督管理部门和公安机关;医疗机构还应当报所在地设区的市级人民政府卫生主管部门。

设区的市级药品监督管理部门应当每3个月向上一级药品监督管理部门报告本地区麻醉药品和精神药品的相关情况。

（2）对滥用、造成危害的麻醉药品和精神药品品种管理：对已经发生滥用，造成严重社会危害的麻醉药品和精神药品品种，国家药品监督部门应当采取在一定期限内中止生产、经营、使用或者限定其使用范围和用途等措施。对不再作为药品使用的麻醉药品和精神药品，国家药品监督部门应当撤销其药品批准文号和药品标准，并予以公布。

药品监督管理部门、卫生主管部门发现生产、经营企业和使用单位的麻醉药品和精神药品管理存在安全隐患时，应当责令其立即排除或者限期排除；对有证据证明可能流入非法渠道的，应当及时采取查封、扣押的行政强制措施，在7日内做出行政处理决定，并通报同级公安机关。

药品监督管理部门发现取得印鉴卡的医疗机构未依照规定购买麻醉药品和第一类精神药品时，应当及时通报同级卫生主管部门。接到通报的卫生主管部门应当立即调查处理。必要时，药品监督管理部门可以责令定点批发企业中止向该医疗机构销售麻醉药品和第一类精神药品。

（3）对过期、损坏的麻醉药品和精神药品销毁：对过期、损坏的麻醉药品和精神药品应当登记造册，并向所在地县级药品监督管理部门申请销毁。药品监督管理部门应当自接到申请之日起5日内到场监督销毁。医疗机构对存放在本单位的过期、损坏麻醉药品和精神药品，应当按照本条规定的程序向卫生主管部门提出申请，由卫生主管部门负责监督销毁。对依法收缴的麻醉药品和精神药品，除经国家药品监督部门或者国务院公安部门批准用于科学研究外，应当依照国家有关规定予以销毁。

（4）各部门的协同监督：县级以上人民政府卫生主管部门应当对执业医师开具麻醉药品和精神药品处方的情况进行监督检查。

药品监督管理部门、卫生主管部门和公安机关应当互相通报麻醉药品和精神药品生产、经营企业和使用单位的名单以及其他管理信息。

各级药品监督管理部门应当将在麻醉药品药用原植物的种植以及麻醉药品和精神药品的实验研究、生产、经营、使用、储存、运输等各环节的管理中的审批、撤销等事项通报同级公安机关。麻醉药品和精神药品的经营企业、使用单位报送各级药品监督管理部门的备案事项，应当同时报送同级公安机关。

发生麻醉药品和精神药品被盗、被抢、丢失或者其他流入非法渠道的情形的，案发单位应当立即采取必要的控制措施，同时报告所在地县级公安机关和药品监督管理部门。医疗机构发生上述情形的，还应当报告其主管部门。公安机关接到报告、举报，或者有证据证明麻醉药品和精神药品可能流入非法渠道时，应当及时开展调查，并可以对相关单位采取必要的控制措施。药品监督管理部门、卫生主管部门以及其他有关部门应当配合公安机关开展工作。

8. 非药用类麻醉药品和精神药品的管理

为加强对非药用类麻醉药品和精神药品的列管工作，防止非法生产、经营、运输、使用和进出口，遏制有关违法犯罪活动的发展蔓延，2015年9月24日公安部、国家药品监督部门、国家卫生计划生育委员会和国家禁毒委员会办公室联合制定了《非药用类麻醉药品和精神药品列管办法》，并于2015年10月1日起施行。2021年5月11日，公安部、国家卫生健康委员会和国家药品监督管理局联合发布《关于将合成大麻素类物质和氟胺酮等18种物质列入〈非药用类麻醉药品和精神药品管制品种增补目录〉的公告》，决定正式整类列管合成大麻素类新精神活性物质，并新增列管氟胺酮等18种新精神活性物质。

（1）非药用类麻醉药品和精神药品的定义及品种：非药用类麻醉药品和精神药品是指未作为药品生产和使用，具有成瘾性或者成瘾潜力且易被滥用的物质。

非药用类麻醉药品和精神药品管制品种增补目录收录了134种。

非药用类麻醉药品和精神药品管制品种目录的调整由国家公安部门会同国家药品监督部门和国家卫生主管部门负责。

非药用类麻醉药品和精神药品发现医药用途，调整列入药品目录的，不再列入非药用类麻醉药品和精神药品管制品种目录。

（2）非药用类麻醉药品和精神药品的管理：对列管的非药用类麻醉药品和精神药品，禁止任何单位和个人生产、买卖、运输、使用、储存和进出口。因科研、实验需要使用非药用类麻醉药品和精神药品，在药品、医疗器械生产、检测中需要使用非药用类麻醉药品和精神药品标准品、对照品，以及药品生产过程中非药用类麻醉药品和精神药品中间体的管理，按照有关规定执行。

各级公安机关和有关部门依法加强对非药用类麻醉药品和精神药品违法犯罪行为的打击处理。

9. 法律责任

为了加强麻醉药品和精神药品管理工作，各级药品监督管理部门，应设专人负责此项工作，全程监督麻醉药品药用原植物的种植，麻醉药品和精神药品的实验研究、生产、经营、使用、储存及运输等活动。对违反《麻醉药品和精神药品管理条例》的行为，制定了严厉的行政处罚（表11-5至表11-7），构成犯罪的，应承担刑事责任。

表11-5 种植企业、定点生产、批发企业及零售企业违法行为的行政处罚

行为主体违法行为	行政处罚（由药品监督管理部门执行）
麻醉药品药用原植物种植企业有下列情形之一 ① 未依照麻醉药品药用原植物年度种植计划进行种植的 ② 未依照规定报告种植情况的 ③ 未依照规定储存麻醉药品的	① 责令限期改正，给予警告 ② 逾期不改正的，处以5万元以上10万元以下的罚款 ③ 情节严重的，取消其种植资格
定点生产企业有下列情形之一 ① 未按照麻醉药品和精神药品年度生产计划安排生产的 ② 未依照规定向药品监督管理部门报告生产情况的 ③ 未依照规定储存麻醉药品和精神药品，或者未依照规定建立、保存专用账册的 ④ 未依照规定销售麻醉药品和精神药品的 ⑤ 未依照规定销毁麻醉药品和精神药品的	① 责令限期改正，给予警告，并没收违法所得和违法销售的药品 ② 逾期不改正的，责令停产，并处5万元以上10万元以下的罚款 ③ 情节严重的，取消其定点生产资格
定点批发企业违反《麻醉药品和精神药品管理条例》的规定销售麻醉药品和精神药品，或者违反《麻醉药品和精神药品管理条例》的规定经营麻醉药品原料药和第一类精神药品原料药的	① 责令限期改正，给予警告，并没收违法所得和违法销售的药品 ② 逾期不改正的，责令停业，并处违法销售药品货值金额2倍以上5倍以下的罚款 ③ 情节严重的，取消其定点批发资格

续表

行为主体违法行为	行政处罚（由药品监督管理部门执行）
定点批发企业有下列情形之一 ① 未依照规定购进麻醉药品和第一类精神药品的 ② 未保证供药责任区域内的麻醉药品和第一类精神药品的供应的 ③ 未对医疗机构履行送货义务的 ④ 未依照规定报告麻醉药品和精神药品的进货、销售、库存数量及流向的 ⑤ 未依照规定储存麻醉药品和精神药品，或者未依照规定建立、保存专用账册的 ⑥ 未依照规定销毁麻醉药品和精神药品的 ⑦ 区域性批发企业之间违反《麻精条例》的规定调剂麻醉药品和第一类精神药品，或者因特殊情况调剂麻醉药品和第一类精神药品后未依照规定备案的	① 责令限期改正，给予警告 ② 逾期不改正的，责令停业，并处 2 万元以上 5 万元以下的罚款 ③ 情节严重的，取消其定点批发资格
第二类精神药品零售企业 违反《麻精条例》的规定储存、销售或者销毁第二类精神药品的	① 责令限期改正，给予警告，并没收违法所得和违法销售的药品 ② 逾期不改正的，责令停业，并处 5 000 元以上 2 万元以下的罚款 ③ 情节严重的，取消其第二类精神药品零售资格
违反关于麻醉药品和精神药品购买规定的	① 没收违法购买的麻醉药品和精神药品，责令限期改正，给予警告 ② 逾期不改正的，责令停产或者停止相关活动，并处 2 万元以上 5 万元以下的罚款
药品研究单位在普通药品的实验研究和研制过程中，产生规定管制的麻醉药品和精神药品，未依照规定报告的	① 责令改正，给予警告，没收违法药品 ② 拒不改正的，责令停止实验研究和研制活动
药物临床试验机构以健康人为麻醉药品和第一类精神药品临床试验受试对象的	① 责令停止违法行为，给予警告 ② 情节严重的，取消其药物临床试验机构的资格 ③ 对受试对象造成损害的，药物临床试验机构依法承担治疗和赔偿责任
定点生产企业、定点批发企业和第二类精神药品零售企业生产、销售假劣麻醉药品和精神药品的	取消其定点生产资格、定点批发资格或者第二类精神药品零售资格，并依照药品管理法的有关规定予以处罚
定点生产企业、定点批发企业和其他单位使用现金进行麻醉药品和精神药品交易的	责令改正，给予警告，没收违法交易的药品，并处 5 万元以上 10 万元以下的罚款

表 11-6 医疗机构、执业医师、药师违法行为的行政处罚

行为主体违法行为	行政处罚
取得印鉴卡的医疗机构，有下列情形之一 ① 未依照规定购买、储存麻醉药品和第一类精神药品的 ② 未依照规定保存麻醉药品和精神药品专用处方，或者未依照规定进行处方专册登记的 ③ 未依照规定报告麻醉药品和精神药品的进货、库存、使用数量的 ④ 紧急借用麻醉药品和第一类精神药品后未备案的 ⑤ 未依照规定销毁麻醉药品和精神药品的	由设区的卫生行政部门 ① 责令限期改正，给予警告 ② 逾期不改正的，处 5 000 元以上 1 万元以下的罚款 ③ 情节严重的，吊销其印鉴卡 ④ 对直接负责的主管人员和其他直接责任人员，依法给予降级、撤职、开除的处分
具有麻醉药品和第一类精神药品处方资格的执业医师违反规定开具麻醉药品和第一类精神药品处方，或者未按照临床应用指导原则的要求使用麻醉药品和第一类精神药品的	① 由其所在医疗机构取消其麻醉药品和第一类精神药品处方资格 ② 造成严重后果的，由原发证部门吊销其执业证书
执业医师未按照临床应用指导原则的要求使用第二类精神药品或者未使用专用处方开具第二类精神药品，造成严重后果的	造成严重后果的，由原发证部门吊销其执业证书。
未取得麻醉药品和第一类精神药品处方资格的执业医师擅自开具麻醉药品和第一类精神药品处方	① 由县级以上卫生行政部门给予警告，暂停其执业活动 ② 造成严重后果的，吊销其执业证书
处方的调配人、核对人违反规定未对麻醉药品和第一类精神药品处方进行核对	造成严重后果的，由原发证部门吊销其执业证书。

表 11-7 其他的行为主体违法行为的行政处罚

行为主体违法行为	行政处罚
违反规定运输麻醉药品和精神药品的	由药品监督管理部门和运输管理部门依照各自职责，责令改正，给予警告，处 2 万元以上 5 万元以下的罚款
收寄麻醉药品、精神药品的邮政营业机构未依照《麻精条例》的规定办理邮寄手续的	由邮政主管部门责令改正，给予警告；造成麻醉药品、精神药品邮件丢失的，依照邮政法律、行政法规的规定处理
提供虚假材料、隐瞒有关情况，或者采取其他欺骗手段取得麻醉药品和精神药品的实验研究、生产、经营、使用资格的	① 由原审批部门撤销其已取得的资格，5 年内不得提出有关麻醉药品和精神药品的申请 ② 情节严重的，处 1 万元以上 3 万元以下的罚款，有药品生产许可证、药品经营许可证、医疗机构执业许可证的，依法吊销其许可证明文件

续表

行为主体违法行为	行政处罚
发生麻醉药品和精神药品被盗、被抢、丢失案件的单位,违反规定未采取必要的控制措施或者未依照规定报告的	① 由药品监督管理部门和卫生行政部门依照各自职责,责令改正,给予警告 ② 情节严重的,处5 000元以上1万元以下的罚款 ③ 有上级主管部门的,由其上级主管部门对直接负责的主管人员和其他直接责任人员,依法给予降级、撤职的处分
依法取得麻醉药品药用原植物种植或者麻醉药品和精神药品实验研究、生产、经营、使用、运输等资格的单位,倒卖、转让、出租、出借、涂改其麻醉药品和精神药品许可证明文件的	① 由原审批部门吊销相应许可证明文件,没收违法所得;情节严重的,处违法所得2倍以上5倍以下的罚款 ② 没有违法所得的,处2万元以上5万元以下的罚款
违反规定,致使麻醉药品和精神药品流入非法渠道造成危害	① 尚不构成犯罪的,由县级以上公安机关处5万元以上10万元以下的罚款 ② 有违法所得的,没收违法所得 ③ 情节严重的,处违法所得2倍以上5倍以下的罚款 ④ 由原发证部门吊销其药品生产、经营和使用许可证明文件
药品监督管理部门、卫生行政部门在监督管理工作中发现前款规定情形的	应当立即通报所在地同级公安机关,并依照国家有关规定,将案件及相关材料移送公安机关
药品监督管理部门、卫生行政部有下列情形之一 ① 对不符合条件的申请人准予行政许可或超越法定职权做出准予行政许可决定的。 ② 未到场监督销毁过期、损坏的麻醉药品和精神药品的 ③ 未依法履行监督检查职责,应当发现而未发现违法行为、发现违法行为不及时查处,或者未依照本条例规定的程序实施监督检查的 ④ 违反本条例规定的其他失职、渎职行为	由其上级行政机关或监察机关责令改正;情节严重的,对直接负责的主管人员和其他直接责任人员依法给予行政处分

第四节 医疗用毒性药品的管理

医疗用毒性药品在临床上可以发挥防病治病的作用,但若使用不当,则易产生中毒危及生命,因此较于一般药品而言,对医疗用毒性药品的管理更加严格。我国十分重视医疗用毒性药品的管理,1964年4月卫生部会同商业部、化工部发布了《管理毒药、限制性剧药暂行规定》;同年12月卫生部又会同商业部发布了《管理毒性中药的暂行办法》;1979年6月卫生部会同国家医药管理总局发布了《医疗用毒药、限制性剧药管理规定》;1988年12月27日国务院制定和颁布了

《医疗用毒性药品管理办法》,该办法的颁布标志着我国对医疗毒性药品的管理走向法治化的轨道。2002 年 10 月,国家药品监督管理局发布了《关于切实加强医疗用毒性药品监管的通知》,对毒性药品的生产、经营、储运和使用进行严格监管。2008 年 7 月国家药品监督部门和国家卫生部门发布了《关于将 A 型肉毒毒素列入毒性药品管理的通知》,加强 A 型肉毒毒素及其制剂生产、经营和使用管理。

一、医疗用毒性药品的定义及品种

(一)医疗用毒性药品的定义

医疗用毒性药品(medicinal toxic drug),简称毒性药品,是指毒性剧烈、治疗剂量与中毒剂量相近,使用不当会致人中毒或死亡的药品。

毒性药品、毒品及毒物各有异同。毒品是指非教学、科研、医疗用途而使用的麻醉药品和精神药品;毒物是指具有剧烈毒性而不能在临床应用的物质,如氰化钾等;毒性药品虽然有剧烈毒性,但因其有药品之功效,故常在临床上应用。

(二)医疗用毒性药品的品种

特殊管理的毒性药品分为中、西药两类。

1. 毒性中药品种

共 27 种(原药材和中药饮片,不含制剂),包括砒石(红砒、白砒)、砒霜、水银、生马前子、生川乌、生草乌、生白附子、生附子、生半夏、生南星、生巴豆、斑蝥、青娘虫、红娘虫、生甘遂、生狼毒、生藤黄、生千金子、生天仙子、闹阳花、雪上一枝蒿、红粉(红升丹)、白降丹、蟾酥、洋金花、轻粉、雄黄。

2. 毒性西药品种

共 13 种,包括去乙酰毛花苷、阿托品、洋地黄毒苷、氢溴酸后马托品、三氧化二砷、毛果芸香碱、氯化汞、水杨酸毒扁豆碱、亚砷酸钾、氢溴酸东莨菪碱、士的宁、亚砷酸钾注射剂、A 型肉毒毒素及其制剂。除了亚砷酸钾注射剂、A 型肉毒毒素制剂以外的药品品种均指的是原料药;另外,士的宁、阿托品、毛果芸香碱等品种还包括各自的盐类化合物。

二、医疗用毒性药品的管理要点

(一)毒性药品的生产与炮制

毒性药品年度生产、收购、供应和配制计划,由省级药品监督管理部门根据医疗需要制订,下达给指定的毒性药品生产、收购、供应单位,并报送国家药品监督部门和国家中医药管理局。生产单位不得擅自改变生产计划自行销售。

生产毒性药品的企业,必须建立严格的管理制度,由医药专业人员负责生产、配制和质量检验,严防与其他药品混杂。生产时,必须严格执行生产工艺操作规程,在本单位药检人员的监督下准确投料,每次投料必须经 2 人以上复核无误,并详细记录每次生产所用原料数和成品数。生产过程中所用工具容器,必须处理干净;所有盛放毒性药品原料、半合成品、成品容器,必须贴有黑白相间并标有“毒”字样的毒药标志;所产生的废弃物,须妥善处理,不得污染环境。生产记录须完整准确,保存 5 年备查。

毒性中药的加工炮制,必须按照《中国药典》或省级药品监督管理部门制定的《中药饮片炮制规范》的规定进行。药材符合要求的，方可供应、配方和用于中成药生产。

（二）毒性药品的经营

毒性药品的收购、经营，由各级药品监督管理部门指定的药品经营企业负责；配方用药由定点药店、医疗机构负责。其他任何单位或个人均不得从事毒性药品的收购、经营和配方业务。

收购、经营、加工、使用毒性药品的企业必须建立健全保管、验收、领发、核对等制度，严防收假、收错、发错，严禁与其他药品混杂，做到划定仓位，“三专”，即专库（柜）、专人、专账管理。

毒性药品在运输过程中，应采取有效措施，防止发生意外或事故。

（三）毒性药品的使用

医疗机构供应和调配毒性药品时，应凭医师签名的正式处方；药品零售企业供应和调配毒性药品，应凭盖有医生所在的医疗机构公章的正式处方。如发现处方有疑问时，须经原处方医师重新审定后再行调配。每次处方剂量不得超过 2 日极量。调配处方，必须核对无误，按医嘱要求，并由配方人员及具有药师以上技术职称的复核人员签名盖章后方可发出。对处方未注明“生用”的毒性中药，应当使用炮制品。处方一次有效，保存 2 年备查。

科研和教学单位所需的毒性药品，必须持单位的证明信，经县以上药品监督管理部门批准后，经营单位方可发售。

对民间单、秘、验方需用毒性中药，购买时要持有本单位或者街道办事处、乡（镇）人民政府的证明信，经营企业方可发售。每次购用量不得超过 2 日极量。

三、法律责任

对违反《医疗用毒性药品管理办法》的规定，擅自生产、收购、经营毒性药品的单位或个人，由县以上药品监督管理部门没收其全部毒性药品，并处以警告或按非法所得的 5～10 倍罚款；情节严重、致人伤残或死亡，构成犯罪的，由司法机关依法追究其刑事责任。

第五节 其他特殊药品的管理

一、含特殊药品复方制剂的管理

为加强含特殊药品复方制剂监管，有效遏制此类药品从药用渠道流失、滥用或用于制毒，避免危害公众健康安全，国家药品监管部门发布了相应的规范性文件。

（一）部分含特殊药品复方制剂的品种范围

含特殊药品复方制剂包括含麻黄碱类复方制剂（不包括含麻黄的药品）、含可待因复方口服液体制剂（列入第二类精神药品管理）、罂粟壳（含罂粟壳）制剂、含曲马多口服复方制剂、含地芬诺酯复方制剂、复方甘草片、复方甘草口服液及含可待因≤15 mg 的复方制剂、含双氢可待因≤10 mg 的复方制剂、含羟考酮≤5 mg 的复方制剂、含右丙氧酚≤50 mg 的复方制剂。

（二）含特殊药品复方制剂管理的有关规定

（1）具有《药品经营许可证》的企业均可经营含特殊药品复方制剂。药品生产企业和药品批发企业可以将含特殊药品复方制剂销售给药品批发企业、药品零售企业和医疗机构。药品零售企业销售含特殊药品复方制剂时，处方药应当严格执行处方药与非处方药分类管理有关规定，非处方药一次销售不得超过 5 个最小包装。

（2）合法资质审核药品生产、批发企业经营含特殊药品复方制剂时，应当按照要求建立客户档案，核实并留存购销方资质证明复印件、采购人员（销售人员）法人委托书和身份证明复印件、核实记录等；指定专人负责采购（销售）、出（入）库验收、签订买卖合同等。

（3）药品生产、批发企业经营含特殊药品复方制剂时必须严格按照规定开具、索要销售票据。药品生产和经营企业应按要求，核实购买付款的单位、金额与销售票据载明的单位、金额相一致。禁止使用现金进行含特殊药品复方制剂交易。

（4）药品生产、批发企业销售含特殊药品复方制剂时，应当严格执行出库复核制度，认真核对实物与销售出库单是否相符，并确保药品送达购买方《药品经营许可证》所载明的仓库地址、药品零售企业注册地址，或者医疗机构的药库。药品送达后，购买方应查验货物，无误后由入库员在随货同行单上签字。随货同行单原件留存，复印件加盖公章后及时返回销售方。

（5）对特殊药品复方制剂实施电子监管。未入网及未使用药品电子监管码统一标识的，一律不得销售。

（6）含可待因复方口服溶液、复方甘草片和复方地芬诺酯片购销管理从生产企业直接购进上述药品的批发企业，可以将药品销售给其他批发企业、零售企业和医疗机构；从批发企业购进的，只能销售给本省（区、市）的零售企业和医疗机构。

（7）麻黄碱类复方制剂的管理其他要求

具有蛋白同化制剂、肽类激素定点批发资质的药品经营企业，方可从事含麻黄碱类复方制剂的批发业务。药品零售企业零售含麻黄碱类复方制剂，除执行药品分类管理有关规定外，一次不得超过 5 个最小包装。含麻黄碱类复方制剂不得委托生产。境内企业不得接受境外厂商委托生产含麻黄碱类复方制剂。

单位剂量内麻黄碱类药物含量大于 30 mg（不含 30 mg）的复方制剂将列入必须凭处方销售的处方药管理。

含麻黄碱类复方制剂每个最小包装中的麻黄碱类药物含量，如果是口服固体制剂不得超过 720 mg，如果是口服液体制剂则不得超过 800 mg。

规定销售含麻黄碱类复方制剂的药品零售企业应当查验、登记购买者身份证，严格控制含麻黄碱类复方制剂单次零售数量，每次销售数量不超过 2 盒，严禁零售药店开架销售含麻黄碱类复方制剂。

药品零售连锁企业一律不得在药品交易网站展示或向个人消费者销售含麻黄碱类复方制剂。

（三）监督与处罚

药品生产企业、经营企业将含特殊药品复方制剂销售给个人、不具法定药品经营和使用资质的企业或单位，或者致使含特殊药品复方制剂去向不明的，一律依法吊销其《药品生产许可证》或《药品经营许可证》。对涉嫌触犯刑律的，要及时移送公安机关处理。国家药品监督部门将适时在全国范围内通报药品生产、经营企业的违法违规行为。

二、兴奋剂的管理

为了防止在体育运动中使用兴奋剂，保护体育运动参加者的身心健康，维护体育比赛的公平竞争，国务院于2004年1月13日发布了《反兴奋剂条例》(国务院令第398号)，自2004年3月1日起施行。国务院分别于2011年1月、2014年7月、2018年9月对其个别条款做了修订。

(一) 兴奋剂的概念及危害

1. 兴奋剂的概念

兴奋剂的原意是“供赛马使用的一种鸦片麻醉混合剂”。早期由于运动员为提高体育竞赛成绩服用的药品大多属于兴奋剂一类的药品，所以尽管被禁用的其他类型药品并不都具有兴奋性(如利尿药)，有的还具有抑制性(如β受体阻滞剂)，但国际上对禁用药物仍习惯沿用兴奋剂的称谓。因此，如今通常所说的兴奋剂不再是单指那些起兴奋作用的药物，而实际上是对禁用药物的统称。我国《反兴奋剂条例》所定义的兴奋剂，是指兴奋剂目录所列的禁用物质等。

2. 兴奋剂的危害

其危害性主要在于：①对人体健康产生不同程度的危害，出现严重的性格变化，产生药物依赖性，导致细胞和器官功能异常，产生过敏反应，损害免疫力，引起各种感染等。②使用兴奋剂是不道德的，运动员使用兴奋剂是一种欺骗行为。因为，使用非法药物与方法会让使用者在比赛中获得优势，这种违法行为不符合诚实和公平竞争的体育道德。使用兴奋剂不仅损害奥林匹克精神，破坏运动竞赛的公平原则，而且严重危害运动员身体健康。因此，国际奥委会严禁运动员使用兴奋剂，我国政府对兴奋剂实行严格管理，禁止使用兴奋剂。

(二) 兴奋剂的类别和目录

1. 兴奋剂的类别

目前按照药理作用主要分为七大类。

(1) 刺激剂：是最早使用和最早禁用的兴奋剂，主要有精神刺激药(包括苯丙胺和它的相关衍生物及其盐类)、拟交感神经胺类药物(是一类仿内源性儿茶酚胺的肾上腺素和去甲肾上腺素作用的物质，以麻黄碱和它们的衍生物及其盐类为代表。)、咖啡因类(又称为黄嘌呤类，因其带有黄嘌呤基团)、杂类中枢神经刺激物质(如胺苯唑、戊四唑、尼可刹米和士的宁等)。

(2) 麻醉止痛剂：主要有哌替啶类和阿片生物碱类两大类。

(3) 合成类固醇类(又称蛋白同化制剂)：作为兴奋剂使用的合成类固醇，其衍生物和商品剂型品种特别繁多，多数为雄性激素的衍生物。这是目前使用范围最广、使用频度最高的一类兴奋剂，也是药检中的重要对象。国际奥委会只是禁用了一些主要品种，但其禁用谱一直在不断扩大。

(4) 利尿剂：通过快速排出体内水分，减轻体重，增加尿量，以尽快减少体液和排泄物中其他兴奋剂代谢产物，以此来造成药检的假阴性结果。加速其他兴奋剂及其他代谢产物的排泄过程，从而缓解某些副作用。

(5) 肽类激素：主要有人体生长激素(human growth hormone，hGH)、胰岛素、红细胞生成素(EPO)、促性腺素。多以激素形式存在于人体，大量使用会降低自身内分泌水平，损害身体健康，滥用还会形成强烈的心理依赖。

(6) β受体拮抗剂：以抑制性为主，在体育运动中运用比较少，临床常用于治疗高血压与心律失常等，有普萘洛尔、氧烯洛尔、普拉洛尔、阿普洛尔、吲哚洛尔等。

(7) 血液兴奋剂(又称血液红细胞回输技术)：血液回输引起的红细胞数量等血液指标的升高可延续3个月。1988年汉城奥运会正式被国际奥委会列入禁用范围。

2. 我国兴奋剂目录

国家体育总局、商务部、国家卫生健康委员会、海关总署和国家药品监督管理局联合发布《2022年兴奋剂目录》,自2022年1月1日起执行。《2022年兴奋剂目录》将兴奋剂为七大类,共计367个品种。其目录中品种类别分布为:①蛋白同化制剂87个;②肽类激素68个;③麻醉药品14个;④刺激剂(含精神药品)79个;⑤药品类易制毒化学品3个;⑥医疗用毒性药品1个;⑦其他品种115个。目录所列物质包括其可能存在的盐及光学异构体,所列蛋白同化制剂品种包括其可能存在的盐、酯、醚及光学异构体。目录所列物质中属于药品的,还包括其原料药及单方制剂。

(三)兴奋剂的生产经营监督管理

《反兴奋剂条例》规定,国家对兴奋剂目录所列禁用物质实行严格管理,任何单位和个人不得非法生产、销售、进出口。

1. 兴奋剂的管理主体

国务院体育主管部负责并组织全国的反兴奋剂工作。县级以上药品监督管理、卫生、教育等有关部门,在各自职责范围内依照本条例和有关法律、行政法规的规定负责反兴奋剂工作。

2. 管理层次

我国对含兴奋剂药品的管理可体现为3个层次。

(1)兴奋剂目录中属于麻醉药品、精神药品、医疗用毒性药品、药品类易制毒化学品的品种,依照相关法规,对其生产、销售、进口、运输和使用环节,实施特殊管理。

(2)兴奋剂目录中属于我国未实施特殊管理的蛋白同化制剂、肽类激素的品种,依照相关规定,对其生产、销售、进口及使用环节,实施严格管理。

(3)除上述实施特殊管理和严格管理的品种外,兴奋剂目录所列的其他禁用物质,实施处方药管理。

3. 含兴奋剂药品标签和说明书管理

药品中含有兴奋剂目录所列禁用物质的,应在药品包装标识或说明书上注明“运动员慎用”字样。

4. 蛋白同化制剂、肽类激素管理的主要规定

生产企业在取得《药品生产许可证》和药品批准文号之后,方可生产蛋白同化制剂、肽类激素。药品批发企业应具备一定条件并经省级药品监督部门批准后,方可经营蛋白同化制剂、肽类激素。

生产企业和批发企业对蛋白同化制剂、肽类激素的所有记录应当保存至超过蛋白同化制剂、肽类激素有效期两年。

国家对蛋白同化制剂、肽类激素实行进出口准许证管理。药品生产企业、药品批发企业必须严格按规定的渠道销售蛋白同化制剂、肽类激素。

除胰岛素外,药品零售企业不得经营蛋白同化制剂或其他肽类激素。

医疗机构只能凭依法享有处方权的执业医师开具的处方向患者提供蛋白同化制剂、肽类激素。处方应保存两年。

三、易制毒化学品的管理

为了加强易制毒化学品管理，规范易制毒化学品的生产、经营、购买、运输和进口、出口行为，防止易制毒化学品被用于制造毒品，维护经济和社会秩序。2010 年 2 月 23 日，卫生部根据国务院《易制毒化学品管理条例》制定并发布了《药品类易制毒化学品管理办法》，对药品类易制毒化学品的生产、经营、购买、运输和进出口管理做出规定，于 2010 年 5 月 1 日起施行。

(一) 易制毒化学品的定义和分类

1. 定义

易制毒化学品(precursor chemicals)是指国家规定管制的可用于制造毒品的前体、原料和化学配剂等物质。简单来说，易制毒化学品就是指国家规定管制的可用于制造麻醉药品和精神药品的原料和配剂，既广泛应用于工农业生产和群众日常生活，流入非法渠道又可用于制造毒品，对社会造成巨大危害。药品类易制毒化学品(pharmaceutical precursor chemicals)具有药品和易制毒品的双重属性，充分认识和加强该类药品的风险管理非常必要。

2. 分类及品种

易制毒化学品分类和品种由国务院批准调整，涉及药品类易制毒化学品的由国家药品监督管理部门负责调整并予公布。

易制毒化学品分为三类：第一类主要是用于制造毒品的原料；第二类、第三类主要是用于制造毒品的配剂。目前，我国列管的易制毒化学品品种有 23 种和 1 个麻黄素类物质。第一类易制毒化学品中有 3 种和 1 个麻黄素类为药品类易制毒化学品，即麦角酸、麦角胺、麦角新碱和麻黄素类物质(包括麻黄素、伪麻黄素、消旋麻黄素、去甲麻黄素、甲基麻黄素、麻黄浸膏、麻黄浸膏粉等)以及可能存在的相应盐类。

(二) 易制毒化学品的监督管理

国务院公安部门、药品监督管理部门、安全生产监督管理部门、商务主管部门、卫生主管部门、海关总署、价格主管部门、铁路主管部门、交通主管部门、工商行政管理部门、环境保护主管部门在各自的职责范围内，负责全国的易制毒化学品有关管理工作；县级以上地方各级人民政府有关行政主管部门在各自的职责范围内，负责本行政区域内的易制毒化学品有关管理工作。

国家药品监管部门主管全国药品类易制毒化学品生产、经营、购买等方面的监督管理工作。县级以上地方药品监督管理部门负责本行政区域内的药品类易制毒化学品生产、经营、购买等方面的监督管理工作。

(三) 药品类易制毒化学品的管理

1. 生产、经营许可

生产、经营药品类易制毒化学品，应当依照有关规定取得药品类易制毒化学品生产、经营许可，不可委托生产。药品类易制毒化学品及含有药品类易制毒化学品的制剂不得委托生产。药品生产企业不得接受境外厂商委托加工药品类易制毒化学品以及含有药品类易制毒化学品的产品；特殊情况需要委托加工的，须经国家药品监督管理部门批准。属于药品的品种，还应当按有关规定取得药品批准文号。

药品生产企业申请生产药品类易制毒化学品，应当向所在地省级药品监督管理部门提出申请，经国家药品监督部门实质性审查，对符合规定的，发给《药品类易制毒化学品生产许可批件》,省级药监部门在生产许可范围中注明“药品类易制毒化学品”名称。

药品类易制毒化学品的经营许可,国家药品监督部门委托省级药品监督管理部门办理。

药品类易制毒化学品单方制剂和小包装麻黄素,纳入麻醉药品销售渠道经营,仅能由麻醉药品全国性批发企业和区域性批发企业经销,不得零售。

未实行药品批准文号管理的品种,纳入药品类易制毒化学品原料药渠道经营。

药品经营企业申请经营药品类易制毒化学品原料药,向所在地省级药品监督管理部门提出申请,报送有关材料资料,经省级药品监督管理部门现场检查和实质性审查,对符合规定的,在《药品经营许可证》经营范围中标注“药品类易制毒化学品”,并报国家药品监督管理局备案。

2. 购买许可

国家对药品类易制毒化学品实行购买许可制度。购买药品类易制毒化学品的,应当办理《药品类易制毒化学品购用证明》(以下简称《购用证明》),《购用证明》由国家药品监督部门统一印制,有效期为 3 个月,只能在有效期内一次使用。《购用证明》不得转借、转让。购买时,必须使用《购用证明》原件,不得使用复印件、传真件。

具有药品类易制毒化学品的生产、经营、使用相应资质的单位,才有申请《购用证明》的资格。

购买药品类易制毒化学品应当向所在地省级药品监督管理部门或省级药品监督管理部门确定并公布的设区的市级药品监督管理部门提出申请,填报购买药品类易制毒化学品申请表及提交相应资料。经市级药品监督管理部门审查或现场检查,报送省级药品监督管理部门审批,对符合规定的,发给《购用证明》。也可直接经省药品监督管理部门审批。

豁免办理《购用证明》,需符合以下情形之一:①医疗机构凭麻醉药品、第一类精神药品购用印鉴卡购买药品类易制毒化学品单方制剂和小包装麻黄素的;②麻醉药品全国性批发企业、区域性批发企业持麻醉药品调拨单购买小包装麻黄素以及单次购买麻黄素片剂 6 万片以下、注射剂 1.5 万支以下的;③按规定购买药品类易制毒化学品标准品、对照品的;④药品类易制毒化学品生产企业凭药品类易制毒化学品出口许可自营出口药品类易制毒化学品的。

3. 购销管理

药品类易制毒化学品生产企业应当将药品类易制毒化学品原料药销售给取得《购用证明》的药品生产企业、药品经营企业和外贸出口企业;应当将药品类易制毒化学品单方制剂和小包装麻黄素销售给麻醉药品全国性批发企业。

药品类易制毒化学品经营企业应当将药品类易制毒化学品原料药销售给本省、自治区、直辖市行政区域内取得《购用证明》的单位。药品类易制毒化学品经营企业之间不得购销药品类易制毒化学品原料药。麻醉药品区域性批发企业之间不得购销药品类易制毒化学品单方制剂和小包装麻黄素。

教学科研单位只能凭《购用证明》从麻醉药品全国性批发企业、区域性批发企业和药品类易制毒化学品经营企业购买药品类易制毒化学品。

麻醉药品区域性批发企业之间因医疗急需等特殊情况需要调剂药品类易制毒化学品单方制剂的,应当在调剂后 2 日内将调剂情况分别报所在地省级药品监督管理部门备案。

药品类易制毒化学品禁止使用现金或实物进行交易。

药品类易制毒化学品生产企业、经营企业销售药品类易制毒化学品,应当逐一建立购买方档案(企业许可资质及营业执照及采购人员身份证明文件等复印件、企业法定代表人及主管药品类易制毒化学品负责人联系电话、法定代表人授权委托书原件)及《购用证明》原件。建立销售记录及核查情况记录。

购买方为医疗机构的,档案应当包括医疗机构麻醉药品、第一类精神药品购用印鉴卡复印件和销售记录。

除药品类易制毒化学品经营企业外,购用单位应当按照《购用证明》载明的用途使用药品类易制毒化学品,不得转售;外贸出口企业购买的药品类易制毒化学品不得内销。

购用单位需要将药品类易制毒化学品退回原供货单位的,应当分别报其所在地和原供货单位所在地省级药品监督管理部门备案。原供货单位收到退货后,应当分别向其所在地和原购用单位所在地省级药品监督管理部门报告。

4. 安全管理

药品类易制毒化学品生产企业、经营企业、使用药品类易制毒化学品的药品生产企业和教学科研单位,应配备保障药品类易制毒化学品安全管理的设施,建立层层落实责任制的药品类易制毒化学品管理制度;应设置专库或在药品仓库中设立独立的专库(柜)储存药品类易制毒化学品。专库应设有防盗设施,专柜应使用保险柜;专库和专柜应实行双人双锁管理;入库应双人验收,出库应双人复核,做到账物相符;应建立专用账册;专用账册保存期限应自药品类易制毒化学品有效期期满之日起不少于两年。

药品类易制毒化学品生产企业、经营企业和使用药品类易制毒化学品的药品生产企业,其关键生产岗位、储存场所应当设置电视监控设施,安装报警装置并与公安机关联网。

发生药品类易制毒化学品被盗、被抢、丢失或其他流入非法渠道情形的,案发单位应立即报告当地公安机关和县级以上药品监督管理部门。接到报案的药品监督管理部门应逐级上报,并配合公安机关查处。

(张　雷　冯丽华)

数字课程学习……

思维导图　学习目标　导学案例　复习思考题　教学 PPT

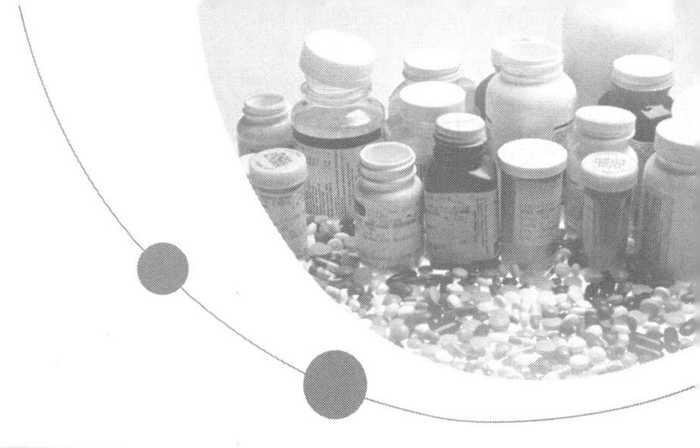

第十二章

中药管理

第一节　概　　述

中医药，是包括汉族和少数民族传统医药在内的我国各民族医药的统称，是反映中华民族对疾病、生命和健康的认识，是具有悠久的历史文化传承和独特的理论技术方法的医药学体系。我国重视中医药的发展，《宪法》中明确"国家发展医疗卫生事业，发展现代医药和我国传统医药"。中药（Chinese materia medica）系指在中医理论指导下，用于预防、治疗和诊断疾病并具有康复与保健作用的物质。中药包括中药材、中药饮片和中成药。中药管理是我国药品监督管理的重要内容之一。

一、中药材管理

（一）中药材的概念

中药材（traditional Chinese medicinal material）是指药用植物、动物、矿物的药用部分采收后经产地初加工形成的原料药材。大部分中药材来源于植物，药用部位常来自根、茎、叶、花、果实、皮、种子等；动物类药材常来自动物的骨、角、皮、肉、胆、结石及脏器等；矿物类药材包括可供药用的天然矿物、矿物加工品及动物的化石等。《中国药典》2020 版一部收载了 616 种中药材和饮片，其中，植物类、动物类和矿物类分别 540 种、51 种和 25 种。

近年来，我国大力建设和发展道地中药材产区，研究道地中药材的栽培技术和生态系统，为确保药材原有性能和功效、不断提高其商品质量，做了大量卓有成效的工作，已形成了全国公认的道地中药材产区。道地中药材是指经过中医临床长期应用优选出来的，产在特定地域，与其他地区所产同种中药材相比，品质和疗效更好，且质量稳定，具有较高知名度的中药材。

为保护和合理利用野生药材资源，国家加强了对野生药材资源和地区民间习用药材的保护管理，实行野生药材资源保护管理，限制或禁止国内供应不足的中药材出口。

（二）中药材生产

《药品管理法》规定，国家鼓励培育道地中药材。对集中规模化栽培养殖、质量可控并符合国家药品监督管理部门规定条件的中药材品种，实行批准文号管理。《中医药法》规定，国家建立道地中药材评价体系，支持道地中药材品种选育，扶持道地中药材生产基地建设。加强道地中药材生产基地生态环境保护，鼓励采取地理标志产品保护等措施保护道地中药材；国家鼓励发展中药材规范化种植养殖，严格管理农药、肥料等农业投入品的使用，支持中药材良种繁育，从而提高中药材质量。在乡村医疗机构执业的中医医师、具备中药材知识和识别能力的乡村医生，按照国家有关规定可以自种、自采地产中药材并在其执业活动中使用。《全国道地药材生产基地建设规划（2018—2025年）》提出，加强中药材种植养殖的科学管理，按品种逐一制定并严格实施中药材养殖和采集技术规范。《中药材生产质量管理规范》（Good Agricultural Practice，GAP），对中药材种植技术规程、种植管理、养殖技术规程、养殖管理进行了明确规定。要求企业应当根据种植的中药材实际情况，结合基地的管理模式，明确农药使用要求。《关于进一步加强中药科学监管促进中药传承创新发展的若干措施》（国药监药注〔2023〕1号），明确提出规范中药材产地加工，进一步调动中药材产地地方政府、中药材生产企业、基地农户的积极性，推动中药生产企业将药品质量管理体系向中药材种植加工环节延伸；充分发挥GAP在中药材生产质量监管的重要作用，研究完善实施工作推进方案和配套技术要求，促进中药材规范化、产业化、规模化种植养殖，并通过GAP延伸检查、符合性检查和日常监督检查，推动中药生产企业采取自建、共建、联建或共享中药材种植养殖基地，稳定中药材供给，使用符合GAP要求的中药材等。

（三）中药材专业市场

我国现有17个经国家有关部门批准的中药材专业市场。地方各级人民政府无权审批开办中药材专业市场。中药材专业市场所在地人民政府要按照“谁开办、谁管理”的原则，承担管理职责，明确市场开办主体及其职责。中药材专业市场要建立健全交易管理部门和质量管理部门，完善市场交易和质量管理的规章制度，逐步建立公司化的中药材经营模式。同时，还要建构中药材电子交易平台和市场信息平台，建设中药材流通追溯体系，配备使用具有药品现代化物流水平的仓储设施设备，提高中药材仓储养护技术水平，切实保证中药材质量。中药材专业市场禁止销售国家规定限制销售的28种毒性中药材和42种野生中药材，禁止出售中药饮片、中成药、化学原料药及其制剂、抗生素、生化药品、放射性药品、血清疫苗、血液制品和诊断药品等。这17个中药材专业市场分别是安徽亳州中药材市场、河北安国中药材市场、河南禹州中药材市场、江西樟树中药材市场、重庆解放路中药材市场、山东鄄城县舜王城药材市场、广州清平中药材市场、甘肃陇西中药材市场、广西玉林中药材市场、湖北省蕲州中药材专业市场、湖南岳阳花板桥中药材市场、湖南省邵东县药材专业市场、广东省普宁中药材专业市场、昆明菊花园中药材专业市场、成都市荷花池药材专业市场、西安万寿路中药材专业市场、兰州市黄河中药材专业市场。其中，安徽亳州中药材市场、河北安国中药材市场、河南禹州中药材市场、江西樟树中药材市场这4家，都有着悠久的历史，被称为“四大药都”。

另外，《药品管理法》规定，城乡集市贸易市场可以出售中药材，国务院另有规定的除外。城乡集市贸易市场出售的中药材主要以地产中药材为主。

同时，《药品管理法》还规定：“药品经营企业销售中药材，应当标明产地”“新发现和从境外引种的药材，经国务院药品监督管理部门批准后，方可销售”“发运中药材应当有包装。在每件包装上，应当注明品名、产地、日期、供货单位，并附有质量合格的标志。”

（四）进口药材管理

进口药材是我国中药资源的重要组成部分，也是我国中药制药工业的重要支撑，在充实国内药材资源、保证人民用药方面发挥了重要作用。我国常用的600余种中药材约1/10需要进口。为加强进口药材监督管理,保障进口药材质量,《进口药材管理办法》规定,药材应当从国务院批准的允许药品进口的口岸或者允许药材进口的边境口岸进口。进口的药材应当符合国家药品标准。《中国药典》现行版未收载的品种,应当执行进口药材标准;《中国药典》现行版、进口药材标准均未收载的品种,应当执行其他的国家药品标准。首次进口药材,应当按照规定取得进口药材批件后,向口岸药品监督管理部门办理备案。进口药材批件编号格式为:(省、自治区、直辖市简称)药材进字+4位年号+4位顺序号。非首次进口药材,应当按照本办法规定直接向口岸药品监督管理部门办理备案。非首次进口药材实行目录管理,具体目录由国家药品监督管理局制定并调整。《关于进一步加强中药科学监管促进中药传承创新发展的若干措施》(国药监药注〔2023〕1号),明确提出持续强化进口药材检验能力建设,提升进口药材质量追溯水平。根据国家战略区域规划要求,有序开展对申请增设允许药品进口的口岸或允许药材进口的边境口岸现场考核评估工作,合理增设允许药品进口的口岸或允许药材进口的边境口岸。

二、中药饮片管理

(一)中药饮片的概念

中药饮片(traditional Chinese medicine decoction pieces)系指中药材经炮制后可直接用于中医临床或制剂生产使用的药品。该定义强调了3点:①中药饮片是中药材炮制品;②可直接用于中医临床或制剂生产使用的,是中药饮片而不是中药材,中药的性味归经和功效实为中药饮片的属性;③中药饮片属于药品,其生产、经营、使用等各项药事活动须按照药品进行管理。

中药配方颗粒是由单味中药饮片经水提、分离、浓缩、干燥、制粒而成的颗粒,在中医理论指导下,按照中医临床处方调配后供患者冲服使用。

(二)中药饮片的质量标准

中药饮片的质量标准作为把控中药饮片质量、衡量中药饮片品质的依据,对中药饮片质量控制至关重要。《药品管理法》规定,中药饮片应当按照国家药品标准炮制;国家药品标准没有规定的,应当按照省级药品监督管理部门制定的炮制规范炮制。中药饮片的国家药品标准包括《中国药典》和《国家中药饮片炮制规范》,前者侧重于终端产品的检测指标,后者侧重于炮制加工的过程控制,两者互相补充,共同为完善中药饮片质量控制体系提供有力支撑。《中国药典》1963年版开始收载中药材和中药饮片,明确品种与质量标准;2010年版明确中药饮片有别于中药材,并将"性味与归经""功能与主治""用法与用量"列为中药饮片的属性,奠定了中药饮片作为药品的法定地位;2020年版修订了250余种中药材和中药饮片质量标准,完善了中药材和中药饮片检定通则、炮制通则,完善了重金属、有害元素、黄曲霉毒素、农药残留、二氧化硫等物质的检测限度标准。《国家中药饮片炮制规范》规定,其收载项目主要包括"来源""炮制""性状""贮藏"项,质量控制的其他要求按照《中国药典》相同品种的相应规定执行;自《国家中药炮制规范》颁布之日起,设置12个月的实施过渡期。自实施之日起,生产《国家中药炮制规范》收载的中药饮片品种应当符合《中国药典》和《国家中药炮制规范》的要求。鼓励中药饮片生产企业在过渡期内提前实施《国家中药炮制规范》;各省级药品监督管理部门应当根据《国家中药炮制规范》及时调整各省级中药饮片炮制规范目录,废止与《国家中药炮制规范》中品名、来源、炮制方法、规格均相同品种的省级中药饮片炮制规范。此外,《中医药法》规定,国家保护中药饮片传统炮制技术和工艺,支持应用传统工艺炮制中药饮片,鼓励运用现代科学技术开展中药饮片炮制技术研究。

（三）中药饮片的生产

《药品管理法》及其实施条例规定，在中国境内上市的药品，应当经国务院药品监督管理部门批准，取得药品注册证书；但是，未实施审批管理的中药材和中药饮片除外。实施审批管理的中药材、中药饮片品种目录，由国务院药品监督管理部门会同国务院中医药主管部门制定。生产中药饮片，除没有实施批准文号管理的中药饮片外，须经国家药品监督管理部门批准取得药品批准文号并在包装上注明。生产中药饮片，应当选用与药品性质相适应的包装材料和容器，中药饮片包装必须印有或贴有标签。标签必须注明品名、规格、产地、生产企业、产品批号、生产日期。中药配方颗粒实施备案管理，不实施批准文号管理，在上市前由生产企业报省级药品监督管理部门备案。中药饮片生产企业履行药品上市许可持有人的相关义务，对中药饮片生产、销售实行全过程管理，建立中药饮片追溯体系，保证中药饮片安全、有效、可追溯。

《关于加强中药饮片监督管理的通知》（国食药监安〔2011〕25 号）规定，生产中药饮片必须持有《药品生产许可证》，应该遵循《药品生产质量管理规范》；必须以中药材为起始原料，使用符合药用标准的中药材，应尽量固定药材产地；必须严格执行国家药品标准和地方中药饮片炮制规范、工艺规程；必须在符合 GMP 条件下组织生产，出厂的中药饮片应检验合格，并随货附纸质或电子版的检验报告书。严禁生产企业外购中药饮片半成品或成品进行分包装或改换包装标签等行为。严禁经营企业从事饮片分包装、改换标签等活动。医疗机构如加工少量自用特殊规格饮片，应将品种、数量、加工理由和特殊性等情况向所在地市级以上食品药品监管部门备案。

国家药品监督管理部门印发《关于进一步加强中药科学监管促进中药传承创新发展的若干措施》（国药监药注〔2023〕1 号），明确提出省级药品监督管理部门要加强中药饮片生产企业采购产地加工（趁鲜切制）中药材监管，在符合《中药材生产质量管理规范》（GAP）的基础上，规范中药材产地加工及采购行为，加强趁鲜切制中药材质量管理，并督促中药配方颗粒生产企业严格按照备案的生产工艺生产，严格供应商审核，加强中药材鉴别、中药饮片炮制、颗粒生产、检验放行等全环节质量管理，确保生产全过程符合相应的药品标准和药品生产质量管理规范。另外，印发《中药饮片专项整治工作方案》（药监总药管〔2020〕12 号），重点整治了中药饮片生产企业执行 GMP 要求情况，以及履行药品上市许可持有人相关义务情况，同时，加强中药配方颗粒生产过程管理。

（四）中药饮片的购销和调配

批发零售中药饮片须持有《药品经营许可证》，遵守《药品经营质量管理规范》，建立健全药品经营质量管理体系，保证药品经营全过程持续符合法定要求。应当从药品上市许可持有人或者具有药品生产、经营资格的企业购进药品；但是，购进未实施审批管理的中药材除外。批发企业销售给医疗机构、药品零售企业和使用单位的中药饮片，应随货附加盖单位公章的生产、经营企业资质证书及检验报告书（复印件）。严禁经营企业从事饮片分包装、改换标签等活动；严禁从中药材市场或其他不具备饮片生产经营资质的单位或个人采购中药饮片。

医疗机构从中药饮片生产企业采购，必须要求企业提供资质证明文件及所购产品的质量检验报告书；从经营企业采购的，除要求提供经营企业资质证明外，还应要求提供所购产品的质量检验报告书。医疗机构必须按照《医院中药饮片管理规范》（国中医药发〔2007〕11 号）的规定使用中药饮片，保证在贮存、运输、调剂过程中的饮片质量。严禁医疗机构从中药材市场或其他没有资质的单位和个人，违法采购中药饮片调剂使用。国家药品监督管理部门印发《中药饮片专项整治工作方案》(药监总药管〔2020〕12号)，重点整治了中药饮片经营使用单位从非法渠道购进中药饮片的行为。

(五) 中药配方颗粒管理规定

中药配方颗粒是由单味中药饮片经水提、分离、浓缩、干燥、制粒而成的颗粒，在中医药理论指导下，按照中医临床处方调配后，供患者冲服使用。由于服用方便，该新型配方用药已经逐渐成为临床上传统中药饮片的替代品。由于中药配方颗粒在提取工艺上更加科学、先进，同时免去了传统中药煎煮、浓缩、醇沉等工序进而缩短了制备时间，因此，其推广应用可以节省中药材资源，从而进一步推动中药饮片现代化以及有关标准的完善。

中药配方颗粒纳入中药饮片管理范畴，不实施批准文号管理，上市前由生产企业报所在地省级药品监督管理部门备案。

生产中药配方颗粒的中药生产企业应当取得《药品生产许可证》，并同时具有中药饮片和颗粒剂生产范围。中药配方颗粒生产企业应当具备中药炮制、提取、分离、浓缩、干燥、制粒等完整的生产能力，并具备与其生产、销售的品种数量相对应的生产规模。生产企业应当自行炮制用于中药配方颗粒生产的中药饮片。

中药配方颗粒生产企业应当履行药品全生命周期的主体责任和相关义务，实施生产全过程管理，建立追溯体系，逐步实现来源可查、去向可追，并加强风险管理。中药饮片炮制、水提、分离、浓缩、干燥、制粒等中药配方颗粒的生产过程应当符合 GMP 相关要求。生产中药配方颗粒所需中药材，能人工种植养殖的，应当优先使用来源于符合中药材生产质量管理规范要求的中药材种植养殖基地的中药材。提倡使用道地药材。

中药配方颗粒质量应当符合国家药品监督管理局发布的《中药配方颗粒质量控制与标准制定技术要求》(国家药监局 2021 年第 16 号通告发布)。

三、中成药管理

(一) 中成药的概念

中成药(traditional Chinese patent medicines simple preparations)是根据疗效确切、应用广泛的处方、验方或秘方，经国家药品监督管理部门批准上市的，有严格要求的质量标准和生产工艺，批量生产的中药成方制剂。

经过半个多世纪特别是改革开放以来，中成药已经从传统的丸剂、散剂、膏剂、丹剂，扩大到片剂、胶囊剂、颗粒剂、注射剂、气雾剂等 40 余种剂型。《中国药典》2020 版一部收载了中成药 1 607 种。其中，丸剂 412 种、片剂 328 种、胶囊剂 314 种、颗粒剂 235 种、合剂 122 种，此 5 类剂型累计占总品种的 87.8%。其中，大部分是以传统中药汤剂学为基础，吸收化学、生物学等的现代科学理论，采用现代分离、分析技术，结合中医药理论发展起来的。

当前，我国中成药生产企业超过 2 000 家，中成药生产企业的发展正在走向规模化、品牌化的道路。

(二) 中成药的研制、生产与经营

《中医药法》规定，国家鼓励和支持中药新药的研制和生产。国家保护传统中药加工技术和工艺，支持传统剂型中成药的生产，鼓励运用现代科学技术研究开发传统中成药。

《药品管理法》规定，研制中成药新药，必须按规定报批有关资料和样品，经批准后，方可进行临床试验。完成临床试验并通过审批的新药，发给新药证书。进行新药研究要分别执行《药物非临床研究质量管理规范》和《药物临床试验质量管理规范》，严格药品研究的准入条件，使药物研究更加严谨、科学、规范，从源头克服中成药低水平重复的现象。

中成药的生产经营与化学药品一样，药品生产企业应当取得相应的生产许可，实施《药品生产质量管理规范》；药品经营企业应当取得相应的经营许可，实施《药品经营质量管理规范》。

《关于进一步加强中药科学监管促进中药传承创新发展的若干措施》（国药监药注〔2023〕1号），明确提出优化医疗机构中药制剂管理，发挥人用经验对医疗机构中药制剂的安全性、有效性的支持作用，支持将疗效确切、特色优势明显、不良反应少的医疗机构中药制剂品种向新药转化。规范调剂使用医疗机构中药制剂，支持通过调剂在不同医疗机构内开展多中心临床研究等。

（三）古代经典名方中药复方制剂的管理

古代经典名方中药复方制剂，是指来源于古代经典名方的中药成方制剂。古代经典名方是指至今仍广泛应用、疗效确切、具有明显特色与优势的古代中医典籍所记载的方剂。2018 年 4 月 16 日，国家中医药管理局会同国家药品监督管理局制定并发布了《古代经典名方目录（第一批）》。第一批古代经典名方目录中包含了桃核承气汤等 100 个名方，涉及汤剂、散剂、煮散和膏剂等四种剂型。

《中医药法》规定，生产符合国家规定条件的来源于古代经典名方的中药复方制剂，在申请药品批准文号时，可以仅提供非临床安全性研究资料。国家药品监督管理局会同国家中医药管理局发布《关于发布古代经典名方中药复方制剂简化注册审批管理规定的公告》（2018 年第 27 号），单独设立古代经典名方中药复方制剂注册类别，推动成立古代经典名方中药复方制剂专家审评委员会，建立与古代经典名方中药复方制剂特点相适应的审评模式，组织制定发布有关技术指导原则，加强对中药研制企业的技术指导，促进古代经典名方中药复方制剂研发。明确来源于国家公布目录中的古代经典名方且无上市品种（已按规定简化注册审批上市的品种除外）的中药复方制剂申请上市，符合以下条件的，实施简化注册审批：①处方中不含配伍禁忌或药品标准中标识有“剧毒”“大毒”及经现代毒理学证明有毒性的药味；②处方中药味及所涉及的药材均有国家药品标准；③制备方法与古代医籍记载基本一致；④除汤剂可制成颗粒剂外，剂型应当与古代医籍记载一致；⑤给药途径与古代医籍记载一致，日用饮片量与古代医籍记载相当；⑥功能主治应当采用中医术语表述，与古代医籍记载基本一致；⑦适用范围不包括传染病，不涉及孕妇、婴幼儿等特殊用药人群。符合上述条件要求的经典名方制剂申请上市，可仅提供药学及非临床安全性研究资料，免报药效学研究及临床试验资料。申请人应当确保申报资料的数据真实、完整、可追溯。申请人应当按照古代经典名方目录公布的处方、制法研制“经典名方物质基准”，并根据“经典名方物质基准”开展经典名方制剂的研究，证明经典名方制剂的关键质量属性与“经典名方物质基准”确定的关键质量属性一致。

经典名方制剂的药品名称原则上应当与古代医籍中的方剂名称相同。经典名方制剂的药品说明书中须说明处方及功能主治的具体来源；注明处方药味日用剂量；明确本品仅作为处方药供中医临床使用。经典名方制剂上市后，生产企业应当按照国家药品不良反应监测相关法律法规开展药品不良反应监测，并向药品监督管理部门报告药品使用过程中发生的药品不良反应，提出风险控制措施，及时修订说明书。

2022年12月，国家药品监督管理局公布，首个按古代经典名方目录管理的中药复方制剂（即中药3.1类新药）苓桂术甘颗粒通过技术审评，获批上市。该药品处方来源于汉代张仲景《金匮要略》，已列入《古代经典名方目录（第一批）》，药品上市许可持有人为江苏康缘药业股份有限公司。

（四）中药注射剂的管理

中药注射剂是指从药材中提取的有效物质制成的可供注入人体内，包括肌内、穴位、静脉注射和静脉滴注使用的灭菌溶液或乳状液、混悬液，以及供临用前配成溶液的无菌粉末或浓溶液等注入人体的制剂。由于注射剂直接注入体内，质量要求很高，组成药味越多越难研制，故其组成药味数宜少，最好不超过3味。中药注射剂因起效快而受患者欢迎并广泛应用于临床，但同时也出现了一些不良反应。

2008年12月24日，卫生部、国家食品药品监督管理局、国家中医药管理局发布《关于进一步加强中药注射剂生产和临床使用管理的通知》（卫医政发〔2008〕71号），加强中药注射剂生产管理、不良反应监测和召回工作，并发布《中药注射剂临床使用基本原则》。之后，在国家药品监督管理部门组织下，连续多年开展中药注射剂安全性再评价工作。

医疗机构应加强中药注射剂的使用管理。一方面中药注射剂应当在医疗机构内凭医师处方使用，医疗机构应当制定对过敏性休克等紧急情况进行抢救的规程；另一方面要加强对中药注射剂采购、验收、储存、调剂的管理。要严格执行药品进货检查验收制度，建立真实完整的购进记录，保证药品来源可追溯；要严格按照药品说明书中规定的药品储存条件储存药品；在发放药品时严格按照《药品管理法》《处方管理办法》进行审核。同时，医疗机构要加强对中药注射剂临床使用的管理。医护人员应按照《中药注射剂临床使用基本原则》，严格按照药品说明书使用，严格掌握功能主治和禁忌；加强用药监测，医护人员使用中药注射剂前，应严格执行用药查对制度，发现异常，立即停止使用，并按规定报告；临床药师要加强中药注射剂临床使用的指导。

第二节　中药创新发展政策

我国高度重视中医药的发展。近年来出台的一系列振兴中医药发展的政策，如《中医药发展战略规划纲要（2016—2030年）》《关于促进中医药传承创新发展的意见》《“十四五”中医药发展规划》《关于加快中医药特色发展的若干政策措施》《全国道地药材生产基地建设规划》等，为中药创新发展带来新机遇。

一、中医药发展战略规划纲要

2016年2月，国务院印发《中医药发展战略规划纲要（2016—2030年）》，明确了我国中医药发展的方向和工作重点，确定了七大重点任务和五大保障措施。

七大重点任务包括：①切实提高中医医疗服务能力；②大力发展中医养生保健服务；③扎实推进中医药继承；④着力推进中医药创新；⑤全面提升中药产业发展水平；⑥大力弘扬中医药文化；⑦积极推动中医药海外发展。五大保障措施包括：①健全中医药法律体系；②完善中医药标准体系；③加大中医药政策扶持力度；④加强中医药人才队伍建设；⑤推进中医药信息化建设。

针对全面提升中药产业发展水平，提出4个方面要求。

(1) 加强中药资源保护利用:实施野生中药材资源保护工程,完善中药材资源分级保护、野生中药材物种分级保护制度。建立国家级药用动植物种质资源库。建立普查和动态监测相结合的中药材资源调查制度等。

(2) 推进中药材规范化种植养殖:制订中药材主产区种植区域规划。制定国家道地药材目录。促进中药材种植养殖业绿色发展,大力发展中药材种植养殖专业合作社和合作联社等。

(3) 促进中药工业转型升级:提升中药装备制造水平,加速中药生产工艺、流程的标准化、现代化,逐步形成大型中药企业集团和产业集群。促进中药一、二、三产业融合发展。开展中成药上市后再评价。实施中药绿色制造工程,建立中药绿色制造体系。

(4) 构建现代中药材流通体系:建设一批道地药材标准化、集约化、规模化和可追溯的初加工与仓储物流中心。发展中药材电子商务。实施中药材质量保障工程,建立中药材生产流通全过程质量管理和质量追溯体系,加强第三方检测平台建设。

二、中医药传承创新发展意见

2019 年 10 月,中共中央、国务院印发《关于促进中医药传承创新发展的意见》,从健全中医药服务体系、发挥中医药在维护和促进人民健康中的独特作用、大力推动中药质量提升和产业高质量发展、加强中医药人才队伍建设、促进中医药传承与开放创新发展和改革完善中医药管理体制机制等六方面提出 20 条意见。

针对推动中药质量提升和产业高质量发展,提出以下 4 个方面要求。

(1) 加强中药材质量控制:强化中药材道地产区环境保护,修订中药材生产质量管理规范,推行中药材生态种植、野生抚育和仿生栽培。加强珍稀濒危野生药用动植物保护,支持珍稀濒危中药材替代品的研究和开发利用。严格农药、化肥、植物生长调节剂等使用管理,分区域、分品种完善中药材农药残留、重金属限量标准。制定中药材种子种苗管理办法。规划道地药材基地建设,引导资源要素向道地产区汇集,推进规模化、规范化种植。探索制定实施中药材生产质量管理规范的激励政策。倡导中医药企业自建或以订单形式联建稳定的中药材生产基地,评定一批国家、省级道地药材良种繁育和生态种植基地。健全中药材第三方质量检测体系。加强中药材交易市场监管。

(2) 促进中药饮片和中成药质量提升:加快修订《中国药典》中药标准(一部),由国务院药品监督管理部门会同中医药主管部门组织专家承担有关工作,建立最严谨的标准。健全中药饮片标准体系,制定实施全国中药饮片炮制规范。改善市场竞争环境,促进中药饮片优质优价。加强中成药质量控制,促进现代信息技术在中药生产中的应用,提高智能制造水平。探索建立以临床价值为导向的评估路径,综合运用循证医学等方法,加大中成药上市后评价工作力度,建立与公立医院药品采购、基本药物遴选、医保目录调整等联动机制,促进产业升级和结构调整。

(3) 改革完善中药注册管理:建立健全符合中医药特点的中药安全、疗效评价方法和技术标准。完善中药注册分类,制定中药审评审批管理规定,实施基于临床价值的优先审评审批制度。加快构建中医药理论、人用经验和临床试验相结合的中药注册审评证据体系,优化基于古代经典名方、名老中医方、医疗机构制剂等具有人用经验的中药新药审评技术要求,加快中药新药审批。鼓励运用新技术新工艺及体现临床应用优势的新剂型改进已上市中药品种,优化已上市中药变更技术要求。优化和规范医疗机构中药制剂备案管理。组织制定古代经典名方目录中收载方剂的关键信息考证意见。

（4）加强中药质量安全监管：落实中药生产企业主体责任，建立多部门协同监管机制，探索建立中药材、中药饮片、中成药生产流通使用全过程追溯体系。强化中成药质量监管及合理使用，加强上市产品市场抽检，严厉打击中成药非法添加化学品违法行为。加强中药注射剂不良反应监测。推进中药企业诚信体系建设，将其纳入全国信用信息共享平台和国家企业信用信息公示系统，加大失信联合惩戒力度。完善中药质量安全监管法律制度，加大对制假制劣行为的责任追究力度。

三、“十四五”中医药发展规划

2022 年 3 月，国务院办公厅印发《“十四五”中医药发展规划》，明确发展目标：到 2025 年，中医药健康服务能力明显增强，中医药高质量发展政策和体系进一步完善，中医药振兴发展取得积极成效，在健康中国建设中的独特优势得到充分发挥。提出 10 项主要建设任务：建设优质高效中医药服务体系，提升中医药健康服务能力，建设高素质中医药人才队伍，建设高水平中医药传承保护与科技创新体系，推动中药产业高质量发展，发展中医药健康服务业，推动中医药文化繁荣发展；加快中医药开放发展，深化中医药领域改革，强化中医药发展支撑保障。

针对推动中药产业高质量发展，提出以下 4 个方面要求。

（1）加强中药资源保护与利用：支持珍稀濒危中药材人工繁育。公布实施中药材种子管理办法。制定中药材采收、产地加工、野生抚育及仿野生栽培技术规范和标准。完成第四次全国中药资源普查，建立全国中药资源共享数据集和实物库，并利用实物样本建立中药材质量数据库，编纂中国中药资源大典。

（2）加强道地药材生产管理：制定发布全国道地药材目录，构建中药材良种繁育体系。加强道地药材良种繁育基地和生产基地建设，鼓励利用山地、林地推行中药材生态种植，优化生产区域布局和产品结构，开展道地药材产地和品质快速检测技术研发，集成创新、示范推广一批以稳定提升中药材质量为目标的绿色生产技术和种植模式，制定技术规范，形成全国道地药材生产技术服务网络，加强对道地药材的地理标志保护，培育一批道地药材知名品牌。

（3）提升中药产业发展水平：健全中药材种植养殖、仓储、物流、初加工规范标准体系。鼓励中药材产业化、商品化和适度规模化发展，推进中药材规范化种植、养殖。鼓励创建以中药材为主的优势特色产业集群和以中药材为主导的农业产业强镇。制定实施全国中药饮片炮制规范，继续推进中药炮制技术传承基地建设。研究推进中药材、中药饮片信息化追溯体系建设，强化多部门协同监管。提升中药装备制造水平，加速中药生产工艺、流程的标准化和现代化。

（4）加强中药安全监管：提升药品检验机构的中药质量评价能力，建立健全中药质量全链条安全监管机制，建设中药外源性有害残留物监测体系。加强中药饮片源头监管，严厉打击生产销售假劣中药饮片、中成药等违法违规行为。建立中成药监测、预警、应急、召回、撤市、淘汰的风险管理长效机制。加强中药说明书和标签管理，提升说明书临床使用指导效果。

四、加快中医药特色发展的若干政策措施

2021 年 1 月，国务院办公厅印发《关于加快中医药特色发展的若干政策措施》，提出加快中医药特色发展的 7 个方面、28 项措施。

针对提高中药产业发展活力，提出以下 2 个方面要求。

（1）优化中药审评审批管理：加快推进中药审评审批机制改革，加强技术支撑能力建设，提升中药注册申请技术指导水平和注册服务能力，强化部门横向联动，建立科技、医疗、中医药等部门推荐符合条件的中药新药进入快速审评审批通道的有效机制。以中医临床需求为导向，加快推进国家重大科技项目成果转化。统筹内外部技术评估力量，探索授予第三方中医药研究平台专业资质、承担国家级中医药技术评估工作。增加第三方中药新药注册检验机构数量。

（2）完善中药分类注册管理：尊重中药研发规律，完善中药注册分类和申报要求。优化具有人用经验的中药新药审评审批，对符合条件的中药创新药、中药改良型新药、古代经典名方、同名同方药等，研究依法依规实施豁免非临床安全性研究及部分临床试验的管理机制。充分利用数据科学等现代技术手段，建立中医药理论、人用经验、临床试验“三结合”的中药注册审评证据体系，积极探索建立中药真实世界研究证据体系。优化古代经典名方中药复方制剂注册审批。完善中药新药全过程质量控制的技术研究指导原则体系。

五、全国道地药材生产基地建设规划

2018 年 12 月，农业农村部、国家药品监督管理局、国家中医药管理局印发了《全国道地药材生产基地建设规划（2018—2025 年）》，明确提出到 2025 年，健全道地药材资源保护与监测体系，构建完善的道地药材生产和流通体系，建设涵盖主要道地药材品种的标准化生产基地，全面加强道地药材质量管理，良种覆盖率达到 50% 以上，绿色防控实现全覆盖。确定 4 个方面重点建设任务：提升道地药材生产科技水平；提升道地药材标准化生产水平；提升道地药材产业化水平；提升道地药材质量安全水平。

按照因地制宜、分类指导、突出重点的思路，将全国道地药材基地划分为以下 7 大区域。

（1）东北道地药材产区：包括内蒙古东北部、辽宁、吉林及黑龙江等省（自治区），中药材种植面积约占全国的 5%。优势道地药材品种主要有人参、鹿茸、北五味、关黄柏、辽细辛、关龙胆、辽藁本、赤芍、关防风等。

（2）华北道地药材产区：包括内蒙古中部、天津、河北、山西等省（自治区、直辖市），中药材种植面积约占全国的 7%。优势道地药材品种主要有黄芩、连翘、知母、酸枣仁、潞党参、柴胡、远志、山楂、天花粉、款冬花、甘草、黄芪等。

（3）华东道地药材产区：包括江苏、浙江、安徽、福建、江西、山东等省，中药材种植面积约占全国的 11%。优势道地药材品种主要有浙贝母、温郁金、白芍、杭白芷、浙白术、杭麦冬、台乌药、宣木瓜、牡丹皮、江枳壳、江栀子、江香薷、茅苍术、苏芡实、建泽泻、建莲子、东银花（济银花）、山茱萸、茯苓、灵芝、铁皮石斛、菊花、前胡、木瓜、天花粉、薄荷、元胡、玄参、车前子、丹参、百合、青皮、覆盆子、瓜蒌等。

（4）华中道地药材产区：包括河南、湖北、湖南等省，中药材种植面积约占全国的 16%。优势道地药材品种主要有怀山药、怀地黄、怀牛膝、怀菊花、密银花、荆半夏、蕲艾、山茱萸、茯苓、天麻、南阳艾、天花粉、湘莲子、黄精、枳壳、百合、猪苓、独活、青皮、木香等。

（5）华南道地药材产区：包括广东、广西、海南等省（自治区），中药材种植面积约占全国的 6%。优势道地药材品种主要有阳春砂、新会皮、化橘红、高良姜、佛手、广巴戟、广藿香、广金钱草、罗汉果、广郁金、肉桂、何首乌、益智仁等。

（6）西南道地药材产区：包括重庆、四川、贵州、云南等省（直辖市），中药材种植面积约占全国的25%。优势道地药材品种主要有川芎、川续断、川牛膝、黄连、川黄柏、川厚朴、川椒、川乌、川楝子、川木香、三七、天麻、滇黄精、滇重楼、川党、川丹皮、茯苓、铁皮石斛、丹参、白芍、川郁金、川白芷、川麦冬、川枳壳、川杜仲、干姜、大黄、当归、佛手、独活、青皮、姜黄、龙胆、云木香、青蒿等。

（7）西北道地药材产区：包括内蒙古西部、西藏、陕西、甘肃、青海、宁夏、新疆等省（自治区），中药材种植面积约占全国的30%。优势道地药材品种主要有当归、大黄、纹党参、枸杞、银柴胡、柴胡、秦艽、红景天、胡黄连、红花、羌活、山茱萸、猪苓、独活、青皮、紫草、款冬花、甘草、黄芪、肉苁蓉、锁阳等。

第三节 野生药材资源保护管理

国家重视中药材资源的保护、利用和可持续发展。为保护和合理利用野生药材资源，国务院于1987年10月30日发布了《野生药材资源保护管理条例》。国家对野生药材资源的管理，实行保护、采猎相结合的原则，并创造条件开展人工种养。在我国境内采集使用国家保护品种的任何单位和个人，都要严格按照规定履行审批手续，严禁非法贩卖野生动物和非法采挖野生中药材资源。另外，《中医药法》对药用野生动植物资源保护进行特别规定，明确国家保护药用野生动植物资源，对药用野生动植物资源实行动态监测和定期普查，建立药用野生动植物资源种质基因库，鼓励发展人工种植养殖，支持依法开展珍贵、濒危药用野生动植物的保护、繁育及其相关研究。

一、野生药材物种的管理

国家将野生药材物种分为三级管理：一级保护野生药材物种，系指濒临灭绝状态的稀有珍贵野生药材物种；二级保护野生药材物种，系指分布区域缩小，资源处于衰竭状态的重要野生药材物种；三级保护野生药材物种，系指资源严重减少的主要常用野生药材物种。

《国家重点保护野生药材物种名录》收载的野生药材物种有76种，涉及中药材43种，见表12-1。

表12-1 《国家重点保护野生药材物种名录》收载中药材情况

分级	野生药材物种	中药材	名称
一级保护	4种	4种	虎骨（已禁用）、豹骨（注）、羚羊角、鹿茸（梅花鹿）
二级保护	27种	17种	鹿茸（马鹿）、麝香、熊胆、穿山甲、蟾酥、蛤蟆油、金钱白花蛇、乌梢蛇、蕲蛇、蛤蚧、甘草、黄连、人参、杜仲、厚朴、黄柏、血竭
三级保护	45种	22种	川贝母、伊贝母、刺五加、黄芩、天冬、猪苓、龙胆、防风、远志、胡黄连、肉苁蓉、秦艽、细辛、紫草、五味子、蔓荆子、诃子、山茱萸、石斛、阿魏、连翘、羌活

注：2006年3月，国家食品药品监督管理局发布《关于豹骨使用有关事宜的通知》（国食药监注〔2006〕118号），对非内服中成药处方中含豹骨的品种，一律将豹骨去掉，不用代用品；对内服中成药处方中含豹骨的品种，可根据具体品种的有关情况，替代或减去豹骨。

二、野生药材资源保护管理的具体办法

国家禁止采猎一级保护野生药材物种。采猎,收购二、三级保护野生药材物种必须按照批准的计划执行。

采猎者必须持有采药证。需要采伐和狩猎的,必须申请采伐证或狩猎证。采伐保护野生木本药材物种的,必须同时具有采药证和采伐证;狩猎保护野生动物药材物种的,必须同时具有采药证和狩猎证;不属于以上两类保护野生药材物种的,必须持有采药证。不得在禁止采猎区、禁止采猎期采猎,不得使用禁用工具采猎。

凡进入国家或地方野生药材资源保护区,从事科研、教学、旅游活动者,必须经该保护区主管部门批准。

对各级保护野生药材物种经营(出口)的管理是:一级保护野生药材物种属于自然淘汰的,其药用部分可以由各级药材公司负责经营管理,但不得出口;二、三级保护野生药材物种属于国家计划管理的品种,由中国药材公司统一经营管理,其余品种由产地县级药材公司或其委托单位按照计划收购。二、三级保护野生药材物种的药用部分,除国家另有规定外,实行限量出口。

各级药品监督管理部门负责《野生药材资源保护管理条例》的贯彻实施。其职责包括:制定国家重点保护的野生药材物种名录;制订采猎,收购二、三级保护野生药材物种的计划;批准禁止采猎区、采猎期和采猎工具的有关规定;确定实行限量出口或出口许可制度的品种及野生药材的规格、等级标准;采药证的核发,由县级以上药品监督管理部门会同同级野生动物、植物管理部门负责。

三、违反《野生药材资源保护管理条例》应承担的法律责任

违反采猎、收购、保护野生药材物种规定的单位或个人,由当地县级以上药品监督管理部门会同同级有关部门进行处理(或处罚)。

未经野生药材资源保护管理部门批准,进入野生药材资源保护区从事科研、教学、旅游等活动者,当地县级以上药品监督管理部门和自然保护区主管部门有权制止,造成损失的,必须承担赔偿责任。

违反保护野生药材物种经营管理(收购、经营、出口)规定的,由工商行政管理部门或有关部门没收其野生药材和全部违法所得,并处以罚款。

保护野生药材资源管理部门的工作人员徇私舞弊的,由所在单位或上级管理部门给予行政处分,造成野生药材资源损失的,必须承担赔偿责任。

破坏野生药材资源情节严重、构成犯罪的,由司法机关依法追究刑事责任。

第四节　中药材生产质量管理规范

中药材的安全、质量稳定是中药饮片、中成药质量稳定可控的前提,是保障中医临床疗效的物质基础。推行《中药材生产质量管理规范》(Good Agricultural Practice,GAP),为提高和稳定中药材质量奠定了基础。

一、实施 GAP 的意义

2002 年 4 月 17 日，国家药品监督管理局发布《中药材生产质量管理规范(试行)》。2022 年 3 月 17 日，国家药品监督管理局、农业农村部、国家林业和草原局、国家中医药管理局联合发布《中药材生产质量管理规范》。

(1) 实施 GAP 是中药材生产走向规范化、规模化和产业化的需要：GAP 是从保证中药材质量出发，控制影响药材质量的各种因子，规范各生产环节乃至全过程，以达到药材“真实、优质、稳定、可控”的目的。GAP 的实施，有利于中药资源保护和持续利用，促进中药材种植向规范化、规模化和产业化发展。

(2) 实施 GAP 是提高药品质量、保障中医临床用药安全、有效的需要：中药材是中药饮片、中成药生产的基础原料，中药材的安全、质量稳定是保证中医用药和疗效的物质基础。中药材产地、采收时间、加工方法等都会直接影响其本身质量，进而影响中药饮片、中成药的质量。GAP 的实施，是保证中药材质量稳定、可控和中药临床用药安全的重要措施。

(3) 实施 GAP 是实现中药标准化、现代化、国际化的需要：中药标准化是中药现代化和国际化的基础和先决条件。中药标准化包括药材标准化、饮片标准化和中成药标准化。其中，中药材标准化是基础，而中药材的标准化有赖于中药材生产的规范化。实施 GAP，是实现中药标准化、现代化的需要，是增强中药竞争力、实现中药国际化的需要。

二、GAP 基本框架

我国现行 GAP 共 14 章 144 条，其内容涵盖中药材生产的全过程，是中药材生产与质量管理的基本准则。适用于中药材生产企业生产中药材(含植物药及动物药)的全过程，其框架为：第一章为总则；第二章为质量管理；第三章为机构与人员；第四章为设施、设备与工具；第五章为基地选址；第六章为种子种苗或其他繁殖材料；第七章为种植与养殖；第八章为采收与产地加工；第九章为包装、放行与储运；第十章为文件；第十一章为质量检验；第十二章为内审；第十三章为投诉、退货与召回；第十四章为附则。

三、GAP 主要内容

1. 质量管理

企业应当根据中药材生产特点，明确影响中药材质量的关键环节，开展质量风险评估，制定有效的生产管理与质量控制、预防措施。

2. 机构与人员

企业负责人对中药材质量负责；企业应当配备足够数量并具有和岗位职责相对应资质的生产和质量管理人员；生产、质量的管理负责人应当有中药学、药学或农学等相关专业大专及以上学历并有中药材生产、质量管理 3 年以上实践经验，或者有中药材生产、质量管理 5 年以上的实践经验，且均须经过《中药材生产质量管理规范》的培训。

3. 设施、设备与工具

企业应当建设必要的设施，生产设备、工具的选用与配置应当符合预定用途。

4. 基地选址

中药材生产基地一般应当选址于道地产区,在非道地产区选址,应当提供充分文献或科学数据证明其适宜性。

5. 种子种苗或其他繁殖材料

中药材种子种苗或其他繁殖材料应当符合国家、行业或地方标准;没有标准的,鼓励企业制定标准,明确生产基地使用种子种苗或其他繁殖材料的等级,并建立相应检测方法。

6. 种植与养殖

企业应当根据药用植物生长发育习性和对环境条件的要求等制定种植技术规程和养殖技术规程。

7. 采收与产地加工

企业应当制定种植、养殖、野生抚育或仿野生栽培中药材的采收与产地加工技术规程。

8. 包装、放行与储运

企业应当制定包装、放行和储运技术规程。禁止采用肥料、农药等包装袋包装药材;毒性、易制毒、按麻醉药品管理中药材应当使用有专门标记的特殊包装;鼓励使用绿色循环可追溯周转筐。使用的熏蒸剂不能带来质量和安全风险,不得使用国家禁用的高毒性熏蒸剂;禁止贮存过程使用硫黄熏蒸。

9. 文件

企业应当建立文件管理系统,全过程关键环节记录完整。记录保存至该批中药材销售后3年以上。

10. 质量检验

企业应当建立质量控制系统,包括相应的组织机构、文件系统以及取样、检验。

11. 内审

企业应当定期组织对本规范实施情况的内审,对影响中药材质量的关键数据定期进行趋势分析和风险评估,确认是否符合本规范要求,采取必要改进措施。

12. 投诉、退货与召回

企业应当建立投诉处理、退货处理和召回制度。

四、GAP 备案管理

自 2003 年 11 月 1 日起,国家食品药品监督管理局正式受理中药材 GAP 的认证申请,并组织认证试点工作。

2016 年 3 月 17 日,国家食品药品监督管理总局发布《关于取消中药材生产质量管理规范认证有关事宜的公告》(2016 年第 72 号),即日起,国家食品药品监督管理总局不再开展中药材 GAP 认证工作,不再受理相关申请。同时,继续做好取消认证后中药材 GAP 的监督实施工作,对中药材 GAP 实施备案管理。已经通过认证的中药材生产企业应当继续按照中药材 GAP 规定,切实加强全过程质量管理,保证持续合规。

第五节　中药品种保护

1992 年 10 月 14 日，国务院以第 106 号令颁布了《中药品种保护条例》。2018 年 9 月 18 日，国务院发布《国务院关于修改部分行政法规的决定》，对包括《中药品种保护条例》在内的 10 部行政法规的部分条款予以修改。该条例的实施，对保护中药传统产品，保护中药研制生产的知识产权，促进中药走向国际医药市场具有重要意义。此外，《中医药法》规定国家建立中医药传统知识保护数据库、保护名录和保护制度。中医药传统知识持有人对其持有的中医药传统知识享有传承使用的权利，对他人获取、利用其持有的中医药传统知识享有知情同意和利益分享等权利。国家对经依法认定属于国家秘密的传统中药处方组成和生产工艺实行特殊保护。

一、中药品种保护的适用范围

该条例适用于中国境内生产制造的中药品种，包括中成药、天然药物的提取物及其制剂和中药人工制成品。该条例规定国家药品监督管理局负责全国中药品种保护的监督管理工作。主要职责是负责组织国家中药品种保护审评委员会批准保护的中药品种，颁发《中药保护品种证书》，公布国家中药保护品种。

二、中药品种保护的等级划分

中药保护品种的范围为国家药品标准收载的品种，对受保护的中药品种划分为一级和二级进行管理。

符合下列条件之一的中药品种，可以申请一级保护：①对特定疾病有特殊疗效的；②相当于国家一级保护野生药材物种的人工制成品；③用于预防和治疗特殊疾病的。

符合下列条件之一的中药品种，可以申请二级保护：①符合一级保护规定的品种或者已经解除一级保护的品种；②对特定疾病有显著疗效的；③从天然药物中提取的有效物质及特殊制剂。国家药品监督管理部门批准的新药，若符合上述条件之一的，可申请保护。

三、申报中药品种保护的程序

符合《中药品种保护条例》规定的中药品种，由中药生产企业向所在地省级药品监督管理局提出申请，经其初审签署意见后报国家药品监督管理局，在特殊情况下，中药生产企业也可直接向国家药品监督管理局提出申请。国家中药品种保护审评委员会负责对申请保护的中药品种进行审评。申请中药品种保护的企业，按规定应向该委员会提交完整、规范的资料。国家中药品种保护审评委员会自接到申请报告书之日起 6 个月内做出审评结论，国家药品监督管理局根据审评结论，决定对申请的中药品种是否给予保护，经批准保护的中药品种，发给《中药保护品种证书》，并在指定的专业报刊上予以公布。

四、中药保护品种的保护措施

中药一级保护品种保护期限分别为 30 年、20 年、10 年；中药二级保护品种保护期限为 7 年。

（一）中药一级保护品种

该品种的处方组成、工艺制法，在保护期限内由获得《中药保护品种证书》的生产企业和有关的药品监督管理部门及有关单位和个人负责保密，不得公开，并应按照国家有关规定建立必要的保密制度；如果向国外转让中药一级保护品种的处方组成、工艺制法，应按国家有关保护的规定办理；因特殊情况需要延长保护期的，由生产企业在该品种保护期满前6个月，依照中药品种保护的申请办理程序申报，由国家药品监督管理局确定延长保护期限，但不得超过第一次批准的保护期限。

（二）中药二级保护品种

在保护期满后延长保护期限的，时间仍为7年，由生产企业在该品种保护期满前6个月，依据《中药品种保护条例》规定的程序申报。

除临床用药紧缺的中药保护品种另有规定外，被批准保护的中药品种，在保护期内仅限于已获得《中药保护品种证书》的企业生产。

对已批准保护的中药品种，如果在批准前是由多家企业生产的，其中有未申请《中药保护品种证书》的企业，应当自公告发布之日起6个月内向国家药品监督管理局申报，按规定向国家中药品种保护审评委员会提交完整的资料，由国家药品监督管理局指定药品检验机构对申报品种进行质量检验。对达到国家药品标准的，补发《中药保护品种证书》，对未达到国家药品标准的，撤销该中药品种的批准文号。

对临床用药紧缺的中药保护品种，经国家药品监督管理局批准后可以仿制。仿制企业应付给持有《中药保护品种证书》，并转让该中药品种的处方组成、工艺制法的企业合理的使用费用。

中药保护品种在保护期内向国外申请注册时，必须经过国家药品监督管理局批准同意。否则，不得办理。

五、违反《中药品种保护条例》应承担的法律责任

将一级保护品种的处方组成、工艺制法泄密的，对其责任人员，由所在单位或者上级机关给予行政处分；构成犯罪的，依法追究刑事责任。

擅自仿制中药保护品种的，由县级以上药品监督管理部门按生产假药依法论处。伪造《中药保护品种证书》及有关证明文件进行生产、销售的，由县级以上药品监督管理部门没收其全部有关药品及违法所得，并可处以有关药品正品价格3倍以下罚款；对构成犯罪的，依法追究刑事责任。

（张文玉）

数字课程学习……

思维导图　学习目标　导学案例　复习思考题　教学 PPT

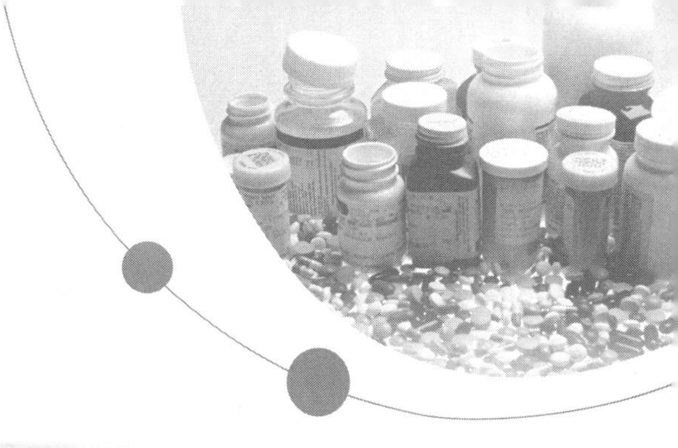

第十三章

药品知识产权保护

第一节 概 述

一、保护药品知识产权的意义

1. 鼓励医药科技创新

新药的研究与开发是一项高投入、高风险、长周期、效益大的复杂的系统工程，需要进行新药的设计与筛选、临床前研究、临床研究、生产工艺优化、申报、审批及市场开发等大量的工作。只有通过专利法等法律或行政手段有效实施知识产权保护，才能保护研究开发者的积极性，保证医药科技创新的不断发展。

2. 推动医药科技产业化发展

由于知识产权的无形性和可复制性特点，医药科技创新必须及时转化为产品，才能创造财富和价值。发达国家往往将其药品销售额的 10%、15% 用于新药的研究与开发，其目的正是新药研制产业化后的高额利润。知识产权保护制度的实施，可以从法律和行政等各方面促使高新技术转化为生产，有利于加强科研与生产管理，解决科研与生产相脱离的问题。

3. 加强医药国际贸易交流

我国作为一个发展中大国，已经加入大多数主要的知识产权保护国际公约，知识产权保护的法律体系也基本完善。良好的知识产权保护氛围可以吸引更多的国家和企业在我国进行医药开发的技术投资与科研合作，也有利于我国医药产品与技术，尤其中医药产品的对外出口与贸易。

4. 提高企业竞争意识与能力

我国加入世界贸易组织（WTO）后，医药知识产权保护得到更加严格的实施，我国长期以来以仿制无自主知识产权药品为主的绝大多数医药企业会面临更加严峻的竞争形势。医药企业能否在残酷的国际与国内竞争中立于不败之地，很大程度上取决于是否拥有更多的医药知识产权。

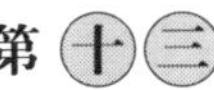

二、药品知识产权保护的基本概念

(一) 知识产权与知识产权保护

1. 知识产权

知识产权是权利人依法就下列客体享有的专有的权利:作品;发明、实用新型、外观设计;商标;地理标志;商业秘密;集成电路布图设计;植物新品种;法律规定的其他客体。知识产权是权利人依法就相关客体享有的专有权利,强调了知识产权权利的独占属性,清楚表明了知识产权只属于权利人,是权利人所唯一的,权利人以外的民事主体不得主张。

2. 知识产权保护

知识产权保护是跨学科的研究项目,其中不仅包括如何依法有效保护知识产权,更涉及如何依法有效利用知识产权,促进知识产权向经济效益转化。加强知识产权保护,是完善产权保护制度最重要的内容,也是提高我国经济竞争力的最大激励。

知识产权源于对知识创新与技术创新成果的保护。"尊重知识、崇尚科学"的创新精神,是知识产权保护最为重要的精神内核。这也正是知识产权保护的出发点和归宿,是知识产权保护最为本质的特征。知识产权保护最为重要的特点,就是知识产权保护是建立在人类智力活动所创造的成果基础上的,同时又是依附于法律的,即这种智力成果是经国家法律直接确认并由法律保护的。

(二) 药品知识产权及特征

1. 定义

药品知识产权,是公民、法人和其他组织在药品领域创造的智力成果(或商业标记)而依法享有的一种知识产权,具有知识产权的共性特征。加强药品知识产权保护,鼓励新药创制,符合我国建设创新型国家和促进医药产业创新发展的需求。

2. 特征

(1) 专有性:即独占性或垄断性;除权利人同意或法律规定外,权利人以外的任何人不得享有或使用该项权利。这表明权利人独占或垄断的专有权利受严格保护,不受他人侵犯。只有通过"强制许可","征用"等法律程序,才能变更权利人的专有权。知识产权的客体是人的智力成果,既不是人身或人格,也不是外界的有体物或无体物,所以既不属于人格权也不属于财产权。另一方面,知识产权是一个完整的权利,只是作为权利内容的利益兼具经济性与非经济性,因此也不能把知识产权说成是两类权利的结合。例如说著作权是著作人身权(或著作人格权,或精神权利)与著作财产权的结合,是不对的。知识产权是一种内容较为复杂(多种权能),具有经济的和非经济的两方面性质的权利。因而,知识产权应该与人格权、财产权并立而自成一类。

(2) 地域性:即只在所确认和保护的地域内有效;即除签有国际公约或双边互惠协定外,经一国法律所保护的某项权利只在该国范围内发生法律效力。所以知识产权既具有地域性,在一定条件下又具有国际性。

(3) 时间性:即只在规定期限保护。即法律对各项权利的保护,都规定有一定的有效期,各国法律对保护期限的长短可能一致,也可能不完全相同,只有参加国际协定或进行国际申请时,才对某项权利有统一的保护期限。

(4) 无形性:即药品知识产权的客体是一种无形的具有财产价值的知识,有研发成本高、复制成本低、潜在利益极高的特点。

（三）医药知识产权种类

医药知识产权不限于某一新产品、新技术，也不限于某一专利或商标的保护，它是一个完整的体系，是相互联系、相互作用、相互影响的有机体。概括地说，医药知识产权的种类应包括五大类。

（1）专利和技术秘密：主要包括要申请专利和不要申请专利的新产品、新物质、新技术、新工艺、新材料、新配方、新构造、新设计、新用途以及动植物、微生物和矿物新品种的生产方法等。

（2）商标和商业秘密：主要包括已注册的标志、原产地名称以及不为公众所知的由医药企业拥有的涉及管理、工程、设计、市场、服务、研究开发、财务分析和技术转让等方面的信息。

（3）涉及医药企业的计算机软件：如GLP控制系统、GMP控制系统软件等。

（4）由医药企业组织人员创作或提供资金、资料等创作条件或承担责任的有关百科全书、年鉴、辞书、教材、摄影画册等编辑作品的著作权。

（5）同其他单位合作中涉及研究开发、市场营销、技术转让、投资等与经营管理有关的需要保密的技术、产品信息和药品说明书等。

（四）知识产权侵权和救济

1. 侵权情形

知识产权的特殊性决定了对知识产权的保护尤为重要。《民法典》对知识产权保护有明确规定，包括出卖具有知识产权的标的物的，除法律另有规定或当事人另有约定外，该标的物的知识产权不属于买受人。故意侵害他人知识产权，情节严重的，被侵权人有权请求相应的惩罚性赔偿。我国对知识产权侵权情形的立法规定，采用列举法和排除法相结合的方式，具体体现为以下内容：侵犯著作权、侵犯专利权、侵犯注册商标专用权、侵犯商业秘密、侵犯知识产权罪。

2. 救济途径

权利救济是权利保障的最后手段，也是权利保障的一个不可或缺的重要环节，正所谓“无救济即无权利”。我国知识产权保护和权利救济实践中，包括私力救济和公力救济两种模式。公力救济采取行政保护与司法保护并重的“双轨制”模式。行政保护和救济是指行政机关和执法机关依据法律法规赋予的行政权履行职责，维护知识产权权利人的合法权益。司法保护和救济是指人民法院通过知识产权民事、行政或刑事案件的司法审判，实现对知识产权权利人合法利益的保护。行政保护和救济与司法保护和救济两者性质不同。行政保护和救济是一种依职权主动采取的措施。司法保护和救济一般则是由知识产权权利人根据诉讼法的规定，向司法机关寻求法律救济而启动的保护，遵循“不告不理”的原则。

《著作权法》《专利法》《商标法》《反不正当竞争法》都对侵权救济做出规定，救济途径归纳起来有3种。

（1）当事人协商解决或申请调解、仲裁：其中，《著作权法》规定，著作权纠纷可以根据当事人达成的书面仲裁协议或著作权合同中的仲裁条款，向仲裁机构申请仲裁。

（2）请求行政管理部门处理：例如，著作权的侵权由新闻出版管理部门处理，专利的侵权由知识产权局处理、注册商标的侵权和违反反不正当竞争法的情形由市场监督管理部门处理。

（3）向人民法院提起著作、专利、商标、商业秘密侵权诉讼。

三、我国药品知识产权保护制度的发展历程

（一）我国知识产权保护体系逐步建立

我国的知识产权保护工作从新中国成立后就开始了，其中商标注册工作先后由中央私营企业局和中央工商行政管理局主管。早在1950年，我国制定颁布了《保障发明权与专利权暂行条例》《商标注册暂行条例》等法规，对实施专利、商标制度做出了初步的探索。不过，在此后近30年的计划经济时代里，我国的知识产权制度体系建设基本处于空白。1978年，商标局主管全国商标注册和管理工作。

（二）相应法律法规体系的建立与完善

1980年，国家知识产权局的前身中国专利局成立，我国在这一年正式加入世界知识产权组织，1982年，第五届全国人民代表大会常务委员会第二十四次会议审议并通过了《商标法》，开创了我国知识产权立法之先河，标志着我国知识产权法治建设步入崭新阶段。第一部《专利法》由中华人民共和国第六届全国人民代表大会常务委员会第四次会议于1984年3月12日通过，最新的《专利法》于2020年10月17日进行第四次修正。

1998年，中国专利局正式更名为中国国家知识产权局，并成为国务院直属机构。从此，国家知识产权局增加了统筹协调涉外知识产权事宜的职能，划入了设在原国家科委的国务院知识产权办公会议办公室的工作；并将专利申请受理、审批、复审的工作和专利权无效的宣告的业务，转给中国国家知识产权局专利局承担。这标志着我国知识产权事业进入了一个新的发展时期。

2008年实施《国家知识产权战略纲要》（以下简称《纲要》），我国将知识产权上升为国家战略，自《纲要》实施以来，特别是党的十八大以来，我国知识产权综合实力实现了快速跃升，《纲要》提出的“到2020年，把我国建设成为知识产权创造、运用、保护和管理水平较高的国家”这一目标已经实现。

第二节　药品专利保护

一、药品专利的类型

根据《专利法》，药品专利的类型包括发明、实用新型和外观设计3类。我国目前的医药知识产权保护制度，以专利保护为主，还有药品商标保护和行政保护制度。后两者将分别在本章第三节介绍。

（一）药品发明专利

1. 发明的定义

发明是指对产品、方法或者其改进所提出新的技术方案。可见发明往往具有创新的含义，是利用自然规律解决生产、科研、实验中各种问题的技术解决方案，一般由若干技术特征组成。

2. 药品发明专利的类型

药品发明专利根据最终的物质表现不同，可分为产品发明和方法发明两类。

（1）药品产品发明专利：药品产品发明是指人工制造的、以有形物品形式出现的发明。包括新的药物化合物、药物组合物、天然物质、微生物及其代谢产物和制药设备及药物分析仪器等。例

如:①新的化合物是指具有固定化学结构式和物理化学性质的单一物质。不管是活性成分还是无活性但有医药用途成分的,无论是合成的还是提取的,无论是有机物、无机物、高分子化合物,还是结构不明物和中间体,对该新化合物及其药物组合物都可以申请医药产品的发明专利。制药领域中可涉及新原料、新辅料、中间体、代谢物和药物前体。②药物组合物是指由两种或两种以上物质或化合物按照一定的比例组成的具有一定性质和用途的混合物。一般要求这种组合具有协同作用或增强疗效作用,具有非显而易见性,才可以申请药品的发明专利。③天然物质是指以天然形态存在的物质。一般不能授予专利保护,只有能够确切地表征在产业上有应用价值,则可以申请产品和方法发明专利。④授予微生物及其代谢产物专利权的条件是必须分离纯的培养物,并进行特征鉴定,且具有特定的工业用途,例如可产生新的活性化合物或提高现有化合物的生产效率。

(2) 药品方法发明专利:药品方法发明是指为解决某一问题所采用的手段与步骤,主要分为两类,即生产方法发明和用途发明,包括药物化合物或组合物的制备方法、合成路线、生产工艺以及药物化合物或组合物的用途、医疗价值等。

(二) 药品实用新型专利

实用新型专利是指对产品的形状、构造或者其结合所提出的适于实用的新的技术方案。实用新型与发明的不同之处在于:①实用新型只保护产品,所述产品应当是经过产业方法制造的,有确定形状、构造且占据一定空间的实体,不能是一种方法;②对实用新型的创造性要求相比发明较低。药品实用新型专利具体有:①新型给药系统;②新型制剂结构、形状或其结合;③新型制药设备;④药品的包装材料等。

(三) 药品外观设计专利

1. 定义

药品外观设计专利是指对产品的整体或者局部的形状、图案或者其结合以及色彩与形状、图案的结合所做出的富有美感并适于工业应用的新设计。

2. 外观设计专利应当符合的要求

外观设计专利应当符合以下要求:①属于形状、图案或者其结合以及色彩与形状、图案的结合的设计;②必须是对产品的整体或局部所作的设计;③能够适用于工业上应用;④必须富有美感;⑤必须是新设计。

二、药品专利权申请的条件和程序

(一) 药品专利权申请原则

1. 先申请原则

两个以上的申请人分别就同样的发明创造申请专利的,专利权授予最先申请的人。该原则有利于促使发明人在完成发明创造后尽早申请专利,以便公众能够尽早得到最新的技术,避免重复研究。

2. 书面原则

专利申请的各种手续,应当以书面形式或者国务院专利行政部门规定的其他形式办理。专利申请中的书面原则通过落实专利申请文件得以落实。

3. 单一性原则

这是专利申请及审批中的一项基本原则。狭义的单一性原则是指一件专利申请的内容只能包含一项发明创造;广义的单一性原则还包括同样的发明创造只能授予一次专利权,不能就同样的发明创造同时存在两项或两项以上的专利权。

4. 优先权原则

申请人自发明或者实用新型在国外第一次提出专利申请之日起 12 个月内,或者自外观设计在国外第一次提出专利申请之日起 6 个月内,又在中国就相同主题提出专利申请的。依照该国同中国签订的协议或者共同参加的国际条约,或者依照互相承认优先权的原则,可以享有优先权。

(二) 授予药品专利权的条件

1. 授予发明和实用新型专利权的条件

《专利法》授予专利权的发明和实用新型应当具备新颖性、创造性和实用性。

(1) 新颖性:是授予专利权的最基本条件之一。指该发明或者实用新型不属于现有技术;也没有任何单位或者个人就同样的发明或者实用新型在申请日以前向国务院专利行政部门提出过申请,并记载在申请日以后公布的专利申请文件或者公告的专利文件中。

(2) 创造性:是指与现有技术相比,该发明具有突出的实质性特点和显著的进步,该实用新型具有实质性特点和进步。如果说新颖性的关键在于“前所未有”,强调一个“新”字,那么创造性的核心则在于“实质性特点”,侧重一个“难”字。

(3) 实用性:是指该发明或者实用新型能够制造或者使用,并且能够产生积极效果。即发明或实用新型专利在提出申请时其产生的经济、技术和社会效益,是所属技术领域的技术人员可以预料的。

2. 授予外观设计专利权的条件

根据《专利法》,授予专利权的外观设计,应当不属于现有设计,也没有任何单位或个人就同样外观设计在申请日以前向国务院专利行政部门提出过申请,并记载在申请日以后公告的专利文件中。与现有设计或者现有设计特征的组合相比,应当具有明显区别。不得与他人在申请日以前已经取得的合法权利相冲突。

(三) 药品专利申请程序

1. 专利申请文件

专利申请所提交的各种文件应当使用中文;国家有统一规定的科技术语的,应当采用规范词;外国人名、地名和科技术语没有统一中文译文的,应当注明原文。不同专利类型提交的文件有细微区别,具体如表 13-1 所示。

2. 专利申请审批程序

发明专利申请的审批程序包括受理、初审、公布、实审、授权 5 个阶段。实用新型或者外观设计专利申请在审批中不进行早期公布和实质审查,只有受理、初审和授权 3 个阶段。

发明、实用新型和外观设计专利的申请、审查流程见图 13-1。

(1) 受理申请:专利局受理处或专利局代办处收到专利申请后,对符合受理条件的申请,将确定申请日,给予申请号,发出受理通知书。不符合受理条件的,将发出文件不受理通知书。

(2) 初步审查:包括申请文件的形式审查、申请文件的明显实质性缺陷审查、其他文件的形式审查、有关费用的审查。

表 13-1　专利申请文件

专利类型	申请文件	备注
发明专利	发明专利请求书、说明书摘要、说明书、权利要求书	① 请求书应当写明发明人的姓名，申请人姓名或者名称、地址，以及其他事项 ② 说明书应当做出清楚、完整的说明，以所属技术领域的技术人员能够实现为准；必要的时候，应当有附图 ③ 摘要应当简要说明发明或者实用新型的技术要点 ④ 权利要求书应当以说明书为依据，清楚、简要地限定要求专利保护的范围
实用新型专利	实用新型专利请求书、说明书摘要、说明书、权利要求书	
外观设计专利	外观设计专利请求书、图片或者照片、对该外观设计的简要说明	图片或照片应当清楚地显示要求专利保护的产品的外观设计

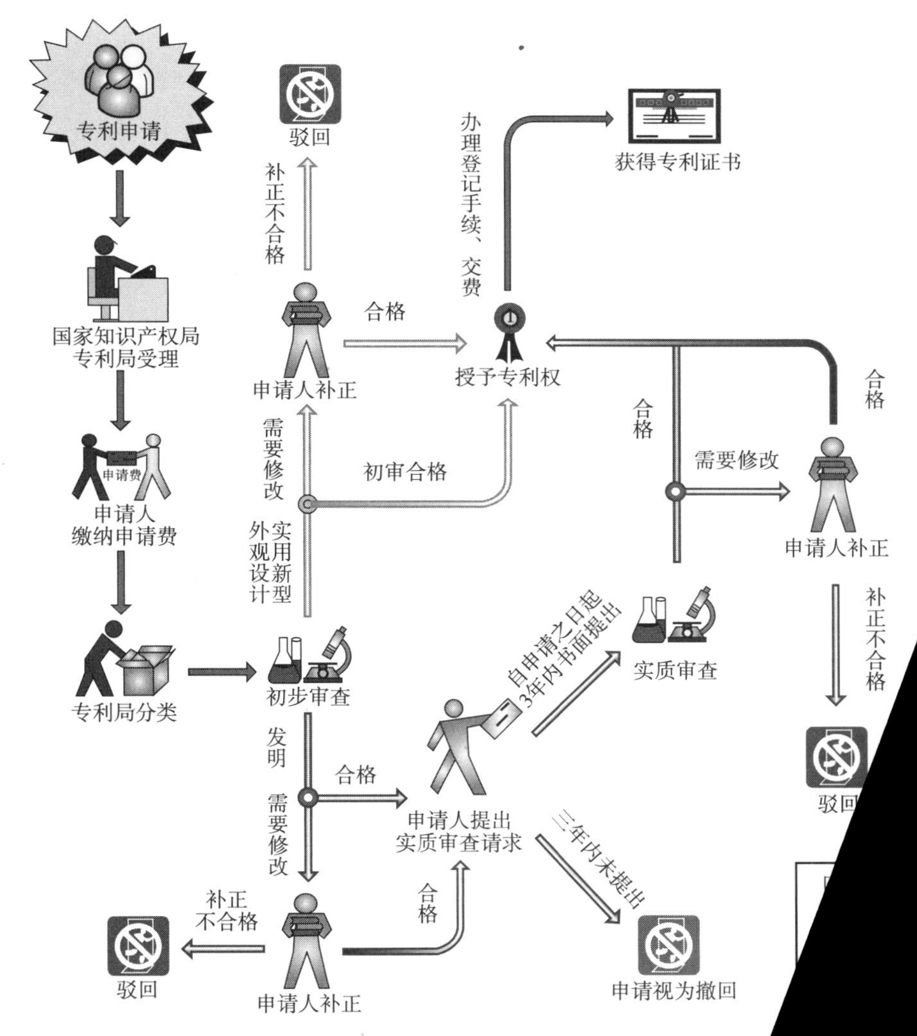

图 13-1　发明、实用新型和外观设计专利的申请、审查

图片源自国家知识产权局服务平台

（3）公布申请：国务院专利行政部门收到发明专利申请后，经初步审查认为符合本法要求的，自申请日起满 18 个月，即行公布。国务院专利行政部门可以根据申请人的请求早日公布其申请。

（4）实质审查：确定发明专利申请是否应当被授予专利权，特别是确定其是否符合《专利法》有关新颖性、创造性和实用性的规定。

（5）授权公布：发明专利申请经实质审查没有发现驳回理由的，由国务院专利行政部门作出授予发明专利权的决定，发给发明专利证书，同时予以登记和公告。发明专利权自公告之日起生效。

实用新型和外观设计专利申请经初步审查没有发现驳回理由的，由国务院专利行政部门作出授予实用新型专利权或者外观设计专利权的决定，发给相应的专利证书，同时予以登记和公告。实用新型专利权和外观设计专利权自公告之日起生效。

三、药品专利权的授予与维护

（一）药品专利权保护

保护范围

实用新型专利权的保护范围以其权利要求的内容为准，说明书及附图可以用于解释容。

利权的保护范围以表示在图片或者照片中的该产品的外观设计为准，简要说明照片所表示的该产品的外观设计。

权利

和实用新型专利权被授予后，除另有规定的以外，任何单位或者个人施其专利，即不得为生产经营目的制造、使用、许诺销售、销售、进方法及使用、许诺销售、销售、进口依照该专利方法直接获得的

位或个人未经专利权人许可，都不得实施其专利，即不得口其外观设计专利产品。

专利的，应当与专利权人订立实施许可合同，向专利规定以外的任何单位或个人实施该专利。

事人应当订立书面合同，并向国务院专利行政请权或者专利权的转让自登记之日起生效。

产品的包装上标明专利标记和专利号，任

国务院专利行政部门登记和公告，其专

，专利权人有请求行政保护和司法保护的

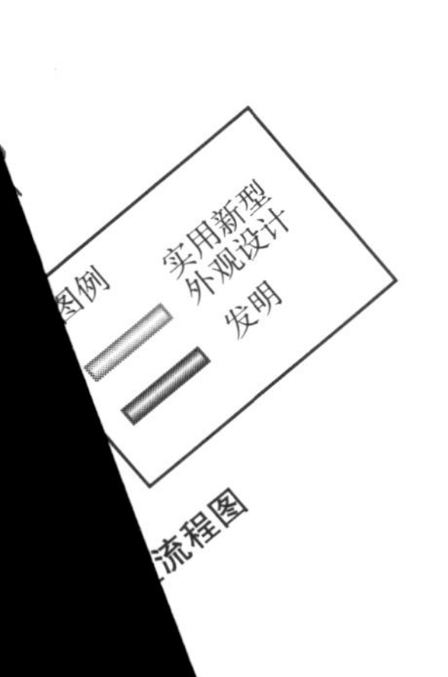

流程图

权人应当自被授予专利权的当年开始缴纳年

费。拒不承担本义务的,其专利权将自动终止。另外,发明创造必须以专利说明书的形式将受保护的技术方案公开,因为公开程度对专利权的申请有很大的影响。

(二)专利权的期限、终止和无效

1. 专利权保护期限

发明专利权的期限为20年,实用新型专利权的期限为10年,外观设计专利权的期限为15年,均自申请日起计算。

2. 专利权的终止

有下列情形的,专利权在期限届满前终止。

(1)没有按照规定缴纳年费的。

(2)专利权人以书面声明放弃其专利权的。

3. 专利权的无效

自国务院专利行政部门公告授予专利权之日起,任何单位或个人认为该专利权的授予不符合《专利法》有关规定的,可以请求国务院专利行政部门宣告该专利权无效。国务院专利行政部门应当及时审查和作出决定,并通知请求人和专利权人。对宣告专利权无效的决定不服的可以自收到通知之日起3个月内向人民法院起诉。宣告无效的专利权不返还专利侵权赔偿金、专利使用费、专利权转让费,明显违反公平原则的,应当全部或者部分返还。

四、药品专利期限补偿

自发明专利申请日起满四年,且自实质审查请求之日起满3年后授予发明专利权的,国务院专利行政部门应专利权人的请求,就发明专利在授权过程中的不合理延迟给予专利权期限补偿,但由申请人引起的不合理延迟除外。

为补偿新药上市审评审批占用的时间,对在中国获得上市许可的新药相关发明专利,国务院专利行政部门应专利权人的请求给予专利权期限补偿。补偿期限不超过5年,新药批准上市后总有效专利权期限不超过14年。

五、药品专利链接

(一)药品专利专利链接的基本概念

药品专利链接制度,亦称药品专利早期纠纷解决机制,是指将相关药品上市审批程序与相关药品专利纠纷解决程序相衔接的制度。

药品专利链接制度使药品审批程序与药品相关专利进行关联,为当事人在相关药品上市审评审批环节提供相关专利纠纷解决的机制,避免可能发生的专利侵权。保护药品专利权人合法权益,降低仿制药上市后专利侵权风险。在鼓励药品创新研制的同时,促进优质的仿制药生产,推动制药产业高质量发展。为此,国家药品监督管理局、国家知识产权局共同制定了《药品专利纠纷早期解决机制实施办法(试行)》。

(二)药品专利链接的建立和品种

1. 药品专利信息登记平台的建立

国家药品监督管理局组织建立中国上市药品专利信息登记平台,供药品上市许可持有人登记在中国境内注册上市的药品相关专利信息。国家药品审评机构负责建立并维护中国上市药品专利信息登记平台，对已获批上市药品的相关专利信息予以公开。

2. 药品专利信息登记平台涵盖的品种

化学药上市许可持有人可在中国上市药品专利信息登记平台登记药物活性成分化合物专利、含活性成分的药物组合物专利、医药用途专利。中药的中药组合物专利、中药提取物专利、医药用途专利；生物制品的活性成分的序列结构专利、医药用途专利。相关专利不包括中间体、代谢产物、晶型、制备方法、检测方法等的专利。

（三）专利衔接与挑战

化学仿制药申请人提交药品上市许可申请时，应当对照已在中国上市药品专利信息登记平台公开的专利信息，针对被仿制药品的每一件相关药品专利做出声明，并对相关声明的真实性、准确性负责。如果仿制药申请人认为中国上市药品专利信息登记平台收录的被仿制药相关专利权应当被宣告无效，或者其仿制药未落入相关专利权保护范围的。但是，药品上市许可申请人与有关专利权人或利害关系人因此产生异议的，相关当事人可以向人民法院起诉，请求就申请注册的药品相关技术方案是否落入他人药品专利权保护范围做出判决。国务院药品监督管理部门在规定的期限内，可以根据人民法院生效裁判作出是否暂停批准相关药品上市的决定。药品上市许可申请人与有关专利权人或者利害关系人也可以就申请注册的药品相关的专利权纠纷，向国务院专利行政部门请求行政裁决。

如果，申请注册药品相关专利权产生的纠纷，是以相关专利权被依法无效的，对首个挑战专利成功并首个获批上市的化学仿制药，给予市场独占期。国家药品监督管理部门在该药品获批之日起 12 个月内不再批准同品种仿制药上市，共同挑战专利成功的除外。市场独占期限不超过被挑战药品的原专利权期限。如果确认落入相关专利权保护范围的，药品审评审批部门待专利权期限届满前将相关化学仿制药注册申请转入行政审批环节，技术审评通过的，做出批准上市决定，待相关药品在相应专利权有效期和市场独占期届满之后方可上市。

六、专利侵权及管理法律责任

（一）专利侵权法律责任

专利侵权法律责任是指侵权人对专利被侵权人应承担的民事、行政和刑事法律责任。根据专利法》规定，假冒专利的，除依法承担民事责任外，由负责专利执法的部门责令改正并予公告，没收违法所得，可以处违法所得五倍以下的罚款；没有违法所得或者违法所得在 5 万元以下的，可以处 25 万元以下的罚款。《刑法》规定，假冒他人专利，情节严重的，构成假冒专利罪，依法追究刑事责任，处 3 年以下有期徒刑或者拘役，并处或者单处罚金。

侵犯专利权的赔偿数额计算和确定的原则、标准、范围和方法主要包括：侵犯专利权的赔偿数额按照权利人因被侵权所受到的实际损失或者侵权人因侵权所获得的利益确定；权利人的损失或者侵权人获得的利益难以确定的，参照该专利许可使用费的倍数合理确定。对故意侵犯专利权，情节严重的，可以在按照上述方法确定数额的 1 倍以上 5 倍以下确定赔偿数额。另外，权利人的损失、侵权人获得的利益和专利许可使用费均难以确定的，人民法院可以根据专利权的类型、侵权行为的性质和情节等因素，确定给予 3 万元以上 500 万元以下的赔偿。同时，赔偿数额还应当包括权利人为制止侵权行为所支付的合理开支。人民法院为确定赔偿数额，在权利人已经尽力举证，而与侵权行为相关的账簿、资料主要由侵权人掌握的情况下，可以责令侵权人提供与侵权行为相关的账簿、资料；侵权人不提供或者提供虚假的账簿、资料的，人民法院可以参考权利人的主张和提供的证据判定赔偿数额。

《民法典》还对技术许可中涉及专利许可的范围、费用支付、保密义务违反，以及侵犯第三方权益等须承担的责任做出规定，适用于医药专利侵权情形。

（二）专利管理法律责任

专利管理法律责任是指专利管理行政部门及其工作人员不履行或不正当履行专利管理职责应承担的责任。《专利法》规定，管理专利工作的部门不得参与向社会推荐专利产品等经营活动。管理专利工作的部门违反规定，参与向社会推荐专利产品等经营活动的，由其上级机关或者监察机关责令改正，消除影响，有违法收入的予以没收；情节严重的，对直接负责的主管人员和其他直接责任人员依法给予处分。从事专利管理工作的国家机关工作人员以及其他有关国家机关工作人员玩忽职守、滥用职权、徇私舞弊，构成犯罪的，依法追究刑事责任；尚不构成犯罪的，依法给予处分。

第三节　我国医药领域知识产权其他保护形式

一、药品商标保护

商标即商品标记，是指由文字、图形或者其组合等构成，使用于商品或服务项目上，用以区别企业、事业单位或个体工商业者对其生产、制造、加工、拣选或经销的不同商品或服务的标记。

鉴于商标是区别不同商品生产或经营企业产品质量的标记，是通过政府有关部门注册的，受法律保护的一种无形资产。它有 3 种功能：①具有表明商品来源、广告宣传和提供法律保护的功能；②具有区别商品、标示商品质量和测知消费水准的功能；③具有监督和提高产品质量，保证公平竞争的功能。《商标法》中第六条规定：法律、行政法规规定必须使用注册商标的商品，必须申请商标注册，未经核准注册的，不得在市场销售。虽然药品在市场上的流通销售未强制要求注册商标，但商标权作为知识产权的一部分，是企业无形的财富，也是企业产品质量的一种保证，只有注册了商标的药品，消费者才能认牌购买，从而区分于市场上的其他药品，在企业的日常经营活动中具有重要的作用。

（一）药品商标的类型

现行《商标法》（2019 修正）规定"自然人、法人或者其他组织在生产经营活动中，对其商品或者服务需要取得商标专用权的，应当向商标局申请商标注册。经商标局核准注册的商标为注册商标，包括商品商标、服务商标和集体商标、证明商标。"根据不同分类标准，可以将药品商标分成以下几种类型。

1. 根据商标注册情况

据此可将药品商标分为：①注册商标：指向商标局申请商标注册后经商标局核准注册的商标为注册商标。商标注册人享有商标专用权，受《商标法》保护。②未注册商标：指未经商标局核准的注册商标，只受《商标法》一定程度的保护，使用的未注册商标不得在相同或类似商品和服务上与他人已注册商标相同或近似。

2. 根据商标代表对象

据此可将药品商标分为:①商品商标:指商标注册人在自己生产或经营的商品上使用的商标。②服务商标:指商标注册人将某种商业性质的服务项目用以满足消费者的需求并与他人提供的服务相区别而使用的标志。③集体商标:指以团体、协会或者其他组织名义注册,供该组织成员在商事活动中使用,以表明使用者在该组织中的成员资格的标志。

3. 根据商标的功能作用

据此可将药品商标分为:①证明商标;指由对某种商品或者服务具有监督能力的组织所控制,而由该组织以外的单位或者个人使用于其商品或者服务,用以证明该商品或者服务的原产地、原料、制造方法、质量或者其他特定品质的标志。②等级商标:指商标注册人在商品质量、规格、等级不同的一种商品上使用的同一商标或者不同的商标。这种商标有的虽然名称相同,但文字字体或图形不同,有的虽然名称、图形相同,但为了便于区别不同商品质量,以不同颜色、不同纸张、不同印刷技术做区分,也有的是用不同商标名称或图形做区别。③营业商标:指商标注册人以生产或经营企业的名称或标记用在自己制造或经营的商品上的商标,也称"企标""司标""厂标"。

4. 根据商标著名程度

据此可将药品商标分为:①一般商标:指在正常情况下使用未受到特别法律保护的绝大多数商标。②驰名商标:指在中国为相关公众所熟知的商标。驰名商标与一般商标相比,有其特殊性,一般商标只能在同类商品或服务上获得保护,而注册的驰名商标不仅可以获得同类保护,还可以获得跨类保护。但生产、经营者不得将"驰名商标"字样用于商品、商品包装或容器上,或者用于广告宣传、展览及其他商业活动中。

(二)药品商标的获得

根据现行《商标法》的规定,自然人、法人或其他组织在生产经营活动中,对其商品或服务需要取得商标专用权的,应当向商标局申请商标注册。商标局对每一件商标注册申请,依照法定的形式审查和实质审查程序进行审查,对符合注册条件的,方予注册。

1. 药品商标的申请和注册程序

药品商标的注册申请按自愿原则及在先申请和优先权相结合原则进行。当自然人、法人或其他组织在生产经营活动中,对其商品或者服务需要取得商标专用权的,应当按规定的商品分类表填报使用商标的商品类别和药品名称,提出注册申请。药品商标注册申请人可以通过一份申请就多个类别的药品申请注册同一商标。已注册商标需要改变其标志的或需要在核定使用范围之外的商品上取得商标专用权的,应当另行提出注册申请。商标注册申请等有关文件,可以以书面方式或数据电文方式提出。对申请注册的药品商标,商标局自收到商标注册申请文件之日起9个月内审查完毕,符合《商标法》有关规定的,予以初步审定公告。对初步审定公告的商标,自公告之日起3个月内无异议的,予以核准注册,发给商标注册证,并予公告。

2. 药品商标注册申请时注意事项

药品商标注册申请时应注意以下问题:①申请注册的商标,应当有显著特征,便于识别,并不得与他人在先取得的合法权利相冲突。带有欺骗性,容易使公众对商品的质量等特点或产地产生误认的以及仅直接表示商品的质量、主要原料、功能、用途、重量、数量及其他特点的标志不得作为商标。②药品通用名称不得作为商标注册。③商标中有商品的地理标志,而该商品并非来源于该标志所标示的地区，误导公众的，不予注册并禁止使用；但是，已经善意取得注册的继续有效。所称地理标志，是指标示某商品来源于某地区，该商品的特定质量、信誉或者其他特征，主要由该地区的自然因素或者人文因素所决定的标志。④申请商标注册所申报的事项和所提供的材料应当真实、准确、完整。⑤注册商标的有效期为10年，自核准注册之日起计算。注册商标有效期满，需要继续使用的，商标注册人应当在期满前12个月内按照规定办理续展手续；在此期间未能办理的，可以给予6个月的宽展期。每次续展注册的有效期为10年，自该商标上一届有效期满次日起计算。期满未办理续展手续的，注销其注册商标。

（三）药品商标权的保护

指药品商标注册人在核准注册的商标和核定使用的商品或提供的服务，在注册商标的有效期内享有注册商标的专用权，受《商标法》的保护，侵犯注册商标专用权行为，引起纠纷的，由当事人协商解决；不愿协商或协商不成的，商标注册人或利害关系人可以向人民法院起诉，也可以请求市场监督管理部门处理。

保护药品商标的专用权能够促使生产、经营者保证商品和服务质量，维护商标信誉，以保障消费者和生产、经营者的利益，促进社会主义市场经济的发展。

1. 药品注册商标专用权的侵权行为

《商标法》中规定侵犯注册商标专用权的行为有：①未经商标注册人的许可，在同一种商品上使用与其注册商标相同的商标的；②未经商标注册人的许可，在同一种商品上使用与其注册商标近似的商标，或者在类似商品上使用与其注册商标相同或近似的商标，容易导致混淆的；③销售侵犯注册商标专用权的商品的；④伪造、擅自制造他人注册商标标识或销售伪造、擅自制造的注册商标标识的；⑤未经商标注册人同意，更换其注册商标并将该更换商标的商品又投入市场的；⑥故意为侵犯他人商标专用权行为提供便利条件，帮助他人实施侵犯商标专用权行为的；⑦给他人的注册商标专用权造成其他损害的。

2. 药品商标权的保护

对侵犯注册商标专用权的行为，市场监督管理部门有权依法查处；如涉嫌犯罪的，应当及时移送司法机关依法处理。①市场管理部门处理时，认定侵权行为成立的，责令立即停止侵权行为，没收、销毁侵权商品和主要用于制造侵权商品、伪造注册商标标识的工具，违法经营额5万元以上的，可以处违法经营额5倍以下的罚款，没有违法经营额或违法经营额不足5万元的，可以处25万元以下的罚款。对5年内实施两次以上商标侵权行为或有其他严重情节的，应当从重处罚。销售不知道是侵犯注册商标专用权的商品，能证明该商品是自己合法取得并说明提供者的，由市场管理部门责令停止销售。②侵犯商标专用权的赔偿数额，按照权利人因被侵权所受到的实际损失确定；实际损失难以确定的，可以按照侵权人因侵权所获得的利益确定；权利人的损失或者侵权人获得的利益难以确定的，参照该商标许可使用费的倍数合理确定。对恶意侵犯商标专用权，情节严重的，可以在按照上述方法确定数额的1倍以上5倍以下确定赔偿数额。赔偿数额应当包括权利人为制止侵权行为所支付的合理开支。对侵犯商标专用权的赔偿数额的争议，当事人可以请求进行处理的市场管理部门调解，也可以依照《民事诉讼法》向人民法院起诉。经市场管理部门调解，当事人未达成协议或者调解书生效后不履行的，当事人可以依照《民事诉讼法》向人民法院起诉。③将他人注册商标、未注册的驰名商标作为企业名称中的字号使用，误导公众，构成不正当竞争行为的，依照《反不正当竞争法》处理。

二、中药品种的保护

中药品种保护包括中药品种行政保护和中药知识产权保护，中药品种行政保护见本书第十二章第五节。

中药知识产权保护就是对中药研制过程中经常应用的技术，根据其特征进行系统分类，研究不同类型的新技术，通过某种方式得到有效的保护。目前，我国将中药按其特征分为 12 个大类进行知识产权保护，即：①中药材生产；②中药饮片炮制与饮片生产技术；③处方与配方；④中药制药技术；⑤中药质量控制与保障技术；⑥国内中药产品；⑦出口中药产品；⑧中药产品的包装；⑨中药基础研究；⑩中药图文声像与信息资料；⑪中药临床用途；⑫中药计算机应用软件。

三、药品试验数据保护制度

药品试验数据保护制度首先起源于美国、欧盟等拥有多数大型跨国制药企业的国家。目前国内对药品试验数据并没有一个统一的定义。根据《与贸易有关的知识产权协议》(TRIPs)协定第 39 条第 3 款，药品试验数据保护制度所保护的试验数据指制药企业在申请药品上市之前为保证上市药品的安全性和有效性，必须进行药品临床前试验和临床试验的相关数据。从广义上讲，药品试验数据通常指在基础研究、临床前试验、临床试验、申请上市、获得上市批准阶段，通过实验、设备、统计得到的有关药理、疗效、质量、稳定等方面的数据。

药品试验数据保护是指国家药品监督管理部门依据法定程序，对申请人基于自行取得的试验数据获得上市许可的创新药、创新治疗用生物制品、罕见病治疗药品、儿童专用药和专利挑战成功的药品给予一定数据保护期限的制度，通过完善和落实药品试验数据保护制度，促进药品创新，提高创新药物的可及性，满足临床用药需求。

我国自 2001 年加入世界贸易组织(WTO)之初，基于遵守《与贸易有关的知识产权协议》(TRIPS)第 39.3 条的承诺，对含有新型化学成分的药品提供试验数据保护。

我国于 2002 年颁布《药品管理法实施条例》中的第三十五条和第七十二条规定了我国药品试验数据保护制度的基本要求和具体措施，对 TRIPS 协定第 39.3 条和工作组报告第 284 段的内容进行了国内法转化，由此确定了我国药品试验数据保护制度的基本框架。

2017 年国务院办公厅印发《关于深化审评审批制度改革鼓励药品医疗器械创新的意见》提出完善和落实药品试验数据保护制度。药品注册申请人在提交注册申请时，可同时提交试验数据保护申请。对创新药、罕见病治疗药品、儿童专用药、创新治疗用生物制品以及挑战专利成功药品注册申请人提交的自行取得且未披露的试验数据和其他数据，给予一定的数据保护期。数据保护期自药品批准上市之日起计算。数据保护期内，不批准其他申请人同品种上市申请，申请人自行取得的数据或获得上市许可的申请人同意的除外。

四、医药商业秘密保护

(一) 医药商业秘密

1. 商业秘密

《反不正当竞争法》规定，商业秘密是指不为公众所知悉、具有商业价值并经权利人采取相应保密措施的技术信息、经营信息等商业信息。经营信息是指管理方法、产销策略、客户名单、货源情报等，技术信息指生产配方、工艺流程、核心技术、化学结构等。

2. 医药商业秘密

医药商业秘密是医药行业科研、生产、经营活动的产物，其存在医药行业活动和产业发展的各个方面，涉及研发、生产、经营等各个部门，须指定专业机构和专职人员对商业秘密实施统一的协调、管理、监控，相关权利主体可以借助商业秘密法律法规保护自身商业信息和知识产权，提升市场竞争力。医药商业秘密根据内容性质可以分为医药技术秘密和医药经营秘密。

（1）医药技术秘密：指在医药产品生产制造检验过程中所涉及的技术秘密。此类信息是未公开的，不仅具有实用和商业价值，还能给权利人带来经济效益，权利人便对其采取保密措施，主要包括：①研发信息。新药研制信息在没有申请专利和上市之前，处于保密状态，就属于医药商业秘密。即使药品本身不是秘密，它的组成部分或组成结构也被视为医药商业秘密。②工艺流程和配方组成。医药产品在研发、生产周期中涉及产品创新相关的工艺技术、操作方法、药品组成、化学配方及配方含量比例等均属于医药商业秘密。③新药研制相关资料。用于记录新药研发活动内容的且具有保密性的文件属于商业秘密范畴，包括图样、临床试验结果、研发文件、设计文件、标准规格、技术改进文件等。④设备改造。企业技术人员对企业在市场上购买的制药器械、制药设备进行技术改进和性能提升活动，使该设备具有全新用途、更高效率，此类技术改进活动涉及的改造信息也是商业秘密。

（2）医药经营秘密：指未公开发布的且被商业秘密法律法规视为保护对象的经营信息，其与医药企业药品生产、经营、销售环节相关联。主要包括：①企业经营文件和管理技术。指企业在重要经营活动所关联的重要文件和行之有效的管理技术，具有专属性和受医药经营秘密法律法规保护的相关属性。包括采购计划、进货渠道、销售计划、销售方法、会计财务报表、市场资料、管理模式、管理方法、管理技巧等。②企业客户情报。是医药企业经营活动中至关重要的信息，具有长期合作性、协调稳定性、利益均衡性，包括客户信息、销售途径、合作关系、货源情报、招投标中的标底及标书内容等信息。

3. 医药商业秘密的特征

（1）保密性：是商业秘密最重要的构成要素，体现为权利人将医药商业信息视为秘密内容并采取保密措施的主观意愿。包括制定保密协议、保密制度、保密体系及采取其他合理的保密手段。权利人采取保密措施被视为医药商业秘密价值体现和保密性认定的客观依据。

（2）秘密性：是指商业秘密必须是处于保密状态的受法律保护的信息，商业秘密作为一种知识产权，其内容无法从公开的渠道所获悉。以商业秘密为主体的商业信息不为权利人或权利人允许范围以外的其他人知晓，非商业秘密权利人只能通过签订协议或法律支持的方式从信息所有者处获悉。

（3）价值性：是指商业秘密所蕴含的、现实的或潜在的经济价值和市场竞争价值，价值性是商业秘密的核心属性，以实现权利人经济利益为目的，帮助权利人掌握市场主动和竞争优势。

（4）实用性：是指商业秘密信息具有明确的运用价值，其价值实现具有现实性或潜在性，能够应用于医药生产经营环节，对生产经营产生提质增效的经营方案和技术策略。实用性与价值性密切相关，缺乏实用性的信息无法体现其价值性。

（二）医药商业秘密保护

1. 医药商业秘密侵权行为

（1）不正当手段获取的医药商业秘密：以盗窃、贿赂、欺诈、胁迫等不正当手段获取权利人的医药商业秘密。

（2）滥用不正当手段获取的医药商业秘密：披露、使用或允许他人使用通过不正当手段获取的权利人的医药商业秘密。

（3）滥用合法手段获取的医药商业秘密　违反权利人与当事人达成的保守商业秘密约定或条款，披露、使用或允许他人使用其获取的商业秘密。

（4）间接侵犯医药商业秘密：第三人明知或应知上述所列违法行为，获取、使用或披露他人的商业秘密，视其侵犯商业秘密。这是一种恶意利用商业秘密的行为。

2. 医药商业秘密保护手段

（1）主动防御：法律对商业秘密的保护主要集中在商业秘密被侵犯后的司法救济，具体措施有如下。①设立专门的商业秘密管理机构，配备专职或兼职的管理人员，对商业秘密的保护进行规范化管理；②与涉及商业秘密的人员签订针对具体技术、经营秘密的保密合同以及竞业限制协议；③明确商业秘密的范围，并在具体的管理上实行分级管理，如绝密、机密和秘密，进而根据不同密级制定不同级别的保密措施，达到分级管理的目的；④定期对涉及商业秘密的人员或监管者进行培训，持续灌输并提高相关人员商业秘密保护意识和商业秘密保护能力等。

（2）被动防御：我国商业秘密保护法律或法规体系尚待健全完善。我国现行法律中原则性规定居多，处理具体案件时多依据司法解释或行政规章。如《反不正当竞争法》《民法典》《劳动合同法》《促进科技成果转化法》《刑法》等。我国法律规定的商业秘密侵权行为应承担法律责任有民事责任、行政责任和刑事责任 3 种。侵犯商业秘密的侵权人应当主动承担民事违约责任和民事侵权责任；当侵权行为构成不正当竞争行为时应当承担行政责任；情节严重构成犯罪的应当承担刑事责任。

3. 竞业禁止制度

《劳动合同法》规定，用人单位与劳动者可以在劳动合同中约定保守用人单位的商业秘密和与知识产权相关的保密事项。对负有保密义务的劳动者，用人单位可以在劳动合同或保密协议中与劳动者约定竞业限制条款，并约定在解除或者终止劳动合同后，在竞业限制期限内按月给予劳动者经济补偿。劳动者违反竞业限制约定的，应当按照约定向用人单位支付违约金。同时，还规定竞业限制的人员限于用人单位的高级管理人员、高级技术人员和其他负有保密义务的人员。竞业限制的范围、地域、期限由用人单位与劳动者约定，竞业限制的约定不得违反法律、法规的规定。在解除或者终止劳动合同后，前款规定的人员到与本单位生产或者经营同类产品、从事同类业务的有竞争关系的其他用人单位，或者自己开业生产或者经营同类产品、从事同类业务的竞业限制期限，不得超过两年。

4. 医药商业秘密行政保护制度

《关于深化审评审批制度改革鼓励药品医疗器械创新的意见》指出，国家工作人员应落实保密责任。参与药品医疗器械受理审查、审评审批、检查检验等监管工作的人员，对注册申请人提交的技术秘密和试验数据负有保密义务。违反保密义务的，依法依纪追究责任，处理结果向社会公开；涉嫌犯罪的，移交司法机关追究刑事责任。完善对注册申请材料的管理，确保查阅、复制情况可追溯。《药品注册管理办法》规定，未经申请人同意，药品监督管理部门、专业技术机构及其工作人员、参与专家评审等的人员不得披露申请人提交的商业秘密、未披露信息或者保密商务信息，法律另有规定或者涉及国家安全、重大社会公共利益的除外。同时，在《国务院关于强化知识产权保护的意见》中也提出探索加强对商业秘密、保密商务信息及其源代码等的有效保护。

（李　璠）

数字课程学习……

思维导图　　学习目标　　导学案例　　复习思考题　　教学 PPT

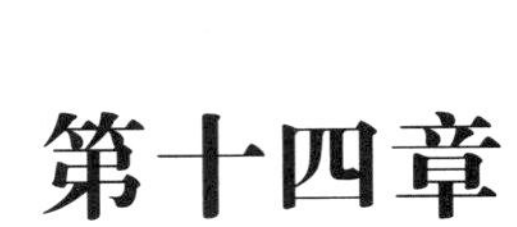

第十四章 中国港澳台地区和国外药事管理

第一节　中国港澳台地区的药事管理

一、中国香港药事管理

（一）香港药事管理相关法律、法规

香港特别行政区的药事管理法律、法规分散在香港法例的不同章节中，主要包括《危险药物条例》（香港法例第 134 章及附属法例）、《抗生素条例》（香港法例第 137 章及附属法例）、《药剂业及毒药条例》（香港法例第 138 章及附属法例）、《不良广告（医药）条例》（香港法例第 231 章及附属法例）、《中医药条例》（香港法例第 549 章及附属法例）、《进出口条例》（香港法例第 60 章）等相关法律、法规。

（二）香港药事管理体制及机构设置

香港药事管理体制基本沿袭英国统治时期的模式，以英国普通法为基础形成了包括药品注册制度、药品分类制度、药品进出口管理制度、药剂师注册管理制度，但在对待传统中药方面又有其特殊规定。香港药事管理制度是英国药事管理制度和香港本土特征的复合体，其药品监督管理机构如图 14–1。

1. 卫生署下设的中医药规管办公室

该机构负责执行《中医药条例》，为香港中医药管理委员会提供专业及行政支援，以及负责有关公共卫生的事务，包括就中药不良反应事故的调查及处理提供专业意见，在预防及控制疾病的工作中，与中医药业界保持沟通合作，并提供中医药的公众教育等。药物办公室是执行与药物有关法例的机构，同时供应及配发药物给卫生署辖下各诊所。

2. 食物环境卫生署

该机构负责确保在香港出售的食物安全和适宜食用并为香港市民提供清洁卫生的居住环境。

3. 医务卫生局

医务卫生局专注处理医疗服务及公共卫生政策，负责香港的医护服务政策制定和资源分配，监察医管局的工作。确保所制定政策能够有效地推行，以保障和促进市民的健康。

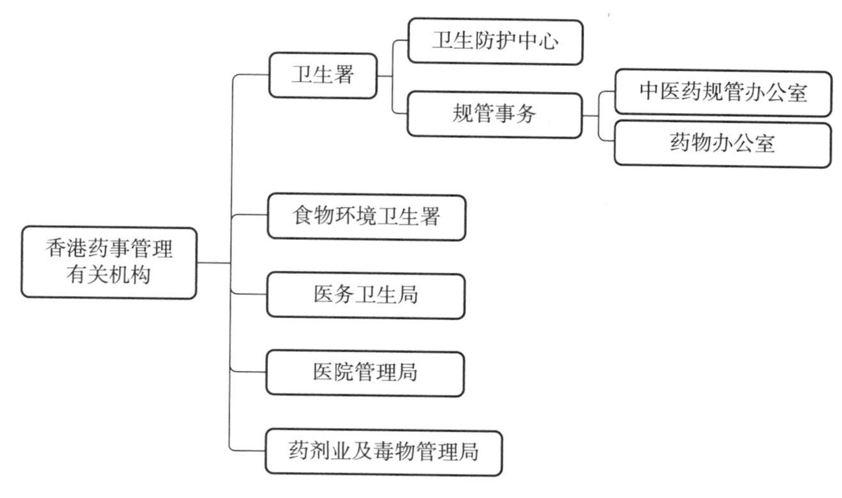

图 14-1　香港药事管理相关机构

4. 医院管理局

医院管理局是香港负责管理公立医院及诊所的法定机构，根据《医院管理局条例》于 1990 年成立。自 1991 年 12 月起，医院管理局负责管理全港公立医院及相关的医疗服务，并透过医务卫生局局长向香港特别行政区政府负责。

5. 药剂业及毒药管理局

该机构主要执行职能包括：①处理药剂师注册事宜，包括制订注册所需的训练，主办注册考试，签发注册证明书及周年执业证明书等；②组建纪律委员会，调查药剂师的行为操守，并惩处被裁定行为不当的药剂师；③规范管理及签发药剂制品零售商（获授权毒药销售商及列载毒药销售商）牌照。有关工作包括：①进行巡查及试买行动、提出检控及组建纪律委员会，调查获授权毒药销售商的经营手法等；②规范管理及签发药剂制品批发商和制造商牌照；③规范管理药剂制品的销售、购买、合成和配发事宜；④处理药剂制品的注册和分类事宜。

（三）香港药品注册与管理

根据《药剂业及毒药规例》规定，任何人不得销售、要约出售或分销，或为销售、分销或其他用途而持有任何药剂制品或物质，除非该制品或物质已向药剂业及毒药管理局注册，临床试验及药物测试需申办临床试验或者药物测试证明书等情形。药剂业及毒药管理局根据药剂制品注册申请人提供的资料证明文件，考虑该药剂制品的安全性、产品质量、疗效等因素，决定是否给予注册。

药剂业及毒药管理局在毒药委员会的建议下决定注册药品在毒药表Ⅰ部或Ⅱ部的分类，同时定期调整药剂制品在毒药表内的分类，并通过《药剂业及毒药规例》附表 1 和附表 3 进一步规范管理药剂制品的销售。不同分类的药品其法律规定的销售限制也不相同，毒药法律规定Ⅰ部毒药所列药品必须在注册药剂师的监督下由获得授权毒药销售商（药房）销售；Ⅰ部附表 1 所列药品规定必须在注册药剂师的监督下由获得授权的毒药销售商（药房）销售，并须将销售记录详细记录在毒药册中，该类药品只可闭架经营，并且加锁保管；Ⅰ部附表 3 所列药品须凭注册医生、注册牙医或者注册兽医的处方，并在注册药剂师的监督下，由获授权的毒药销售商（药房）销售；

Ⅱ部所列药品相当于我国内地的非处方药,法律规定无须药剂师的监督,由获授权的毒药经销商(药店)或者列载的毒药销售商(药行)销售。

中国香港回归前只承认英美等西方发达国家的药典,并不承认《中国药典》,中药在香港没有法律地位,也未被列入药剂制品的范畴,但是由于香港居民有使用中药预防治疗疾病的传统习惯,在中国香港《中医药条例》等相关条例实施前,香港法律规定:中药在香港豁免注册,中药无须注册即可在香港生产、销售、使用。回归后香港特别行政区政府承认《中国药典》,也制定了《中医药条例》等相关法规对中医药进行管理。

此外,香港特区政府还制定了《抗生素条例》及其规例、《危险药物条例》及其规例等法律法规,对抗生素、危险药物、中医药等与药事管理等相关工作进行管理,以保障市民的用药安全。

(四) 香港药品生产与经营企业管理

中国香港于1978年开始对药品(西药制剂)生产企业进行牌照监督管理,由香港药剂业及毒物管理局对符合条件的企业发放药品生产许可牌照。根据药品生产企业申办指南,新办、变更药品企业必须向卫生署药剂事务部巡查和牌照组提出书面申请,申请材料中应该包括企业名称、地址、具体生产活动场所、各种相关标准和规范、生产工作人员等相关材料。药剂事务部巡查和牌照组在接到申请3个星期内进行材料审查,并且确定是否进行现场审查。正常的审批期限一般为半年,但是也可以延续2年。审批合格后给予发放牌照,有效期为1年。药剂事务部巡查和牌照组对制药企业日常监管采取不定期巡查和抽取药品进行化验的方式对药品生产企业实施管理。一般1年巡查一次,合格的继续给予牌照。抽取药品检查为不定期。对生产假药、劣药以及未经批准生产药品的企业予以停牌或者吊销牌照处罚,并视情况提出检控。1995年香港药剂业及毒物管理局参照世界卫生组织有关药剂产品质量规范制定了适合香港实际的《GMP实施指南》,并于同年开始实施,规定香港所有药品生产企业必须在2002年12月31日前全部达标。《GMP实施指南》包括三大部分,18章,共有200多个小项。第一部分描述了药品生产企业质量管理的各项具体要求,包括质量保证、质量控制、质量审查和人员、场所、设施、材料、卫生、文件管理以及产品投诉召回等;第二部分主要涉及药品生产和质量控制的内容;第三部分补充说明了有关无菌产品和原料药的相关规定。

根据《药剂业及毒物条例》规定,经注册后的药剂制品方可在香港进行分销、销售。在香港从事药品的批发、进出口和零售都须领取相关的牌照。从事毒药批发经营的,领取毒药批发牌照;从事药剂制品进出口业务的,领取进出口商注册证明书;从事毒药零售经营的,其营业处所以及存放供零售用途毒药的处所,须领取处所注册证明书;只从事Ⅱ部毒药零售经营的,则领取列载毒药销售商牌照;此外,经营和持有抗生素的,还需领取抗生素许可证。

香港是一个市场经济发达的地区,政府对于药品生产、经营企业设立的数量、布局和规模并无过多限制。批准一个新牌照主要依据申请企业是否符合申报的条件。从其申请牌照所需资料来看,除申请获授权毒药销售商、危险药物批发牌照及抗生素许可证需要有注册药剂师外,其余资料皆为申请成为商业单位所需的一般资料,门槛并不太高。

(五) 香港药品广告管理

香港药品广告的管理是依据《不良医药广告条例》进行。该条例是专门用于限制药品、外科用具、医疗等与医疗事宜有关广告的法律,还规定限制发布药物及外科用具广告的情形,广告主体的确定,药品广告的监督管理及相关法律责任。

（六）香港中药管理

1999年7月香港通过《中医药条例》,《中医药条例》内容包括:香港中医药管理委员会及其下辖中医组、中药组和8个小组的组成及职能,中医注册、考试和纪律,中药商领牌、中药商监管和中成药注册等。此外,《中医药条例》还包括附表1的31种烈性/毒性中药材和附表2的574种中药材。

1999年9月香港特区政府成立了“香港中医药管理委员会”,该委员会作为法定组织,负责规划管理中医执业和中药的使用、制造及销售,制定了一套详细的规管架构,以保障公众健康和消费者的权益。所有中医药零售商、批发商和制造商均须向中医药管理委员会申请牌照。在香港出售的任何一种中成药,包括含有中药成分并声称有医疗功效的保健食品均须向管委会注册,以便实施不同程度的监督。

（七）香港公立医疗机构药剂管理

香港公立医疗机构药剂管理主要由香港医院管理局负责,该机构在1990年12月1日根据《医院管理局条例》成立,并于1991年12月1日起正式接管全港公立医院。医院管理局总药剂师办事处负责监督公立医院及专科门诊药剂部门的药剂管理及服务,具体的职责是:①就药剂服务提供意见;②制定药剂服务的发展方针;③监察药剂服务的标准及品质;④支援及发展信息科技及信息系统;⑤制定及监控药物品质标准及挑选;⑥提供有效、安全及具有成本效益的药物供临床使用的建议。

为了加强对公立医院的药剂管理,总药剂师办事处建立了相应的管理体系对医院药剂进行科学管理。在日常管理服务工作中总药剂师办事处制定药物采购政策,鼓励大量购买,降低药物开支成本;统筹安排供应合同,使药物的采购、调配以及存量科学有效;配合医院的需求,引入使用多源药物(非专利药物);制定药物品质标准,制定药物的规格,对药物进行评估及评选;定期对合同项目的药物进行抽样化验,保证药物的持续品质;建立药物品质投诉及回收机制,保证药物使用的安全;配合政府资讯科技署在医院管理局辖下的医院药房及社会药房的药剂管理推行信息化管理制度。此外,总药剂师办事处还针对药物开支不断增长的趋势,在制订控制、提高药物成本效益的策略方面发挥重要作用。

香港公立医疗机构药品80%以上是通过集中招标采购的方式完成的,这样有利于降低药物成本。除了招标采购以外,还有部分是非招标采购的。采购金额是确定选择哪种采购方式的重要标准。一般采购金额在50万元港币以上的项目主要以招标采购的形式完成;金额不足50万元的一般采用非招标采购。但是在出现采购时间紧急、所需的商品供应商数目有限或者采购项目的性质有特殊要求等情况时,也可以采用方式灵活的询价采购、谈判采购、单一源采购、小额采购等非招标采购方式完成。

在公立医疗机构的药品质量管理中,香港医院管理局主要通过制定药物采购品质标准及采购政策、搜索药物信息、定期抽验、建立药物投诉及回应机制等手段,在药物流通的不同环节对药品质量进行控制管理,确保药物使用的安全有效。

对于临床上需要而市场没有供应的制剂,医疗机构不自配制剂,由医院管理局委托当地药品制造商配制,制剂的处方与质量标准按照法定药典的要求。制剂由药品制造商配制包装好,各医疗机构发给患者使用。卫生署下属的药物配制中心也可以配制制剂,多数为常用溶液剂和膏剂,无须注册。卫生署药物配制中心配制的制剂一般只供给卫生署下属的门诊部使用。

二、中国澳门药事管理

（一）澳门药事管理法律法规

澳门药事管理主要依据的法律法规有第 11/2021 号法律《中药药事活动及中成药注册法》，第 7/89/M 号法律《制定广告活动之制度事宜》，第 58/90/M 号法令《关于管制药剂师执业及药剂活动》，第 59/90/M 号法令《管制药物登记》，以及第 46/2021 号行政法规《中药药事活动及中成药注册法施行细则》等。

（二）澳门药事管理体制及机构设置

澳门药事管理主要由药物监督管理局负责，其职能包括负责研究、统筹、协调及落实澳门特别行政区药物监督管理范畴的政策，尤其是包括中药在内的药事活动及药物注册、药剂专业活动、小型医疗器械注册，以及药物及相关产品广告活动的管理。药物监督管理局设有中成药评审专家顾问委员会、药物登记技术委员会、药品广告咨询委员会、审议计划及检查委员会、药物业商号牌照技术委员会、药剂师专业牌照技术委员会，其组织机构见图 14–2。

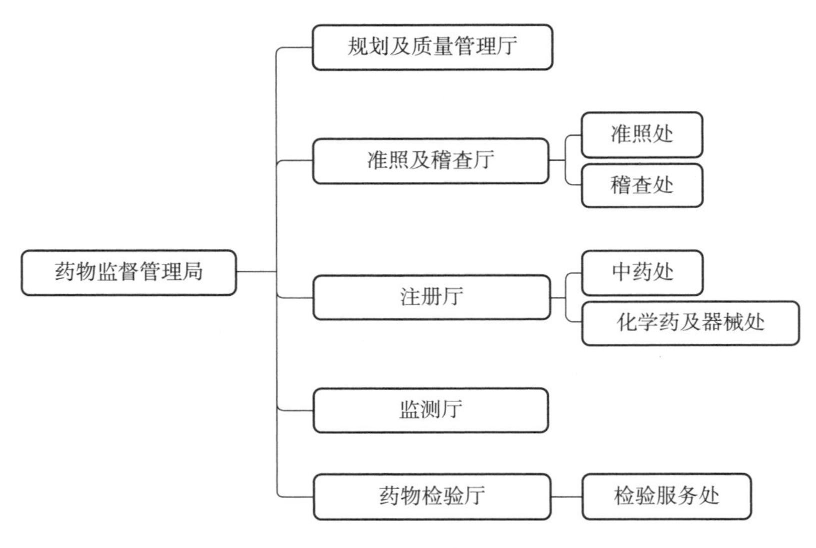

图 14–2 澳门药事管理组织机构

（三）澳门药房管理

第 58/90/M 号法令规定，在澳门特别行政区内开设药房需具备以下条件：申请人居住或设址在澳门，倘为法人须按法律组成；申请人或其管理人员、行政人员或领导人皆不从事提供医疗服务的活动，尤指从事医师及相关的职业；申请人及管理人员、行政人员或领导人（倘为法人）具备从事药物活动的适当民事资格；按本法例确保药房的技术指导；将在药房工作的员工，具备法例所要求从事有关职务的要件；药房的设施及设备，具有按本法例及其他关于商业场所的安全、清洁及卫生的法例所指的适当条件。

澳门药房的运作须包括长期及持续的技术指导。药剂师最少要在药房运作的 2/3 或一半时间内担任职务，分别视乎运作时间为 9 小时或 12 小时，技术指导方被认为是长期及持续。技术主管必须对一切在药房内所做出关于药剂的行为，以及对遵守一切关于从事药剂专业的法律规定负责，尤指下列：遵守及使遵守所有关于药房运作的规定及章程；向公众解释关于使用药物的方式，尤其是使用含毒性的产品及有危险性的药物；使药物及有危险性的物质保持在良好的条件下保存及库存；监察药房的卫生及安全条件；向官方机构提供合作，尤指在准备及执行保障人口卫生的措施；维持正常及符合需要的药物供应；对药房的运作作出长期和持续的协助。

在药房工作的员工（药房技术员工），行使其药剂活动工作时，在职能上附属于技术主管，并通过这些人员传达有关指示。卫生司可以在任何时间，要求在药房担任按处方配药的员工进行医生体格检查，以便检查是否患有那些为公众健康着想而阻碍其从事职务的疾病。倘检查的结果为该专业人士患有使其不能从事其专业的疾病时，透过卫生司司长的批示将其准照中止。

药房可向公众提供任何种类的药物及药物物质，但必须遵守卫生司关于药物供应的法律规定及指示。透过医师处方方可供应的药物，不能按处方再配售超过一次，除非该医师在处方内以大写字注明相反及指出有关的期限。

在下列情况下，药房不得供应药物：须预先登记的药物，没有登记或登记被取消；要求有医生处方时，却没有医生处方或处方没有适当填写；麻醉药物及精神药物的使用，没有遵守关于其处方的法律规定；保存不善的药物，有效期已过的药物，无妥善贴上标签的完整包装的药物；被澳门卫生当局禁止供应的药物。

（四）澳门中药药事活动及中成药注册

1. 中药药事活动及中成药注册遵守的基本原则

中药药事活动及中成药注册须遵守下列原则：①保障公众健康原则。以保障公众健康为优先考虑，保证中药质量和确保公众用药安全，维护和促进公众健康。②合法性原则。遵从本法律、补充法规及其他适用法例的规定，确保遵守法定程序和所定的限制。③鼓励创新原则。促进中药的可持续发展，鼓励中药产业传承和创新相结合，运用传统工艺和现代科学技术研发创新中药。④监察原则。跟进和监察中药药事活动，以及中药在澳门特别行政区流通的状况，并按本法律规定采取适当的措施预防及控制中药药事活动及中药的安全风险，以及对违法者进行处罚。⑤公开原则。根据本法律的规定，让公众知悉中药药事活动准照及中成药注册的状况，提高信息透明度。

2. 中药药事活动规范

中药药事活动是指中成药、中药材、中药饮片或中药提取物的制造、进口、出口、批发及零售。从事中药药事活动应当取得相应的批准，具体准照类别包括中药制造准照、中药进出口批发准照、中药房准照。

3. 中成药注册

下列中成药不适用注册制度：①为应对公共卫生紧急且缺乏药物的情况，经监管实体命令或批准制造或进口的中成药；②按方特制的中成药；③经监管实体批准的医院制剂；④经执业中医生或中医师作出临床解释及监管实体批准，视为对特定病患者的特殊病况做治疗或诊断所需的中成药；⑤仅供研究及临床试验的中成药；⑥用于组成注册卷宗的中成药样品。上述所称“按方特制的中成药”是指按执业中医生或中医师处方在中药房、其提供中医服务的卫生护理服务场所，又或中药制药厂配制，并向特定类型的患者供应的中成药。

同时符合下列要件的中成药方获注册:符合质量标准;具备效用;具备安全性,在正常使用条件下不对人体健康造成危险;名称、包装、标签及说明书符合第11/2021号法律及补充法规规定。

三、中国台湾药事管理

(一)台湾药事管理相关法律、法规

台湾药事管理的有关法律包括《药事法》《药师法》《药师法施行细则》《药师信条》《药师执业及药商开业程序》《药剂生资格及管理办法》等。

(二)台湾药商的管理

1. 登记

凡申请为药商者,应申请卫生主管机关核准登记,缴纳执照费,领得许可执照后,方准营业;其登记事项如有变更,应办理变更登记。登记事项,由中国台湾地区卫生主管机关决定。药商分设营业处所或分厂,应依规定,分别进行药商登记。

2. 药品经营

西药的经营活动,应由专任药师驻店管理。如不进行麻醉药品销售活动,可以由专任药剂生进行。中药的经营活动,应由专任中医师或修习中药课程达到适当标准的药师或药剂生驻店管理。西药、中药的经营者,如果需要分设营业处所,仍应依照上述规定开展经营活动。

3. 药品生产

西药生产企业,应由专任药师驻厂监制;中药生产企业,应由专任中医师或修习中药课程达适当标准的药师驻厂监制。中药生产企业,以西药剂型制造中药,或掺入西药制造中药时,除依上述规定外,还应由专任药师监制。西药、中药生产企业,设立分厂,仍应依上述规定办理。

4. 人员聘用

药品经营企业聘用的药师、药剂生或中医师,如有解聘或辞聘,应当立即另聘。

5. 生物药品制造业者的要求

从事人用生物药品制造业者,应聘用大学医药或生物学等毕业,具有微生物学、免疫学药品制造专业知识,并有5年以上制造经验的技术人员,驻厂负责制造。

6. 医疗器材业技术人员的聘用

医疗器材销售或制造业者,应视其类别,聘其技术人员。前项医疗器材类别及技术人员资格,由卫生主管机关定之。

7. 推销员的要求

药品经营企业雇佣的推销员,应由该经营企业向当地的卫生主管机关登记后,方准执行推销工作。

(三)药局的管理及药品的调剂

1. 营业执照

药局应请领药局执照,并于明显处标示经营者之身份姓名。药局兼营药品零售业务,应适用关于药商的规定,但无须另行请领药商许可执照。

2. 药师的要求

修习中药课程达到适当标准的药师,亲自主持的药局,兼营中药之调剂、供应或零售业务。

3. 药师的鉴定义务

药师亲自主持的药局，具有鉴定设备者，执行药品鉴定业务。

4. 药品的调剂

药品的调剂，应具有符合调剂条件的场所及设备。调剂应由药师开展，但不含麻醉药品的，可以由药剂生开展。医院中药品的调剂应由药师进行。中药之调剂，除法律另有规定外，应由中医师监督开展。

（四）药物的查验登记制度

1. 制造、进口药品的检验登记

制造、进口药品，应将其成分、规格、性能、制法的要旨，检验规格与方法及相关资料或证件，连同标签、仿单及样品，并缴纳证书费、查验费，向台湾地区卫生主管机关申请查验登记，经核准发给药品许可证后，才可以开展制造或进口。进口药品，应由药品许可证所有人及其授权的人提出申请。

2. 制造、进口医疗器材的查验登记

制造、进口医疗器材，应将其结构、材料、规格、性能、检验规格与方法及有关资料或证件，连同图样、仿单及样品，并缴纳证书费、查验费，向台湾地区主管机关申请查验登记，经核准发给医疗器材许可证后，才可以开展制造或进口活动。制造、进口医疗器材，如果其构造复杂，体积笨重，或有特殊原因，经查验机关核准者，可以免缴样品，但仍须附足以证明其构造、性能的照片。

3. 有关奖励

为提升药物制造工业水准，对于药物科技的研究发展，可以由卫生主管机关会同工业主管机关进行奖励。

4. 制造、进口药品的条件

对于制造、进口药品，依中药药典及药品优良制造规范，作为核发药品许可证及展延许可证的基础。制造、进口药品之品质与规格，药典尚未收载者，可以依其他经台湾地区卫生主管机关规定的基准。

5. 试验用药物的要求

试验用药物，应经卫生主管机关核准方可在教学医院进行临床试验研究，以确认其安全与医疗效能。

6. 许可证有效期间及展延

药物制造、进口许可证有效期间为5年，期满仍须继续制造、进口者，应事先向卫生主管机关申请核准展延，但每次展延，不得超过5年。逾期未申请或不准展延者，撤销其许可证。许可证如有污损或遗失，应说明理由，申请原核发机关换发或补发，并应将原许可证同时缴销，或由核发机关公告注销。

7. 许可证的重新评估及撤销

药物制造、进口许可证在有效期间内，基于维护健康及确保药物安全与医疗效能的原因，卫生主管机关可以重新评估，必要时可以撤销。

（五）药物的销售及制造

药商不得买卖来源不明或无药商许可执照者的药品或医疗器材。须经医师处方的药品，非经医师处方，不得调剂供应。但下列情形不在此限：同业药商的批发、销售；医院、诊所及机关、团体、学校的医疗机构或检验及学术研究机构购买;依中华药典、国民处方选辑处方的调剂。须经医师处方的药品,由卫生主管机关就中、西药品分别规定。从事西药贩卖业的,不得兼售中药;从事中药贩卖业的不得兼售西药,但成药不在此限。从事药品贩卖业的,不得兼售农药、动物用药品或其他毒性化学物质。

药品销售业者进口的药品,不得分装出售。但原料药不在此限。原料药的分装,应依卫生主管机关的规定。

药品或医疗器材经核准发给药物进口许可证后,卫生主管机关可以加以管制。但在管制前已核准结汇签证者,不在此限。

经核准制售的药物,如输出国外销售,应进口国家要求证明文字的,应于出口前,由制造厂商申请卫生主管机关发给出口证明书。如其认为台湾地区需要不能有效满足时,可以限制其出口。

药物制造,没有领取工厂登记证的,不得开展制造活动。药物工厂的设备及卫生条件,应符合设厂标准。设厂标准,由卫生主管机关会同工业主管机关制定。药物工厂,非经卫生主管机关批准,不得委托其他工厂制造或接受委托制造药物。

(六) 管制药品及毒剧药品之管理

西药销售业者及西药制造业者,购存或售卖管制药品及剧毒药品,应将药品名称、数量、详细登记成册,以备检查。管制药品还需要专设橱柜加锁储藏。管制药品及剧毒药品之标签,应载明警示标语以及足以引起警惕的图案或颜色。

管制药品及剧毒药品,须有医师的处方,才可以调剂、供应。管制药品应凭领受人的身份证明并将其姓名、地址、统一编号及所领受品量,详细记录在册,连同处方笺一同保存,以备检查。管制药品的处方及调剂,卫生主管机关可以适当限制。

管制药品由医师、药师或学术研究、试验机构、团体购为业务使用时,药商应将购买人及其机构、团体代表人的姓名、职业、地址及所购品量、详录簿册、连同购买人签名之单据一并保存,以备检查。麻醉药品以外之管制药品由药剂生购买为了业务使用的,也遵循前述的相关规定。医疗机构购买管制药品时,应提交负责医师或药师签名的单据。相关处方笺、单据、簿册,均应保存五年。

(七) 药物广告的管理

只有药商才可以通过药物广告宣传药物。药商刊播药物广告时,应于刊播前提供所有文字、图画或言词材料,向卫生主管机关申请核准,并向传播业者送验核准文件。传播业者不得刊播未经卫生主管机关核准的药物广告。须由医师处方或经卫生主管机关公告指定的药物,其广告以登载于学术性医疗刊物为限。

药物广告不得通过下列不正当方式发布:①假借他人名义为宣传者;②利用书刊资料保证其效能或性能;③借采访或报道为宣传;④以其他不正当方式宣传。台湾药品法规定的药物以外的物质,不得采取包含有医疗效能内容的标示或宣传进行发布。采访、报道或宣传,其内容暗示或影射医疗效能的,视为药物广告。

第二节 美国、英国和日本的药事管理

一、美国的药事管理

（一）美国药品监督管理体制

美国是联邦制、分权制国家，其药品监督管理工作的组织方式、管理制度和管理方法，以及联邦政府和地方政府对药品监督管理的职责权限的划分等，与大多数国家不同。

美国食品药品监督管理局（Food and Drug Administration，FDA），隶属于美国健康与人类服务部（Department of Health and Human Services，HHS），负责全国药品、食品、生物制品、化妆品、兽药、医疗器械以及诊断用品等的管理。美国 FDA 由药品审评与研究中心、生物制品与研究中心、器械与放射卫生中心兽药中心等 9 个中心级组织和 13 个总部（HQ）办公室组成。药品审评与研究中心负责人用药品审批工作，下设 12 个办公室，见图 14-3。

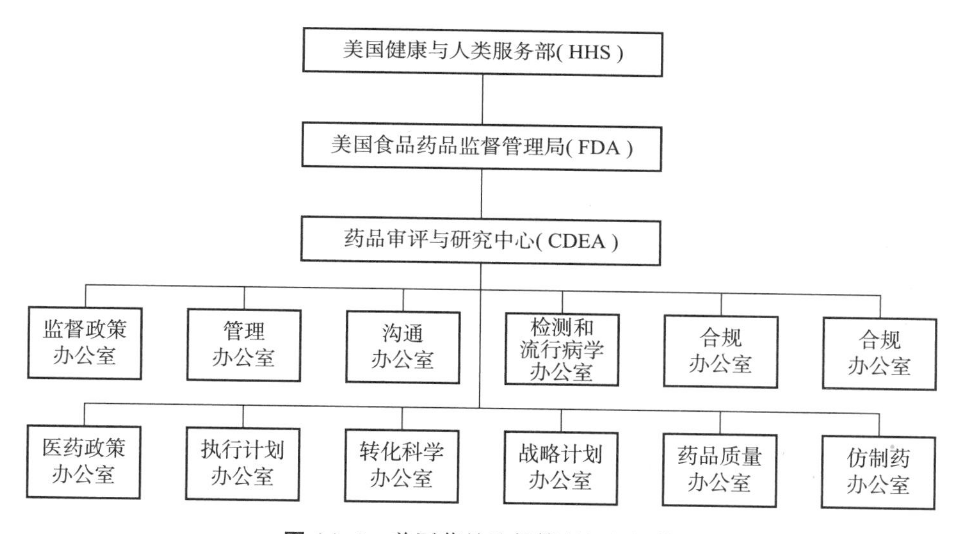

图 14-3 美国药品监督管理组织机构

FDA 的总部设在马里兰州的罗克韦尔城，机构庞大，分支机构遍布全国各地。为了加强药品质量管理，FDA 将全国划分成 6 个大区，每区设立一个大区所，大区所下又设若干个地区所。区所负责对本地区的食品、药品、化妆品、器械、血库等进行监督检查工作。各地区所按工作需要又设立若干工作站，以保证工作面能覆盖本区范围。全美目前共有 143 个工作站。大区所、地区所及工作站均属美国 FDA 的各级直属机构。FDA 实行垂直管理，监管力度强。

美国 FDA 对药品的监督管理主要有以下几方面：①新药审批注册；② GLP 认证；③药品生产企业登记注册；④ GMP 认证；⑤进出口药品管理；⑥对抗生素等的管理；⑦对药厂、药品的监督检查；⑧对假药及违标药调查取证、查封；⑨对违反联邦食品、药品、化妆品法和相关法规的违法犯罪行为向法院起诉等。

各州政府的药品监督管理机构与美国健康与人类服务部、美国 FDA 之间无上下级关系，而是协作关系。其对药品的管理按地方药品管理法规进行，主要工作是：对药师进行考试和注册、对药品经营部门和药房进行监督检查，发放或换发许可证、吊销违法户的许可证、对所在地的药学院校进行评价、审查见习药房等。

美国药典会接受美国 FDA 及《联邦食品、药品及化妆品法》授权，履行建立药品、保健食品等产品质量标准和参考标准物质的职能。《美国药典 / 国家处方集》在美国为强制性执行标准。美国药典会编写的标准包括 USP/NF(《美国药典 / 国家处方集》)、PF(《美国药典论坛》)、FCC(《美国食品化学药典》)及即将出版专门收载膳食补充剂的《美国药典膳食品补充剂纲要》等。美国药典会成立于 1817 年，是一个以科学为本的独立的公共健康组织。作为非营利组织，美国药典会倡导为全人类提供优质药品服务，其所建立的健康类产品的质量标准在全球享有很高的声誉。

（二）美国的药事法规

美国食品药品监督管理局（FDA）是一个维护公众安全的机构，主要负责实施《联邦食品、药品和化妆品法》(Federal Food，Drug，and Cosmetic Act，FDCA)、《公众健康服务法》(Public Health Service Act)、《正确包装和标签法》(Fair Packaging and Labeling Act) 等有关公众健康的法规。FDA 的权力来自美国国会为健康与人类服务部通过的法律。作为 HHS 的一个机构，美国 FDA 被授美国权承担实施这些法律的职责。联邦法律规定了适用于从事州与州之间贸易的商业和工业的规则，以及实施每一个法律的机构的权力。执法机构必须制定规章，明确告知相关的行业和公众如何应用这些法律。

FDA 应负责确保：①食品是安全的、完美的和卫生的，人用药物、兽药、生物制品和医疗器械是安全和有效的，发出放射线的电子产品是安全的；②所监督的产品具有正确、诚实和信息丰富的标签；③产品符合法律和 FDA 法规的要求，任何不符合法规的情况一经发现即予以纠正，一切不安全和非法产品均从市场中撤除。

1.《联邦食品、药品和化妆品法》

1937 年美国某工厂使用二甘醇代替酒精生产磺胺酏剂，用于治疗感染性疾病，结果有 300 多人发生肾衰竭，107 人死亡，其根本原因在于相关的食品药品法案没有完全确定，同时产品在上市销售以前必须证明其安全性的条款也被删除了。“磺胺酏剂”事件的发生，促使美国国会通过了相关法案并且把药品在上市销售以前必须证明其安全性的条款添加上去。1938 年 6 月 1 日，《联邦食品、药品和化妆品法》经富兰克林·罗斯福签字生效。从那时起，这部法律奠定了美国药品生产和销售的基本框架。

《联邦食品、药品和化妆品法》及其修正案对食品（包括食品添加剂）、色素添加剂、人用和兽用药品（包括加入药品的动物饲料）、医疗器械和化妆品做了明确规定。肉类和家禽基本由美国农业部实施的另一个法令管理。此外，进口产品也适用《联邦食品、药品和化妆品法》。美国 FDA 的检查员和审查员对仍在美国海关总署（US Customs Service）管制的进口商品实行检查。如果违法行为能够被纠正，这些商品可能被允许进入美国。

该法所明确禁止的违法行为一般分为两类：掺假和冒牌。此外，该法禁止违反新药条例和对某些食品的紧急许可控制。对违法行为，《联邦食品、药品和化妆品法》提出三种主要的法定制裁：①查扣违法物品是一种控制措施；一个产品的所有批号都可以交由美国法院查封、扣押以将其从市场上消除。②美国 FDA 还可以建议对违法的责任人或（和）责任单位进行刑事诉讼。③该法提供的第三种控制是禁令权，联邦地区法院依此禁止或阻止违法产品装运进行州与州之间的贸易。

2.《公众卫生服务法》

该法有三个部分是由美国FDA实施的。

《美国法典》第42篇第262～263节如疫苗、血清和血液等生物制品的州与州之间销售由这一法律管理。这些产品必须是安全、纯正和有效的。血库以及疫苗、血清和抗毒素的生产企业必须经美国FDA特许。对特许的其他要求是，该产品必须符合由美国FDA建立的生产和产品检验标准。美国FDA通常还以批为基础检验产品。生物制品也可以按《联邦食品、药品和化妆品法》定义为药品或医疗器械，并能使用《联邦食品、药品和化妆品法》的制裁条款。

《联邦法典》第42篇第264节在《公众卫生服务法》的此部分，美国FDA保证消毒过的牛奶和贝壳类海鲜的安全，食品服务业的卫生，以及用于州与州之间的船、火车、飞机和公共汽车上旅行者的食品、水和卫生设备的卫生。

《美国法典》第42篇第263b节此部分保护公众免受乳腺X射线不必要的射线辐射。FDA对这些及类似产品设置性能标准，以保证产品符合FDA标准的要求。如果产品有缺陷，该法律规定生产者必须修理、更换或退款。在放射线产品还是医疗器械的情况下，该产品既要符合《联邦食品、药品和化妆品法》，也要符合《辐射控制法》的要求。

3.《正确包装和标签法》

该法律要求产品标识应是诚实和资料性的，以便消费者知道他们购买的是什么以及如何正确使用。标识还必须写明生产者或销售者的名称和地址，联邦贸易委员会（Federal Trade Commission）对除食品、药品、医疗器械和化妆品之外的所有产品实施该法。处方药的标识由《联邦食品、药品和化妆品法》管理。

4. 其他法律

FDA还实施其他几个联邦法律，包括《茶叶进口法》（Tea Importation Act）和《联邦进口牛奶法》（Federal Import Milk Act）以及若干由国会直接立法制定的食品标准。FDA还通过向毒品强制执法局（Drug Enforcement Agency）提供有滥用可能性的药品清单以及对获得这些药品设定限制，帮助实施《控制物质法》（Controlled Substances Act）。

FDA努力做到：①应用所有适当的合法手段，强制执行FDA法律和法规；②使一切法规均具有强大的科学和分析依据，开展各种卓越的科学活动并使用其研究成果；③成为消费者得到安全有效产品的一股积极力量，并特别关注罕见病和威胁生命的疾病；④为所监督的工业提供所要遵守的明确标准，并忠告工业界如何达到这些标准；⑤及时发现并有效地提出由于使用FDA监管的产品而发生的重大公众健康问题；⑥增加FDA和各州及地方政府的合作，增加与国内外及国际机构的合作，增加与工业界及学术界的合作以提高自己的效率；⑦协助各新闻媒体、消费者组织和健康专业人员，使他们获得准确的、新颖的有关监管产品的信息以便提供给公众；⑧始终不渝地有效和高效率地使用其资源来履行其职责；⑨通过建立、保持和支持一个高质量的工作向公众提供优质服务；⑩在一切行动及决议中应保持诚信、公正和合理。

二、英国的药事管理

(一) 英国药品监督管理体制

英国药品和健康产品监管局(Medicines and Healthcare Products Regulatory Agency,MHRA)组建于2003年4月,由原来的药品控制局(Medicines Control Agency,MCA)和医疗器械局(Medical Devices Agency,MDA)重组后成立,并作为卫生部下属的行政机关。MHRA按职能主要分为3个职能中心,其具体职责如下。

药品和医疗保健产品管理中心(Medicines and Healthcare Products Regulatory Agency,MHRA)。通过确保受监管对象有效和安全,监管在英国上市的药品和医疗器械。支撑MHRA预测在英国上市的药品与医疗器械有效、安全工作的基础在于确保获益大于风险的可靠性和基于事实的判断。主要通过下述途径实现:批准药品上市,考虑其安全性和有效性;确保临床试验符合可靠的标准、保障患者权益;检查生产和销售的药品质量;监督审计医疗器械生产商的英国认证机构;鼓励报告药品与医疗器械相关可疑问题,并调查这些报告;调查和在必要时起诉包括广告违规在内的不合规事件。

临床规范研究数据关联服务机构(Clinical Practice Research Datalink,CPRD)。CPRD是英国医疗保健体系(NHS)观察数据和介入研究服务机构,由英国国家健康研究院(NIHR)与NHRA共同资助。CPRD的服务旨在最大程度利用匿名的NHS临床数据链接,利用有利于提高和保障公众健康的观察研究和研究成果。CPRD被业界视为黄金标准,并用于超过890份临床审评和报告。CPRD团队向为数据库提供数据的全科医师和希望应用这一独特的公共卫生研究工具的研究人员提供增信服务。

国家生物标准品与控制研究院(National Institute for Biological Standards and Control,NIBSC)。NIBSC的主要职能是生物医药制品的标准化和控制。主要提供:生物标准品和客户定制的标准品质;欧盟官方签发批放行检测和合同外包检测;研究协作;咨询与培训。NIBSC在全球生物制品标准领域处于领先地位,负责制定和推出全球超过90%的在用国际标准,以保证生物制品质量。该机构是英国官方药品检定实验室(OMCL),负责在欧盟框架内的药品检验,与WHO保持密切合作关系,也是领先的WHO国际标准实验室。

(二) 英国的药事法规

1859年英国议会制定了《药品、食品法规》,明确规定:商人制售假药者,须受到严厉惩罚。1933年因毒药死人事件,英国制定了《毒药管理条例》。直至20世纪60年代初期联邦德国发生了震惊国际医药界的"沙利度胺事件",迫使许多国家重新修订了药品法。英国医学顾问委员会建议成立专家委员会复审新药并对新药毒性问题提出了看法。1963年英国卫生部成立药物安全委员会,对委员会的工作给予法令的支持,并对所有有关药品管理的法规进行一次检查。1968年由议会通过了《药品法》(Medicines Act 1968),除麻醉药品管理另有法规外,该法经过多次修订(包括了药政管理各个方面),现主要内容如下。

1. 执照的范围和形式

执照机构批准的执照的主要形式有产品执照、生产企业执照、批发经商企业执照和临床试验证书。

(1) 产品执照:产品执照授权持有者从事与产品相关的:产品的销售、供应或出口;为产品的销售、供应或出口的准备活动；生产或配制销售、供应或出口所用的产品的准备活动；进口产品。产品执照的申请应递交给执照局，并应附有药品质量的相关支持数据及宣称的安全性和有效性。执照局必须在发放执照之前满足产品质量、安全性和有效性的要求。

（2）生产企业执照：执照范围涵盖了各类别药品而不是个别药品的生产。执照持有企业必须具有与厂房、设备、人员及专有技术相适应的各种设施。

（3）批发经营企业执照：批发经营是指把药品销售给某人用以再卖给别人或提供给其他人，也指把药品销售给第一线医务工作者供给患者服用。对批发商的许可主要考察经销商的资格条件，用于药品贮存的场所是否合适以及存货的周转是否恰当。

（4）临床试验证书：目前英国的临床试验主要根据1981年引荐的免除方案予以实施，除此之外对患者进行的临床试验必须符合药品执照或临床证书。向执照局申请临床试验证书的方式与MAC颁布的对数据要求所需的详细指南是一样的，且该申请的评价方式与申请药品执照的评价方式也一样。

2. 标准条款

执照局颁布的所有执照和证书中都包括了法规指定的标准条款，但是应申请企业的要求或经过有权添加其他条款的执照局可以进行免除和修改条款。所有执照和证书中最重要的条款就是要求其持有企业对药品安全产生怀疑的任何数据或信息都必须通知执照局。

3. 执照的有效期、变更和转让规定

（1）有效期：执照的有效期是5年并且要在期满之前向执照局提出换发申请。临床试验有效期是2年，也可以换证。根据有关法律的规定执照局可以变更、中止或吊销执照。通常，在执照局做出关于对现行产品执照变更、中止或吊销行为之前，执照持有人有权通过书面或口头的形式向顾问委员会就此行为提出申诉。

（2）变更：当执照持有人提出变更申请时，执照局可以同意执照或许可证的变更。执照持有人应该采取正常的程序。

（3）转让：产品执照和临床试验证书要在档案中注明其持有者的名字并不能转让给其他人。假如某人想从别人那里接受一个执照或证书，那么必须提出新的执照或证书的申请，并在申请中参照以前申请中的数据。

4. 法律地位

根据法律和相关法规将零售及批发的人用药分为3类：基本药物目录（GSL），药房药物和处方药（POM）。

（1）基本药物目录：该目录所指定的药物是无须在药师监督下就可以合理安全销售或提供的。

（2）药房药物：此类药必须在注册药房或在药师监督下销售或提供。药房药物没有目录，但除了GSL和POM以外的药物都应自动地归入药物药房目录。

（3）处方药：此类药必须由指定的药房出售并且要根据医生或牙医的处方销售或提供。这类药物需要在医生的监督下严格使用。

5. 执照的豁免规定

《药品法》对一些重要的执照豁免的情形做出了规定，并制定一系列办法对这类情形做出了进一步规定。

(1) 健康志愿者:健康人在生产企业的经营活动中或为了自身的利益服用某种物质,并且服用该物质仅仅是为了通过试验方式来确认其有效性,则这样的研究活动不被看作临床试验,不需要取得临床试验证书以获准实施。

(2) 第一线的医务工作者:对特殊患者的治疗,医生或牙医在按照为特殊患者开具的处方配制药物时无须持有产品执照或临床试验证书,他们也不必因此种目的持有生产企业执照。

(3) 临床试验:运用没有执照或证书的药品进行的临床试验必须在未受生产企业或第三团体影响的前提下由医生或牙医提出,并由医生或牙医对与试验有关的患者负全部责任。无须向执照局提供任何有关质量或安全性的数据证明,但执照局出于安全考虑,有权提出反对。

(4) 护士和助产士:注册护士或经资格认定的助产士在业余活动中配制药物时不需要持药品生产企业执照。

(5) 药师:药师按照医师处方配制药物时,如果在注册药师指导下配制非市场销售的制剂,则该制剂的配制生产者可以无须持药品生产企业执照。

6. 临床试验豁免方案

根据临床试验豁免方案(CTX)的条款规定,从 1981 年起,未持有临床试验证书或产品执照的药品生产商、销售商可以为临床试验提供医药产品。在英国,临床试验豁免方案是目前厂商进行医药产品临床试验的常规做法。

7. 对医药产品的审评

按照 1968 年制定、1971 年生效的《药品法》的相关规定,某些执照可以被自动给予而无须考虑药品的质量、安全性和有效性。它与完整的产品执照具有完全一样的效果,并且将会按照与普通执照相同的标准来审查该执照。专利医药产品的所有产品执照必须符合欧共体指令 75/318 标准。对已有的产品执照的审批开始于 1975 年,每一类产品的最初系统化审批现已被更加简单的审批方式所取代。现在的审批主要在每类产品执照更新的同时对单个产品的执照进行仔细的审查。

8. 售后监督

在规范医药市场的活动中,仅仅对药品在上市前进行控制是远远不够的。然而,尽管进行了广泛的临床前药物研究(在动物身在)和临床试验研究(在人体),某些特定的副作用只有在大量患者使用了药物以后才可能被发现。

9. 不良反应(自发的)报告

对药品可能出现的不良反应的监控,顾问委员会尤其是用药安全委员会(CSM),也包括牙科和外科材料委员会(CDSM)主张不良反应注册登记制度,它由医生和牙医在自愿的基础上所做的关于患者个体药品使用情况的机密性报告组成。这些报告通过特定的预付邮资的黄卡呈交给 CSM。

目前黄卡的供应依据医师的处方簿(FP-IOS),英国国家处方集,英国制药工业协会(ABPI)的数据简编和医疗信息管理系统(MIMS)。贮存在注册登记表中的信息概要只对那些报告了可疑性症状的报告者和某些被授权的人开放。在未获得报告医生的书面许可下,不得公开患者的身份资料。

此外,英国议会 1971 年颁布《药物滥用法》、1972 颁布《有毒药品法》,以加强对麻醉药品和毒性药品的管理。

三、日本的药事管理

（一）日本药品监督管理体制

根据日本《药事法》规定，药品监督管理分为中央级，都、道、府、县级和市、町、村级3个层次。中央政府负责制定法律法规和行政审批，地方政府负责贯彻执行法律制度。在中央层面，厚生劳动省是日本主要负责医疗卫生和社会保障的部门，共设有14个局，承担医疗保险、医疗服务、国民健康、食品和药品安全、劳动就业、社会保险和社会保障、弱势群体社会救助等职责。医药生活卫生局是日本厚生劳动省的14个局之一，主管医药品、医疗器械、再生医疗制品、化妆品等产品的安全性和有效性，以及血液制品、毒品、兴奋剂管制等与国民健康生命息息相关的各种事务。设总务科、医药品副作用受害对策室、医药品审查管理科、下辖化学物质安全对策室、医疗器械审查管理科、血液对策科、监事指导与毒品对策科、医药安全对策科等11个处室。各处室职责见表14–1。医药品医疗器械综合机构（PMDA）作为医药生活卫生局的下辖独立行政法人，负责对医药品和生物制品副作用展开迅速救济，以及实施有助于提高医药品及医疗器械质量、有效性和安全性的各类审查、安全对策制定。权力集中于中央政府厚生省医药生活卫生局，在地方上，从事药品监管的是各地方厚生局和都道府县劳动局。作为当地政府的行政部门之一，地方卫生局负责领导下属地方药品事务处对药品企业开展生产许可和经营许可等业务，同时对药品的生产和流通过程开展GMP检查等日常监督检查。

表14–1　日本厚生省医药生活卫生局具体机构及其职责

部门	职责
总务科	负责医药生活卫生局各类综合性事务、药剂师管理相关事务以及与PMDA的相关对接事务
医药品副作用受害对策室	处理医药品和生物制品造成的不良反应损害救济工作
医药品审查管理科	主管医药品基准，制造销售许可证，生产指导监督，上市后再审查及孤儿药管制等工作
医疗器械审查管理科	主管医疗器械、体外诊断试剂、再生医疗制品的基准制定，制造销售许可证，生产指导监督，上市后再审查等工作
医药安全对策科	负责对医药品的安全性开展规划、立案、调查和监督
监事指导与毒品对策科	负责对医药品的广告宣传开展监督检查，对毒品及兴奋剂等开展取缔和国际合作等
血液控制科	针对血液制品进行管制与血液采血业的监督有关，确保血液制品的适当使和稳定供应促进、改进和协调生物制剂的生产和分销
生活卫生和食品安全规划科	确保食品安全有关事务（仅限于与食品卫生有关的食品卫生）和改善生活卫生有关的全面规划和规划和协调不属于其他主管的事项
食品标准审查科	负责审查与食品和清洁剂卫生、附有农药的食物、食品及添加剂、特殊用途的食物有关的规格或标准

续表

部门	职责
食品监测和安全科	调查和指导,防止因饮食而造成的卫生危害,对食品卫生监督员、食品和清洁剂、食品及添加剂卫生的出口检查、食品制造过程有关的执法和监督
进口食品安全对策办公室	与防止因饮食引起的卫生危害的发生有关的调查和指导的事项、对食品及清洗剂的卫生、因食用或残留农药的卫生、与食品卫生法第2、6条以及进口有关的事项进行执法和监督
检疫办公室业务科	协调与进口用于销售或用于商业用途的食品的执法有关的事务,调查检疫港或检疫机场区域内的卫生状况

都道府县有卫生主管部局,在其辖区内还设有多个保健所,为行政兼事业性机构,保健所设药事监视员。日本的药品质量监督检验机构有厚生省的卫生试验所和都道府县的卫生研究所,为事业性监督检验机构。

(二)日本药事法规

在日本,药品管理法律法规主要分为3类:由日本议会批准通过的称法律;由日本政府内阁批准通过的称政令或法令;由厚生省大臣批准通过的称告示或省令。厚生省负责日本全国范围的卫生、劳动保障和社会福利的工作。医药生活卫生局采取各种措施来确保药品/准药品、化妆品和医疗设备的安全性和有效性,对医疗机构实施安全性措施以及管理麻醉品、兴奋剂和血液制品。

日本议会批准颁布的关于药品管理的法律有《药品和医疗器械质量、有效和安全保障法》《药剂师法》《麻醉药品控制法》《阿片法》《大麻控制法》《兴奋剂控制法》《失血和献血控制法》等。

1. 日本药事法规的发展

日本药事管理法律法规起源于19世纪,1847年颁布的《医务工作条例》是日本药事管理史上的第一个法规,其第二个法规是1884年制定的《医药条例》,它的体例模式完全继承了《医务工作条例》。1871年,日本政府颁布了《专卖简则》,该简则规定了专利的先申请原则,允许延长有效期和缓缴专利费,并对使用发明和专利标志方面做了相关规定。这些规定,突破了传统习俗与禁锢。1886年,日本政府发行了首部日本《药局方》(其性质相当于我国的《中国药典》),内容篇章以当时的德国和瑞士药典为蓝本而制定,第五版改版以前的药局方只有一部分册。1888年,《专利条例》颁布,这是日本的第一部专利法。1899年的《修改法》正式将《专利条例》更名为《专利法》,该法的诞生对日本药品研制和开发以及药品生产企业的发展都起到了一定的积极作用。日本历史上的第三个药品管理法规是1925年颁布的《药剂师法》,它是从《医药条例》中分出来的,后来发展成为1943年的旧《药事法》。1948年,该法被进一步修订,有关化妆品和医疗用具的管理规定被写了进去。1960年被再一次修订,修订后称《日本药事法》。

2. 日本现行药品医疗器械法

进入21世纪以来,日本的药事法规不断修订,2002年加入生物技术产品的安全和药品上市后的监测,确保生物源产品的安全,明确制造销售商的安全对策责任等;2005年进一步完善了

"上市售后药品安全性监测及不良反应的应对",修改了"新药审批等部分法规",重新评估了"医疗器械的安全对策";2006 年修改了非处方的销售体制并加强了非法药物的控制;2013 年加入了对医疗器械的监管;2014 年将《药事法》更名为《关于药品、医疗器械、再生细胞治疗产品、基因治疗产品和化妆品质量保证、功效和安全的法案》。相比较之前的药事法,现行法案完善了医药品、医疗器械等从生产到售后的制度,重新审视了药剂师、药房的责任与义务,进一步完善了医药品服务的规则,使得患者放心使用医药品。完善了遵守法令的体制设置以及其他对药品等安全性的确保和防止危害发生等相关措施的实施状况进行评价和监视等。

该法案的主要内容包括以下几方面:①任何人如果要生产(进口)药品,必须获得生产(进口)许可,以及该物品的生产商(进口商)执照。人用药品的生产(进口)许可及执照向厚生省申请,而动物用的相应物品的生产(进口)许可及执照则需向日本政府农林渔业部机构申请。新药在被批准生产、进口 6 年后,生产商、进口商应申请对新药进行重新审查;其他药品应申请对疗效再评价。②任何人如果想设立一个药房或销售药品,都应获得其所在地地方政府颁发的许可证。③任何想要进行制造与销售医疗器械和体外诊断药物、再生医学等产品活动的,都需制造销售类型来获取卫生、劳动和福利部不同类型的销售与制造许可证。如有特殊情况可以批准与物品有关的条款,并规定确保适当使用的必要条件和不超过两年的时间限。④应制定日本药典的药品标准以及相关标准(如生物制品的最低要求),禁止销售掺假药、冒牌药、未批准药、未分析的药,以及禁止夸大宣传药品。⑤对生物制品、生物衍生产品的生产、放置、包装、记录和保存等进行特殊规定,并对其提供必要的指导和建议。⑥药品等的安全供应是通过以下做法达到的:厚生省指定对某些药的全国分析,现场视察,命令测试,命令销毁、撤回,命令改进、改正,取消许可及许可证,严格执行处罚条款。⑦对孤儿药、孤儿医疗器械、孤儿再生医疗产品的认定。⑧制定有关临床试验条例,包括对临床试验负责人的要求。⑨制定对孤儿药的研究开发条例。

第三节 国际药事组织

一、世界卫生组织

世界卫生组织(WHO)是联合国下属的一个专门机构,其前身可以追溯到 1907 年成立于巴黎的国际公共卫生局和 1920 年成立于日内瓦的国际联盟卫生组织。第二次世界大战结束后,经联合国经社理事会决定,64 个国家的代表于 1946 年 7 月在纽约举行了一次国际卫生会议,签署了《世界卫生组织组织法》。1948 年 4 月 7 日,该法得到 26 个联合国会员国批准后生效,WHO 宣告成立。同年 6 月 24 日,WHO 在日内瓦召开的第一届世界卫生大会上正式成立,总部设在瑞士日内瓦。截至 2019 年,世界卫生组织共有 194 个会员国。

WHO 的宗旨是使全世界人民获得尽可能高水平的健康。该组织给健康下的定义为"身体、精神及社会生活中的完美状态"。WHO 的主要职能包括:①促进流行病和地方病的防治;②改善公共卫生;③推动确定生物制品的国际标准等。有关药品方面由诊断、治疗和康复技术处管理。诊断、防止疾病药物方面的主要工作有:①制定药物政策和药物管理规划;②药品质量控制;③生物制品管理;④药品质量管理。

WHO 的主要机构包括世界卫生大会、执行委员会、秘书处以及区域委员会和办公室。

世界卫生大会是WHO的最高权力机构,每年召开一次。主要任务是审议总干事的工作报告、规划预算、接纳新会员和讨论其他重要议题。执行委员会是世界卫生大会的执行机构,负责执行大会的决议、政策和委托的任务,它由32位有资格的卫生领域的技术专家组成,每位成员均由其所在的成员国选派,由世界卫生大会批准,任期3年,每年改选1/3。根据WHO的君子协定,联合国安理会5个常任理事国是必然的执委成员国,但席位第三年后轮空一年。常设机构秘书处下设非洲、美洲、欧洲、东地中海、东南亚、西太平洋6个地区办事处。

WHO的会员国分为3种:正式会员、副会员及观察员。三种不同的会员国身份,有不同的申请条件与不同的责任义务。WHO成员国按照区域分布共组建6个办公室,分别为非洲地区办事处(ARFO)、美洲地区办事处(PAHO)、东南亚地区办事处(SEARO)、欧洲地区办事处(EURO)、东地中海地区办事处(EMRO)以及西太平洋地区办事处(WPRO)。

中国是WHO的创始国之一,我国WHO合作中心目前已达69个,其数目之多位居WHO西太平洋地区国家之首。现有的合作中心分布于我国14个省、自治区、直辖市,覆盖了医学12个学科30余个专业。2013年WHO正式批准中国食品药品检定研究院生物制品检定所为WHO生物制品标准化和评价合作中心。这是全球第7个,也是发展中国家首个WHO生物制品标准化和评价合作中心。WHO合作中心作为我国与WHO开展卫生技术合作的窗口,在促进国际、国内卫生技术交流、人员培训、传统医药的传承发展等方面发挥了积极的辐射和示范作用,现已成为促进我国医学科学现代化,早日实现人人享有卫生保健目标的重要力量。

用药安全话题是一直是WHO密切关注的热点问题,针对用药过程中的重点问题,WHO发布了一系列文件、工具和工具包。2014年发行了《用药错误报告和学习系统:药物警戒中心的作用》(reporting and learning systems for medication errors:the role of pharmacovigilance centres)一书,该书旨在使读者更多地了解为什么药物会发生不良事件,以及可以做些什么来减少患者死亡和因全球未检测到的药物安全问题而引起的负面健康影响。2017年3月WHO发起"用药无害"全球行动,制定用药安全领域的整体战略框架和行动方向。同年5月发布了《全球患者安全挑战:无伤害用药》(global patient safety challenge on medication safety:medication without harm),该出版物概述了这一全球行动的愿景和战略方向,该行动旨在于未来5年内在全球范围内将与药物有关的严重、可避免的危害水平降低50%。2019年发布的《多药联用时的用药安全:技术报告》(medication safety in polypharmacy:technical report),该报告要求各国和主要利益相关者优先考虑过度医疗中的药物安全、多药治疗中的药物安全性与高风险情况下的用药安全等领域,以做出强有力的承诺、早期行动和有效管理,以保护患者免受伤害,同时最大限度地从药物中获益。

二、国际麻醉品管制机构

国际麻醉品管制局(International Narcotics Control Board ,INCB)成立以来,发布了与麻醉品有关的公约,如《1961年麻醉品单一公约》和《修正1961年麻醉品单一公约的协定书》《1971年精神药物公约》《1988年联合国禁止非法贩运麻醉药品和精神药物公约》。上述三份主要的国际药物控制公约相互支持、相互补充。前两份公约的重要目的之一是将国际可行的控制措施法律化,以确保麻醉药品和精神药物用于医学和科学用途,防止流入非法渠道。条约还包括针对药品贩运和药品滥用的一般性规定。之后又制定了"联合国系统麻醉品滥用管制行动计划"和"全球行动纲领"等文件,要求各国政府贯彻执行。

国际麻醉品管制机构主要有以下3个。

（1）联合国麻醉品委员会（The United Nations Commission on Narcotic Drugs，CND）。简称“麻委会”，系联合国经社理事会（ECOSOC）下属六个职司委员会之一，根据理事会1964年2月16日第9（1）号决议设立。其任务是：制定麻醉药品和精神药品的国际管制策略和政策，承担麻醉药品和精神药品国际公约所赋予的职能，协调经济和社会理事会行使监督公约的执行情况，定期审议世界各国各种麻醉药品和精神药品的走私情况，就国际管制工作及对现行国际管制机构的变动向理事会提出咨询意见和建议。

（2）国际麻醉药品管制局（International Narcotic Control Board，INCB）。简称“麻管局”，系根据《1961年麻醉品单一公约》的规定设立，是一个独立的半司法机构，由13名成员组成，均由联合国经社理事会选举产生。其总任务是促进各国政府为了整个国际社会的利益，按照麻醉药品管制条约办事。其职能主要是：①负责管理麻醉药品和精神药物的合法流通，以达到使麻醉药品的生产、制造、销售和使用完全限于满足医疗和科研需要；②与各国政府合作，设法保持正当的供求之间的平衡以满足对麻醉药品的合法需求；③与各国政府合作，努力防止违法或非法种植、生产、制造、贩运和使用麻醉药品。麻管局每年印发一份“年度报告”，向全世界报告其综合审查世界各地麻醉药品管制情况，并据此辨明或预测危险趋向，提出采取措施的建议。除年度报告外，麻管局还编印出版4份技术性较强的报告书：《世界麻醉药品需求估计数》《麻醉药品统计数字》《麻醉药品估计数和统计数比较表》及《精神药物统计数字》。

（3）联合国国际药物管制规划署。为了提高药物管制机构的效能和效率，1990年12月12日，联合国将原联合国麻醉药品司、国际麻醉药品管制局秘书处和药物滥用管制基金重组改建成联合国国际药物管制规划署（The United Nations Drug Control Programme ，UNDCP），简称药物管制署，使它们的结构和职能完全一体化。药物管制署负责与药物管制相关的工作，其职能是：①药物管理条约实施、政策实施和研究以及业务活动；②作为麻醉药品委员会的秘书处和执行工具，协助各成员国实施各项药品制作条约；③履行现有国际药物管制协定以及联合国大会、经社理事会和麻醉药品委员会的授权所规定的职责；④作为麻醉药品管制专业和技术知识的资料和信息中心，为麻委会的各附属机构及各国政府提供相关信息、报告、咨询和培训服务；⑤提供技术合作，与吸毒和非法贩运作斗争，拟订药物管制方案，并协助为这类方案的执行筹措资金。由药物管制署管制麻醉药品滥用基金支持的项目主要集中在发展中国家，迄今在40多个国家开展了技术咨询项目。这些项目涉及毒品问题的各个方面，包括作物替代、乡村的发展、禁毒执法、治疗和康复、预防、公共教育以及立法和体制改革等范围广泛的活动。

三、国际药学联合会

国际药学联合会（International Pharmaceutical Federation，FIP）始建于1912年，是世界上最大的国际药学组织，总部在荷兰海牙。截至2022年9月，FIP有来自151个国家的团体会员和个人会员。虽然FIP是一个社团联合会，但是药师或者药学科研人员可以以个人名义申请成为个人会员。

FIP与WHO及其他国际性医疗卫生组织建立了伙伴关系，其主要职责和作用是：通过合作项目的开展，倡导药师在社区医疗中发挥积极作用。通过药学实践项目的实施，药学服务宣言的传播，以及药师在烟草控制、慢性病治疗和打击假药等方面的努力和贡献，促进全球药师不断增强知识和技能,更好地完成医疗卫生事业赋予的使命。

在近100多年的发展历程中,FIP使药学科研人员及药学实践工作者在医疗卫生服务工作中的地位与作用得到了不断提升,同时,FIP的声誉及知名度也已享誉全球。FIP通过成立区域药学论坛的方式使其成员组织与当地WHO的区域组织建立了紧密的合作关系,促进药学工作者在WHO的卫生服务工作中发挥重大作用。2005年,WHO与FIP在泰国和乌拉圭联合组织了药房管理规范实践(good pharmacy practice)试验项目,显著改善了当地药房工作的流程,使患者获得了更好的药学服务;通过参与撰写WHO的注册需求指导原则规范药物产品研发工作;通过参加WHO的组织与会议,抵制全球范围内的假、劣药的生产与流通。此外,作为国际卫生专业联盟(World Health Professions Alliance,WHPA)的发起者之一,FIP通过各种组织协调方式,促进了药师、护士、医师等专业人员的沟通与合作,将各专业领域的知识充分互补、结合,最终为患者提供更为全面的医疗卫生服务。在FIP的大会及多种形式的学术交流活动的影响下,近年来其下属较多的新兴学术团体日渐壮大,如药学教育及卫生人力资源分委会等,不断成立的专业学术团体使FIP所涉及的专业领域更加充实、完善,进一步确立了FIP在全球药学领域的组织与学术地位。此外,FIP于2021年发布《2021年FIP发展目标报告》,正式确定了未来10年的21项优先目标,以期推动药学实践、药学科学和药学教育的进步来支持全球健康事业。

(田　侃　喻小勇)

数字课程学习……

思维导图　学习目标　导学案例　复习思考题　教学PPT

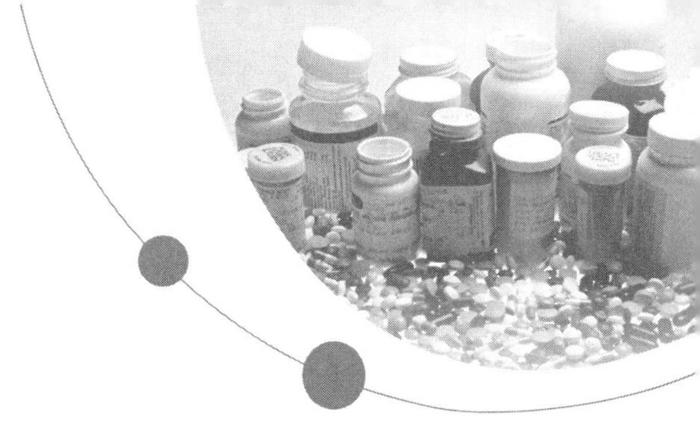

参考文献

[1] 刘红宁 . 药事管理学 . 2 版 . 北京:高等教育出版社,2016.
[2] 杨世民 . 药事管理与法规 . 3 版 . 北京:高等教育出版社,2021.
[3] 刘红宁 . 药事管理学 . 2 版 . 北京:中国中医药出版社,2021.
[4] 冯变玲 . 药事管理学 . 7 版 . 北京:人民卫生出版社,2022.
[5] 孟锐 . 药事管理学 . 4 版 . 北京:科学出版社,2023.
[6] 李歆,李锟 . 药事管理学 . 武汉:华中科技大学出版社,2021.
[7] 田侃,吕雄文 . 药事管理与法规 . 2 版 . 北京:中国中医药出版社,2021.
[8] 黄越燕 . 药事管理学 . 杭州:浙江大学出版社,2022.
[9] 张立明,罗臻 . 药事管理学 . 2 版 . 北京:清华大学出版社,2021.
[10] 杨世民 . 药事管理与法规 . 6 版 . 北京:中国医药科技出版社,2019.
[11] 杨波,刘兰茹,杨书良 . 药事管理学 . 3 版 . 北京:化学工业出版社,2017.
[12] 马凤森 . 药事管理学 . 2 版 . 杭州:浙江大学出版社,2012.
[13] 张新平,刘兰茹 . 药品管理学 . 北京:人民卫生出版社,2013.
[14] 刘兰茹 . 药事管理学 . 北京:人民卫生出版社,2013.